# 血管診療技師

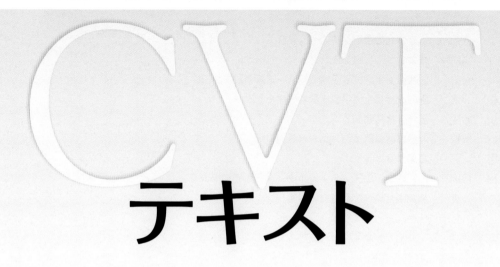

# CVT テキスト

脈管診療にかかわるすべてのスタッフのために

編集

 血管診療技師認定機構

南江堂

# 編集・執筆者一覧

## ■ 編集

血管診療技師認定機構（五十音順，＊代表理事）

| | |
|---|---|
| 市来　正隆 | JR仙台病院 |
| 井上　芳徳 | てとあしの血管クリニック東京 |
| 岩井　武尚＊ | 慶友会つくば血管センター |
| 駒井　宏好 | 関西医科大学総合医療センター血管外科 |
| 重松　宏 | 国際医療福祉大学臨床医学研究センター |
| 土田　博光 | 誠潤会水戸病院 |
| 濱口　浩敏 | 北播磨総合医療センター神経内科 |
| 松尾　汎 | 松尾クリニック |
| 宮田　哲郎 | 山王病院・山王メディカルセンター血管病センター |
| 孟　真 | 横浜南共済病院心臓血管外科 |

## ■ 編集委員会（五十音順，＊編集委員代表）

| | |
|---|---|
| 市来　正隆 | JR仙台病院 |
| 井上　芳徳 | てとあしの血管クリニック東京 |
| 久保田義則 | 北播磨総合医療センター中央検査室 |
| 駒井　宏好 | 関西医科大学総合医療センター血管外科 |
| 土田　博光＊ | 誠潤会水戸病院 |
| 濱口　浩敏 | 北播磨総合医療センター神経内科 |
| 三木　俊 | 東北大学病院生理検査センター |

## ■ 執筆者（執筆順）

| | |
|---|---|
| 岩井　武尚 | 慶友会つくば血管センター |
| 中島里枝子 | 東京医科歯科大学大学院総合外科学分野末梢血管外科 |
| 松尾　汎 | 松尾クリニック |
| 宮田　哲郎 | 山王病院・山王メディカルセンター血管病センター |
| 久保田義則 | 北播磨総合医療センター中央検査室 |
| 青柳　幸江 | 誠潤会水戸病院バスキュラーユニット |
| 大澤　伸 | 埼玉県立循環器・呼吸器病センター放射線技術部 |
| 大竹　康弘 | 筑波メディカルセンター病院臨床工学科 |
| 林　久恵 | 星城大学リハビリテーション学部 |
| 土田　博光 | 誠潤会水戸病院 |
| 赤坂　和美 | 旭川医科大学病院臨床検査・輸血部 |
| 保田　知生 | がん研究会有明病院医療安全管理部 |
| 市来　正隆 | JR仙台病院 |
| 杉本　郁夫 | 愛知医科大学病院医療安全管理室 |
| 小野塚温子 | 亀戸畠山クリニック |
| 三木　俊 | 東北大学病院生理検査センター |

| | | |
|---|---|---|
| 寺澤　史明 | 製鉄記念室蘭病院臨床検査科 | |
| 半沢美恵子 | 慶應義塾大学病院臨床検査技術室 | |
| 佐藤　　洋 | 関西電力病院臨床検査部 | |
| 尾崎　俊也 | 川上内科 | |
| 小谷　敦志 | 近畿大学奈良病院臨床検査部 | |
| 市橋　成夫 | 奈良県立医科大学放射線科・IVR センター | |
| 吉川　公彦 | 奈良県立医科大学放射線科・IVR センター | |
| 三木　未佳 | 東北大学病院生理検査センター | |
| 山本　哲也 | 埼玉医科大学国際医療センター中央検査部 | |
| 小林　大樹 | 関西ろうさい病院中央検査部 | |
| 西上　和宏 | 御幸病院 | |
| 陣崎　雅弘 | 慶應義塾大学医学部放射線科学（診断） | |
| 御須　　学 | 日本赤十字社足利赤十字病院放射線診断科 | |
| 奥田　茂男 | 慶應義塾大学医学部放射線科学（診断） | |
| 田中　良一 | 岩手医科大学歯科放射線科，放射線科 | |
| 木曽　啓祐 | 国立循環器病研究センター放射線部 | |
| 竹下　　聡 | 長崎みなとメディカルセンター市民病院心臓血管内科・カテーテル治療科 | |
| 河原田修身 | 育和会記念病院循環器内科 | |
| 横井　宏佳 | 福岡山王病院循環器センター | |
| 駒井　宏好 | 関西医科大学総合医療センター血管外科 | |
| 市岡　　滋 | 埼玉医科大学形成外科・美容外科 | |
| 荻野　　均 | 東京医科大学心臓血管外科 | |
| 吉牟田　剛 | 長崎大学循環器内科 | |
| 石丸　　新 | 戸田中央総合病院血管内治療センター | |
| 濱口　浩敏 | 北播磨総合医療センター神経内科 | |
| 重松　邦広 | 国際医療福祉大学三田病院血管外科 | |
| 渡部　芳子 | 川崎医科大学生理学 1 | |
| 小田代敬太 | 九州中央病院循環器内科 | |
| 大谷　則史 | 札幌禎心会病院心臓血管センター | |
| 高井佳菜子 | 関西医科大学総合医療センター血管外科 | |
| 後藤　　均 | 東北大学病院総合外科 | |
| 小川　智弘 | 福島第一病院心臓血管外科・循環器科 | |
| 山田　典一 | 桑名市総合医療センター循環器内科 | |
| 井上　芳徳 | てとあしの血管クリニック東京 | |
| 小川　佳宏 | リムズ徳島クリニック | |
| 溝端　美貴 | 大阪労災病院看護部・外来 | |
| 渡辺　直子 | 佐賀大学医学部附属病院リンパ浮腫外来 | |
| 大久保　縁 | 関西医科大学総合医療センター看護部 | |
| 中村　　隆 | 大阪労災病院末梢血管外科 | |
| 守矢　英和 | 湘南鎌倉総合病院腎臓病総合医療センター | |
| 小林　修三 | 湘南鎌倉総合病院腎臓病総合医療センター | |

# 序　文

　第2次世界大戦後に生じた大きな変化は，ベビーブーム世代の高齢化に加えた少子化により，世界に類を見ない相対的な超高齢化社会が出現し，さらには食生活を含めた生活様式の変化による糖尿病や脂質異常症の急増などを背景に，疾病構造は大きく変化してきた．血管疾患も例外ではなく，動脈瘤や閉塞性動脈硬化症などの動脈疾患が急増し，静脈瘤や深部静脈血栓症，がん術後に生じるリンパ浮腫なども相俟って増加して，血管疾患は日常診療で遭遇するまれな疾患ではなくなった．血管疾患，特に四肢に生じる疾患診断は比較的容易である．視診や聴診，触診などの基本的な理学的診断で，疾患の存在診断は可能である．五感で得られた情報を，客観的な評価指標として表現してはじめて情報を共有することができ，病態の解析，経過観察，診断基準の作成などが可能となる．特に血管疾患領域においては，20世紀後半からの著しい画像診断の進歩，非侵襲的な種々の血流検査法の出現により，疾患の存在診断や機能評価は容易となってきた．また，その治療も，薬物療法と外科手術だけでなく，血管内診療，リハビリテーション，フットケアなどが発展した．そしてこれらの検査や治療を行う医療関係者は，医師のみならず臨床検査技師，看護師，臨床工学技士，診療放射線技師，理学療法士など多岐に及んでいる．日本血管外科学会や日本脈管学会，日本静脈学会，日本動脈硬化学会は，これら血管診療に携わる関係者に，血管疾患に関する基礎知識の取得，診療技術水準の担保，などを目的として，「血管診療技師 Clinical Vascular Technologist（CVT）」という一定の資格認定制度を導入し，2005年来活動を続け，1,400名に及ぶ有資格者が誕生している．

　血管診療技師の資格取得に必要な知識水準の範囲に関して，2007年に血管無侵襲診断法研究会が編纂した『血管無侵襲診断テキスト』が参考とされてきた．発刊から10年を経て，血管疾患診断のモダリティーは更に広がり，血管疾患そのものの理解も変遷してきた．そこで血管診療技師認定機構が中心となり，本書を上梓するにいたった．本書は，血管診療に携わる，あるいは資格取得を目的とする医療関係者のみならず，第一線の医師をはじめとしたメディカルスタッフの血管疾患への理解の一助となることが期待され，日本の医療水準の更なる向上，血管診療の普及・発展に役立てれば幸甚である．

　2019年4月

日本脈管学会　理事長
国際医療福祉大学臨床医学研究センター　教授

重松　宏

# 目次

## 総論

### 1章 血管診療技師とは

- **A** 血管診療技師（CVT）とは ……………………………………………… 岩井武尚　　1
- **B** 資格取得・更新 …………………………………………………………… 中島里枝子　　6

### 2章 脈管診療にあたる心構え

- **A** 脈管疾患診断に対する心構え …………………………………………… 松尾　汎　　11
- **B** 脈管疾患治療に対する心構え …………………………………………… 宮田哲郎　　15

### 3章 血管診療技師の役割

- **A** CVT 臨床検査技師の役割 ……………………………………………… 久保田義則　　19
- **B** CVT 看護師・准看護師の役割 ………………………………………… 青柳幸江　　21
- **C** CVT 診療放射線技師の役割 …………………………………………… 大澤　伸　　26
- **D** CVT 臨床工学技士の役割 ……………………………………………… 大竹康弘　　30
- **E** CVT 理学療法士の役割 ………………………………………………… 林　久恵　　34

### 4章 CVTに必要な解剖・生理の知識

- **A** 解剖の基礎 ………………………………………………………………… 土田博光　　39
- **B** 生理の基礎 ………………………………………………………………… 赤坂和美　　49
- **C** 血液凝固線溶系の基礎 …………………………………………………… 保田知生　　52

## 各論

### 1章 脈管疾患の診断

- **A** 理学的診断法 ……………………………………………………………… 市来正隆　　57
- **B** 生理機能検査
  - 1. 概説
    - a）生理機能検査の重要性 …………………………………………… 杉本郁夫　　65
    - b）検査環境を整える─検査の進め方 …………………………… 小野塚温子　　67

vii

2. 各論

    a）足関節・上腕血圧比（ABI） ……………………………………… 三木　俊　70

    b）足趾血圧（TP），足趾・上腕血圧比（TBPI，TBI） ………… 三木　俊　72

    c）脈波伝搬速度（PWV・CAVI） ……………………………………… 三木　俊　73

    d）指（趾）尖容積脈波 / 加速度脈波 ……………………………… 三木　俊　75

    e）トレッドミル検査 …………………………………………………… 寺澤史明　77

    f）近赤外線分光法（NIRS） …………………………………………… 寺澤史明　78

    g）皮膚灌流圧（SPP） ………………………………………………… 半沢美恵子　80

    h）経皮酸素分圧（TcPO$_2$） ………………………………………… 半沢美恵子　81

    i）サーモグラフィー …………………………………………………… 半沢美恵子　83

    j）空気容積脈波（APG） ……………………………………………… 小野塚温子　84

    k）FMD …………………………………………………………………… 小野塚温子　86

**C** 超音波検査

1. 概説 ……………………………………………………………………………… 佐藤　洋　89

2. 各論

    a）頸部の血管 …………………………………………………………… 尾崎俊也　94

    b）末梢動脈 ……………………………………………………………… 小谷敦志　104

    c）IVUS ………………………………………………………… 市橋成夫, 吉川公彦　114

    d）腎動脈 ………………………………………………………………… 三木未佳　117

    e）末梢静脈 ……………………………………………………………… 山本哲也　120

    f）リンパ管疾患 ………………………………………………………… 山本哲也　126

    g）バスキュラー・アクセス（vascular access：VA） ………… 小林大樹　127

    h）経食道エコー ………………………………………………………… 西上和宏　130

**D** CT ……………………………………………………………………… 陣崎雅弘, 御須　学　134

1. 概説 …………………………………………………………………………………… 134

2. 各論 …………………………………………………………………………………… 136

**E** MR …………………………………………………………………………………… 奥田茂男　146

1. 概説 …………………………………………………………………………………… 146

2. 各論 …………………………………………………………………………………… 152

**F** 造影検査 ……………………………………………………………………………… 田中良一　156

1. 概説 …………………………………………………………………………………… 156

2. 各論 …………………………………………………………………………………… 159

**G** 核医学検査 …………………………………………………………………………… 木曽啓祐　162

1. 概説 …………………………………………………………………………………… 162

2. 各論 …………………………………………………………………………………… 163

# 2章 脈管疾患の治療

**Ⓐ 下肢閉塞性動脈硬化症**

1. 治療指針 …………………………………………………… 竹下　聡　169
2. 内科的治療 ………………………………………………… 河原田修身　172
3. 血管内治療 ………………………………………………… 横井宏佳　179
4. 外科的治療 ………………………………………………… 駒井宏好　184
5. 形成外科的治療 …………………………………………… 市岡　滋　188

**Ⓑ 急性下肢動脈閉塞** ………………………………………… 土田博光　194

**Ⓒ 大動脈瘤・大動脈解離**

1. 治療指針 …………………………………………………… 荻野　均　198
2. 内科的治療 ………………………………………………… 吉牟田　剛　204
3. 血管内治療（ステントグラフト内挿術）……………… 石丸　新　208
4. 外科的治療 ………………………………………………… 荻野　均　213

**Ⓓ 他の末梢動脈疾患**

a）頸動脈，椎骨動脈疾患 ………………………………… 濱口浩敏　217
b）四肢末梢動脈瘤 ………………………………………… 重松邦広　222
c）膝窩動脈捕捉症候群 …………………………………… 重松邦広　224
d）膝窩動脈外膜嚢腫 ……………………………………… 重松邦広　225
e）高安動脈炎 ……………………………………………… 渡部芳子　225
f）Buerger 病 ……………………………………………… 渡部芳子　227
g）Behçet 病 ………………………………………………… 渡部芳子　228
h）その他の血管炎および膠原病による血管病変 ……… 渡部芳子　229
i）動脈の機能性疾患 ……………………………………… 小田代敬太　230
j）胸郭出口症候群・鎖骨下動脈盗血症候群 …………… 小田代敬太　230
k）腹部内臓動脈疾患 ……………………………………… 小田代敬太　232
l）糖尿病性足疾患 ………………………………… 大谷則史, 高井佳菜子　233
m）blue toe syndrome …………………………………… 後藤　均　236
n）動脈外傷 ………………………………………………… 後藤　均　237

**Ⓔ 下肢静脈瘤** ………………………………………………… 小川智弘　240

**Ⓕ 深部静脈血栓症・肺血栓塞栓症** ……………………… 山田典一　244

**Ⓖ 血管腫，血管形成異常，動静脈瘻** …………………… 井上芳徳　250

**Ⓗ リンパ浮腫** ………………………………………………… 小川佳宏　253

**Ⓘ ナースによるフットケア**

a）末梢動脈疾患のフットケア …………………………… 溝端美貴　258
b）末梢静脈疾患のフットケア …………………………… 渡辺直子　260
c）リンパ管疾患のフットケア …………………………… 渡辺直子　263
d）糖尿病性足病変のフットケア ………………………… 大久保　緑　266

**Ⓙ バスキュラーアクセスの管理**

    a）バスキュラーアクセスの作製 ……………………………………………… 中村　隆　269

    b）バスキュラーアクセストラブルへの対処 ……………………………… 中村　隆　271

    c）バスキュラーアクセスケア ……………………………………… 守矢英和，小林修三　272

**付録**　血管診療技師認定試験例題 ……………………………… CVT 認定機構試験委員会作成　275

**索引**　………………………………………………………………………………………… 289

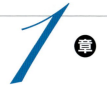

# 1章 総論

# 血管診療技師とは

## A 血管診療技師（CVT）とは

### a 資格創設の経緯と意義

　日本の1960年代あたりから始まる生活の欧米化，食事の多様化，高齢化，自動車社会など様々な要因から血管の病気が増加し，広くその治療が求められるようになってきた．一方で糖尿病が際立って増えることによって，腎機能の低下，ついには血液透析を受けるにいたるケースが増加の一途をたどることになった．保険でカバーされることから，他国でみられるごとく短命な透析患者は少なく，比較的元気な高齢を過ごしている．したがって，彼らの血管病変には，日本独特の対処が迫られている．日本の血管系3学会すなわち日本脈管学会，日本静脈学会，日本血管外科学会（以下，日本を省く）のそれぞれの誕生が1960年，1989年，1992年となっていることからも血管診療の変革を読み取ることができる．地域の血管勉強の集まり（血管外科症例検討会など地方会）は，1975年頃から活発になって医師同士のつながりも強化されていった．さらに，1989年静脈学会総会とともに同時開催されていった血管無侵襲診断法研究会はそのレベルの高さ，参加者の多さなど診断の面白みに加えて，CVTの誕生を予期させる勢いがあった．したがって，1990年頃には，血管外科は，その後の血管内治療が始まるという時代の大変革を予知しないまま異常な高まりをみせていたことになる．

　そして，1990年代後半から，血管外科学会理事であった石丸新先生，岩井武尚らが血管診療にかかわる非医師医療専門職の資格を検討していた．その内容は，当時血管外科学会幹事であった土田博光先生から，学会理事長であった故中島伸之先生に伝えられた．彼は，「血管診療は，医師だけではできない．この資格は絶対必要である．血管外科学会の認定資格としたいのでさっそく準備を進めてほしい」と賛意を示された．このことに勢いを得て，「血管診療にかかわる医療専門職としてエキスパートを育成する」ことを目的に，岩井，重松宏理事を中心に準備委員会が組織された．

　当初は，血管外科学会が主導したこともあり「日本血管外科学会CVT」と名づけられるはずだったのであるが，準備会合の席で，重松宏委員より，日本脈管学会，日本静脈学会も加えて認定

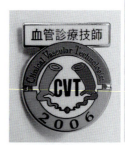
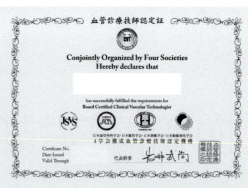

図1　CVTのバッチと認定書

機構をつくり，機構認定資格にしてはとの提案があり，準備委員会はもとより中島理事長も了承して再出発することになった．

血管外科学会の理事長も，故安田慶秀先生に交代し，2005年に血管外科学会理事会，評議員会での承認後，脈管学会，静脈学会での承認を待つことになった．両学会での承認を受けて，2005年10月に準備委員会は解散し，新しくCVT認定機構が発足した．3学会よりの拠出金は各30万円であった．

創設時の機構役員は，各学会から2名を推薦することとして（敬称略），血管外科学会から岩井武尚，土田博光，脈管学会から松尾汎，市来正隆，静脈学会から重松宏，井上芳徳の6名が推薦された．そのなかから互選で，代表幹事に岩井，監事に重松，幹事に松尾，市来，土田，そして事務局長として井上の各役員が就任した．事務所は東京医科歯科大学（東京都文京区）に置くことに決まった．また，各幹事の分担任務は松尾が講習会担当，市来が認定試験担当，土田，井上が総務，会計担当となった．

機構は，順調に滑り出し2006年から第1回講習会，第1回認定試験ともに確実，正確，丁寧に行われ，認定書発行までの業務が無事遂行されていった．2014年には，日本動脈硬化学会から機構参加の申し出があり認められた．同時に学会代表として濱口浩敏先生が役員に加わった．また，2014年から機構は法人化された．

当初，受験資格は，一定の要件を満たした臨床検査技師，臨床放射線技師，臨床工学技士，（准）看護師だったが，日本理学療法士協会会長からの要望があり2015年から理学療法士にも受験資格が与えられた．同じく，2015年には記念すべき第10回認定試験が施行され，その結果CVT数は総数1,011人となりはじめて千人を超え，かつ全国規模で活躍する年を迎えた（図1）．

その後，血管外科学会代表として機構役員に加わっていた岩井は機構の代表理事となり，土田先生は学会理事でないため2015年に宮田理事長の推薦により血管外科学会理事の駒井宏好先生が機構理事に加わった．今後血管外科学会ともさらに連携を深め，毎年血管外科学会理事会でもCVTの事業報告などを行っていくことになった．

## b CVTの現状

### 1 CVTをとりまく問題

1980年代には，欧米とくに米国ではVascular Labが定着しており，そこに働くvascular technologistが活躍していた．それは，血管症例の多さを示すバロメーターともなっていた．

1990年代後半から始まった血管内治療とopen surgeryといわれる従来の血管外科治療が前者を主流としながらも現在は患者治療の両翼となっている．そのどちらにとってもCVTは不可欠の協力者である．また，時代は流れて循環器内科医と

放射線科医が血管治療に参入し，2010年代の患者の奪い合い，機能検査の欠如といった様相を呈してきている．治療の適応に関してもしばしば議論を生じ，思わぬ失敗により患者の不利益が生じるなど問題も生じている．

超音波一辺倒で，診断から治療適応まで進むことはできない．逆に，血管撮影（CTにしろMRIにしろ）のみでは治療を開始すべきではない．血管疾患は奥が深く，勉強不足になることは否めない．じっくり座って目から入る目学問，食べ物のように栄養になる耳学問，症例から学ぶ口学問，これらを日々続けるには相当の興味を維持する努力が医師側にもCVT側にも求められる．2009年に脈管専門医が認定され，その学問集団にCVTが並列されることとなった．この一対が血管研究，診断・治療のトップ集団となるわけである．

## 2 | 診療科の問題

もう1つの問題は診療科をめぐるものである．血管外科なり血管内科はどこにあるかということである．そしてCVTが働くバスキュラーラボはどう管理されているかを知る必要がある．大学病院，総合大病院で診療科として心臓血管外科（血管外科医がいる），まれに血管外科を標榜，循環器内科（血管内カテーテル治療医がいる），そして診断放射線部（インターベンションラディオロジストがいる）が現在存在し活動している．そこには通常バスキュラーラボまたはそれに準ずる施設がある．では，中小病院やクリニックではどのようにバスキュラーラボが存在するかを述べる．まず，脈管専門医なり心臓血管外科専門医がいて血管に興味がある医師のいることが絶対条件である．血管外科クリニックと称する外来を中心とした診療所は，多くが下肢静脈瘤の日帰り治療に重きを置いている．下肢静脈瘤センターと名乗る場合もある．CVTは，そこで主として静脈瘤の検査をやるが，混在する動脈にも知識と技術を持っていることが要求される．

## 3 | CVTはどこまで知るべきか，やるべきか

次に，CVTは，どこまで知るべきかやるべきかである．各論-1章-Aの図1に示しているような疾患や病態を知り，その無侵襲診断法に精通している必要がある．血管患者の臨床症状，身体所見の取り方，血管の構造と変化，血流の生理，凝固・血栓・線溶・抗凝固，画像診断などがイントロダクションである．これらに加えて，病気の歴史，治療の歴史などの知識が要求される．トレンデンブルグ，ウィルヒョウ，ルリッシュ，カレル，ドス・サントス親子，ディベイキーなど歴史的人物も知っており，流れとしての歴史を理解しておくべきであろう．

病気のどこが知りたいかは，外科と内科では微妙に違う．画像でいえば，見たいところが見え診断できれば満足するのが内科的で，見たいところの中枢，末梢まで見たがるのが外科的である．とくに手術を意識すると広範囲に脈管解剖を把握する必要がある．

## 4 | 検査器具の現状

検査器具の現状であるが，大きくは動脈系と静脈系に分かれ，それぞれが画像診断，機能診断，負荷試験に分かれる．まず，動脈系ではMRA（MR angio）やCTA（CT angiography）の普及によりかなり無侵襲的にきれいな画像が取得できる．しかしながらプラークの性状，潰瘍病変などは依然として超音波がすぐれ，再現性・繰り返し検査という点でもduplexは優れている．したがって，最新のカラードプラ機器は絶対必要である（ちなみにカラードプラの原理は日本人里村茂夫氏の発見である．1959年ころ）．そうすれば，四肢動脈はもとより，内頸動脈，腹部の腎動脈，腸間膜動脈についても肥満がなければかなりの情報が得られる．クレアチニン値1.5程度の血管造影不安患者には第一選択といえる．更に動脈の機能検査としてトレッドミル検査は重要である．た

だし，この検査は跛行距離でみた場合に誤差を生じやすく信頼性に欠ける．正確な結果を得るためにはかなりの経験を必要とする．トレッドミル運動後の足関節圧の低下をみるという基本操作は，動脈病変の存在診断に使われる．したがって，簡単なドプラ計は常に手元に用意しておく．近赤外線分光法は研究目的の時代から，実践的な診断機器となってきた．動脈性跛行の診断のみでなく，神経性や静脈性跛行の鑑別にも重要である．

一方，近年患者の増え続けている重症虚血肢では，TBI測定に加えて経皮酸素分圧測定やSPP（skin perfusion pressure）の測定がある．ともに30 mmHg以下に危険区域がある．前者は酸素吸入負荷，下垂負荷，薬剤負荷などが可能で重症度を正確に把握できる．各種動脈圧迫症候群では，体位や肢位により医師同伴で検査を進める．レイノー現象は手指のドプラ音の聴取と寒冷負荷試験の陽性反応をもって診断する．

動脈検査では側副路が重要な役割を果たすことから画像だけでなく負荷検査，機能検査が大原則である．通常極めて慢性に閉塞した動脈は治療する意味がないことが少なくない．

静脈系検査では，すでに超音波検査が，かつてのスタンダードであった静脈撮影をその地位から奪い取った．超音波検査では立位，座位，臥位など種々の姿勢で検査ができるようベットに手すり棒がついているとよいし，ベッドが上下に電動で動くとよい．日本は震災も多いので，ヒラメ筋血栓症の避難所でのスクリーニングができるようにしておくとよい．呼吸性変動やバルサルバ法も日常的に行う．APG（空気プレティスモグラフィー）は，静脈瘤の機能的診断としてゆるぎない地位を築いているが広く行われているわけではない．下肢静脈瘤治療を中心とする施設では，さらに静脈瘤の全貌を短時間でこなす技量が要求される．医師が求めているものと検査結果が合致するよう日頃の討論，意見交換が必要である．透析用シャントの日常管理にもCVTの知恵が必要であろう．

## c CVTの今後の展望

### 1 CVTの今後

CVTが日本全国都道府県にくまなく存在すること，人数が1,000人を超えたことはまず出発進行の素地ができたといえる．次は知名度である．血管外科関係者に広まり，循環器内科医，放射線科医に広まり，医者の誰でもが口にする．そして，一般人に広まる．患者がCVTを口にする．新聞・マスコミがCVTを称賛する．CVT手当が出る．といった方向に脈管関係者は努力を惜しまない．保険診療点数でも，小さいがついに経皮酸素分圧が保険採用された．急にすべては進まないが努力は続いている．CVT志願者数はどうか，機構のなかからみると増えている方向で推移している．魅力もある．

指導する医師は，脈管専門医であるべきであるが，その人に要求されるのは，①機器の原理を理解し，その限界についてもわかっており，②操作法，テスト法について精通し，③診断基準を十分勉強しており，④検査結果の評価に正しい判断を下せる人であるべきである．さらに，医師の検査離れと理解が離反しないように，血管に興味を持つ専門医は，その専門医へのトレーニング期間中にラボを回るべきだといわれている．CVTとの会話が大切である．そのためには検査室と診察室，カンファランスルームが連続しているとよい．現在慶友会つくば血管センターでは，診察室とラボが連続している（図2）．急患の対応など，複雑な検査要求にはうまくかみ合って共存している．

### 2 CVT自身の磨き方を自ら学ぶ必要がある

脈管学会，静脈学会，血管外科学会ではいつも学会参加，発表を呼びかけているし，CVTに対してオープンである．討論だけでなく，研究への参加，論文発表などを次々と行いモチベーションの高いCVTに育ってほしいと願っている．それが世

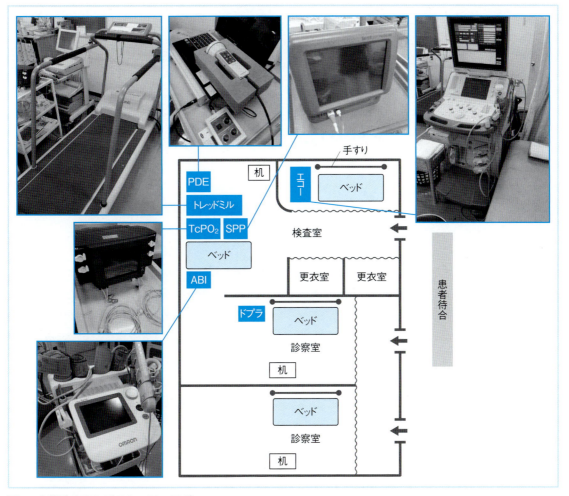

図2　血管診療室とバスキュラーラボ
つくば血管センターでの位置関係.

に知れ，皆に知れたよいポジションを作っていく．
　信頼の高まりとともに，CVTが治療現場に入り込むチャンスが増えつつある．第三者評価という場合もあるかもしれない．いずれにしても日常性を打破して，CVTはどんどん前に進むことが血管診療を楽しく明るくすることは間違いない．フォーム硬化療法，PTA，ステントグラフト操作，血行再建の術中操作，評価にどんどん参加しよう．まだ時間がかかるかもしれないが，これからまだ絶対に乗り越えなければならない坂道がある．うまく乗り越えれば，坂道の向こうには光り輝く力が待っている．

● 文献
1) 岩井武尚：血管診療技師．Vascular Lab増刊，メディカ出版，p.38-45, 2010
2) 中島里枝子ほか：血管診療技師(clinikal vascular technologist：CVT)認定制の幕開け．Heart View **10**：1122-1125, 2006
3) 岩井武尚ほか：血管診療技師(CVT)の現状と展望について．血管無侵襲診断テキスト．血管診療技師認定機構/血管無侵襲診断法研究会(編)，南江堂，p.23-25, 2007
4) Goodney PP：Patient clinical evaluation. Vascular Surgery, 8th Ed, Rutherford RB(ed), Elsevier Saunders, p.202-213, 2013
5) 岩井武尚：血管外科の問題点．手術 **30**：223-228, 1976
6) 中島里枝子ほか："重症虚血肢"．こう書く！疾患別・症例別検査レポート．Vascular Lab増刊，メディカ出版，p.187-190, 2007

# 1章 血管診療技師とは

## B 資格取得・更新

### a 資格

　受験の基礎資格者は，臨床検査技師，診療放射線技師，臨床工学技士，看護師，理学療法士，准看護師である．それぞれの業務範囲に制限はあるが「血管」「リンパ管」を含む「脈管」に関する検査，検査介助，治療介助を行う医療従事者を対象としている．しかし，血管診療技師(clinical vascular technologist：CVT)はあくまで認定資格であり，その業務のなかで各人の許される業務範囲は国家資格の範囲を越えるものではない．

　臨床経験は血管疾患を専門とする医師のもとで，臨床検査技師，診療放射線技師，臨床工学技士，看護師，理学療法士であれば3年以上，准看護師であれば5年以上が必要と規定している．「血管疾患を専門とする医師」とは，心臓や脳血管を専門にしている医師ではなく，現時点では日本脈管学会，日本血管外科学会，日本静脈学会，日本動脈硬化学会の4学会のいずれかに所属する血管疾患に詳しい医師とされている．その理由としてこれら4学会は血行動態から疾患を評価することを長年にわたって重視してきた学会といえる．また侵襲的治療のみならず運動療法などの保存療法を含めたQOLを重視した治療法の検討を行っている．さらには血管の無侵襲検査に携わる非医師医療専門職を育成してきた実績があることも重要な要素である．

### b 必要な知識

　CVTは，血管疾患の有無はもちろんのこと，その程度を患者との会話，視診・聴診・触診や非侵襲的な検査から得られた所見から理解できることが必要である．そのためには血管の解剖・生理に関する広い知識，正常な血管，病変のある血管それぞれの血行動態に関する理解，血管無侵襲検査においては種々の検査機器についての理解，また侵襲的検査所見と比較・分析する能力が必要である．さらにそれぞれの患者に対して疾患の程度(急ぐのか，待てるのかなども含めて)を踏まえ柔軟に検査を組み立てられること，治療に関する知識が必要となる．

　検査結果を提供する技師の立場であれば，医師の依頼に応じた検査情報をただ提供するだけでなく，臨床研究の基となるデータを蓄積することを意識し，検査情報の信頼性の確保に努める必要がある．また指示された検査を施行するだけに止まらず，次に必要な検査項目や治療法について提言できる前向きな意識や知識が必要である．そのためには様々な検査のうち，無侵襲検査では機能的検査と形態的検査(画像評価)の違いを理解し，血管撮影やCT (computed tomography)，MRI (magnetic resonance imaging)については，侵襲的検査という意味あいから対比できる能力が必要である．血管診療全体と考えれば病変部位や疾患のみにとらわれず，患者の病気の背景や予後，全身状態，生活習慣に関心を持つことが基本と考

B 資格取得・更新

表1 認定までの流れ

1. 認定講習会への参加
2. 受験申請(経験を問う)
3. 試験を受ける(知識を問う)
4. 合格後，登録申請を行う
5. 認定書が送付される

表2 血管診療技師認定講習会のカリキュラム

1) 脈管系の発生・解剖・生理
2) 大動脈疾患(大動脈瘤，大動脈解離，大動脈縮窄症，Marfan 症候群など)
3) 頸動脈，末梢動脈疾患(慢性動脈閉塞症，血管炎，急性動脈閉塞)，および四肢末梢循環障害(糖尿病足など)
4) 静脈疾患(大静脈疾患，下肢静脈瘤，深部静脈血栓症，肺塞栓症)
5) リンパ管疾患
6) 血管疾患に関する基本的検査(血圧，ABI(ankle-brachial pressure index)，TBI(toe-brachial pressure index)，PWV (pulse wave velocity)，脈波，サーモグラフィー，トレッドミル検査，近赤外分光法，経皮酸素分圧ほか)，および QOL評価(SF-36，WIQ(walking impairment questionnaire など)
7) 動脈疾患の超音波検査(頸動脈，大動脈，下肢動脈)
8) 静脈疾患の超音波検査(深部静脈，表在静脈)
9) その他の画像診断(動脈造影，静脈造影，MR，CT)
10) フットケア，看護
11) リハビリテーション

える．多くの検査や各役割をこなすことに集中しがちである状況では忘れてならない最も大切なことであろう．

## c 資格取得・更新の手順

### 1 資格取得について

3年間または5年間の血管診療の経験があり，認定講習会(2年間有効)を受講し，経験症例リストなどの必要書類を提出し，要件を満たせば毎年1回行われるCVT認定試験を受け，合格した場合，登録申請を行うことで認定される(**表1**)．

### 2 認定講習会カリキュラムについて

血管診療技師認定講習会のカリキュラム[1]を**表2**に記す．講習会の有効期間は2年間である．

### 3 必要な経験について

血管診療では様々な職種が検査実施，検査介助，治療，治療介助を行っているが，本資格にかかわる血管に関する検査や治療の内容を**表3**に示す．

### 4 申請書類について

試験申請のために必要な書類について**表4**に示す．

### 5 提出する経験症例リストについて

症例リストは，血管に関する総経験数100件とする．検査，検査介助，治療，治療介助，1患者1項目について1件の記載とする．ただし医師の指示のもと自ら実施する治療手技については1患者10件まで経験件数としてカウントできる(詳細は理学療法士の経験要件参照)．ここでいうところの「血管」とはリンパ管を含む．また大動脈，四肢動脈，頸動脈，腎動脈など，臓器外にあると

7

総論 *1* 章 血管診療技師とは

**表3 CVT受験資格にかかわる血管に関する検査・治療**

| 血管に関する検査 | 血管に関する治療 |
|---|---|
| 血管超音波検査(心臓は含まない) | トレッドミルなどでの運動療法 |
| ABI(ドプラ法, オシロメトリック法, 光電脈波法でもよい) | |
| TBI | レジスタンストレーニング, ROM訓練, リンパ誘導マッ |
| トレッドミル運動負荷検査(NIRS含む) | サージなどの理学療法 |
| 脈波検査 | |
| CTA | 血行再建術(血管内手術含む) |
| MRA | 交感神経遮断術 |
| 動脈造影(conventional angiography) | 静脈瘤手術(硬化療法含む) |
| 静脈造影 | IVCフィルター留置術・抜去術 |
| リンパ管造影 | LDLアフェレーシスなど |
| サーモグラフィー | リム＆フットケア(ストッキング指導, リンパ誘導マッ |
| 経皮酸素分圧 | サージ, 炭酸浴, ハドマー) |
| QOL調査 | 高気圧酸素療法 |
| FMD検査 | 血管再生療法 |
| Endo PAT | バスキュラー・アクセス作成術など |
| SPPなど | |

**表4 試験に必要な提出書類**

1. 受験申込書
2. 症例リスト
3. 勤務証明書(実務年数を証明できるもの)
4. 志望動機
5. ホームページから申し込んだ際の返信メールを印刷したもの
6. CVT認定講習会の受講証コピー
7. 受験資格を示す受講証のコピー
8. 所見用紙コピー(100例分)
9. 所見用紙コピー返却用のレターパックプラス

思われる血管は含まれるが, 脳, 心臓にあると考えられる血管の検査, 治療は含まれない. 経験を証明する指導医師の捺印とその医師が会員である学会の会員番号を記入する. 指導医師は構成4学会のいずれかに所属している必要がある. 血管診療技師認定試験受験のための各職種に許された医療行為の範囲が異なるため, 資格による経験要件を**表5**のように定める.

## 6 資格更新について

更新については資格取得(合格発表)後5年以内に研修会などに参加し(**表6**), 50単位を取得し,

申請することで認められる. 5年間で50単位取得は厳しいとの意見もあるが, 5年間のうちに親学会の4学会に参加や研究発表を行うこと, 研究論文を発表することを目標とする. ただし, 留学, 育児, 介護など, 会に参加することが難しい事情もありうるため, せっかくの経験や取得した資格を失わないよう, 更新保留制度を利用し息の長い活動を行っていくことが望まれている.

## d まとめ

CVTは血管疾患をとりまく患者背景, 画像,

B　資格取得・更新

**表5　資格による経験要件**

■臨床検査技師
検査実施件数60件以上（総数100件）
内訳：超音波検査（MR, IVUSは除く）を30件以上
　　　理学的あるいは機能的診断法（ABI/PWV, TBI, SPP, TcPO$_2$, 運動負荷後ABI, 跛行距離測定, サーモグラフィー,
　　　指尖容積脈波, FMD, APGなど）2項目以上を計20件以上
　※検査介助，治療介助経験は必須ではない

■診療放射線技師
検査実施件数60件以上（総数100件）
内訳：超音波検査（MR, IVUSは除く）を30件以上
　　　放射線使用検査（CTAなど）あるいはMRAを20件以上
　※検査介助，治療介助経験は必須ではない.

■臨床工学技士
検査介助件数30件以上かつ治療介助件数30件以上（総数100件）
　※検査実施経験は必須ではない.

■理学療法士
運動療法や理学療法の治療実施件数60件以上．その他治療介助，検査介助，見学を含め総数100件.
※医師の指示のもと自ら実施する治療手技については1患者10件まで経験件数としてカウントできるが，複数回の治療
　経験を提出する場合，1患者につき複数回の経験を提出する場合は症例レポートの提出を必要とする．ただし，同一
　病態の治療手技に関しては最大5症例とすることや1患者につき1回受験者1名の経験としか使用できないなどの注
　意点がある.

■看護師および准看護師
経験内容の内訳は問わない（総数100件）
各国家資格で認められない検査・治療，ないし所属施設で経験不可能な事柄については「見学」も認める．ただし見学は
1種類の経験につき1件を限度とし，最大40件とする.

機能を含めた血管無侵襲検査法の実技，結果の解釈，さらに侵襲的な検査，侵襲的治療，保存的治療の知識が必要である．様々な検査，治療介助にも積極的に参加できるだけの実力，体力を身につけ，患者や医療チームから必要とされ信頼される人材になることが期待される.

●文献
1) http://plaza.umin.ac.jp/~cvt/

総論 *1* 章 血管診療技師とは

## 表6 更新のための単位数の取得について

5年毎のクレジット制（50単位以上）
以下の単位数を参考にして更新までに50単位以上を取得してください.

| | | |
|---|---|---|
| 1）構成4学会総会への参加 | 10単位 | ※合格後5年間に構成4学会総会いずれかの1回以上の参加が必須<br>（2022年の更新時より適用） |
| 2）構成4学会総会での発表（筆頭演者） | 10単位 | ※2017年12月31日までの学会は20単位 |
| 3）構成4学会雑誌への論文掲載（筆頭者） | 30単位 | |
| 4）構成4学会雑誌への論文掲載（共著者） | 5単位 | |
| 5）構成4学会雑誌への論文掲載（謝辞） | 1単位 | ※2018年1月1日以降の学会より適用 |
| 6）日本血管外科学会地方会または日本静脈学会支部会への参加 | 5単位 | ※日本静脈学会支部会については2018年1月1日以降の会より適用 |
| 7）CVT認定講習会への参加 | 7単位 | ※座学のみ3単位，実技のみ4単位 |
| 8）血管に関する日本医学会分科会総会（地方会は含まない）や血管に関する国際学会への参加 | 3単位 | ※各学会の地方会の参加については6）を除きすべて単位申請を認めない<br>※2017年12月31日までの学会は5単位 |
| 9）弾性ストッキングコンダクター講習会への参加 | 4単位 | ※2016年9月1日以降の講習会より適用 |
| 10）日本下肢救済・足病学会への参加 | 4単位 | ※2018年1月1日以降の学会より適用 |
| 11）日本フットケア学会学術集会・セミナーへの参加 | 4単位 | ※2018年1月1日以降の学術集会より適用 |
| 12）CVTの会への参加 | 4単位 | ※CVT認定機構が認めた会に限る．1回2時間以上，年2回まで |
| 13）更新用講習会 への参加 | 3-5単位 | ※更新用講習会の単位数は血管に関する講習の時間で決定する |
| 14）6）～13）での血管に関する発表や講師 | 2単位 | ※2017年12月31日までの会は4単位 |
| 15）指定社会的貢献活動/イベントへの参加 | 3単位 | ※2017年12月31日までの会は5単位※CVT認定機構あるいは，CVTの会が主催した会に限る |
| 16）Take ABI | 3単位 | ※2017年12月31日までの会は5単位 |

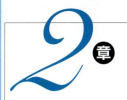

# 脈管診療にあたる心構え

## 脈管疾患診断に対する心構え

### a 無侵襲検査と侵襲的検査の適応

#### 1 脈管疾患とは

　動脈と静脈を併せて血管であり，さらにリンパ管を含めて「脈管」と称され，脈管疾患は全身に及ぶ（図1）．

　動脈では，近年は「動脈硬化性疾患」の増加が指摘され，それら動脈硬化の危険因子である糖尿病，脂質異常症，高血圧症，肥満，喫煙などの「生活習慣病」への取り組みの重要性も指摘されている．動脈硬化は心筋梗塞，脳卒中，腎不全，閉塞性動脈硬化症など，全身の重要臓器をおかす．

　また，静脈では，いわゆる「エコノミークラス症候群＝長時間旅行者血栓症」として知られる「静脈血栓塞栓症：深部静脈血栓＋肺塞栓症：VTE＝DVT＋PTE」が決してまれではなく，周術期・周産期も含めて日本でも高頻度に起こることが知られ，より関心が持たれるようになった．

　さらにリンパ浮腫の診療も含めて，近年，脈管疾患診療の質的向上が要請されている．

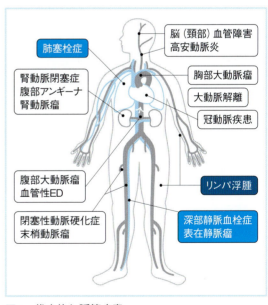

図1　代表的な脈管疾患

### b 診断にかかわるCVTへの要望

#### 1 脈管検査を識る

　脈管の診断には種々の診断法が駆使される（表

表1　脈管疾患の検査手順

レベルⅠ　診察
　　　既往歴，現病歴
　　　身体所見(血圧測定)，血液検査

レベルⅡ　検査室
　　　脈波法(APG含む)，皮膚灌流圧，経皮酸素分圧
　　　サーモグラフィー，レーザードプラ法
　　　超音波検査，(蛍光リンパ管造影)
　　　CT検査，MR(MRI, MRA, MRV)
　　　RIシンチ(動脈，静脈，リンパ管)

レベルⅢ　侵襲的検査
　　　造影検査(静脈，動脈，リンパ管)，圧測定
　　　血管内超音波，血管内視鏡

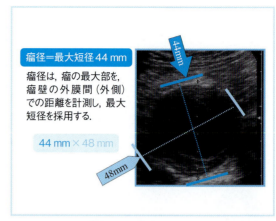

図2　腹部大動脈瘤の瘤径計測

1)．

　これら検査法を脈管診療に活かすには，「見る・観る・診る」の3段階の深化が必要と考えている．

　まずはじめの「見る」とは，見る・評価に十分な画像やデータをつくることである．画像やデータが，診断に必要かつ十分な情報を備えていることが必要であり，そのために機器や技術を駆使することが求められる．良質な検査結果を得るための「技術の習得」はもちろんであるが，機器を十分に活かすこと，検査が正しく行われていることも必要である．たとえば，足関節血圧を測るという基本的なことでも，被検者の体位(仰臥位と座位では異なる)，安静度(歩いてきてすぐに計測したときと安静後とでは異なる)，検査法(カフの種類や巻き方，加圧や減圧の仕方にも配慮が必要である)などで，そのデータに差異が生じる．はじめに検査法の原理や機器の扱い・操作法などの基本的なことを学んでおくことも必要となる．近年，繁用されている脈波検査機器(フォルム：オムロン，バセラ：フクダ電子)も簡便で有用ではあるが，その取り扱いにも注意が必要である．たとえば，不整脈や振戦のある例では不正確であり，カフの巻き方も重要で，さらに重症例には本法を適応できない．

　また，末梢動脈疾患での「機能評価」として，跛行例の重症度評価にトレッドミル負荷検査(負荷条件の設定など)を行ったり，重症虚血肢への経皮酸素分圧($TcPO_2$)測定や，皮膚灌流圧(skin perfusion pressure：SPP)が応用されるが，CVTはそれら多くの検査法の概要を知っておくことや，機器の取り扱いに対しても知識や経験が求められる．

　次いで，「観る」とは，観察・計測することであり，この前段階の「見る」で「評価に必要かつ十分な情報を備えていること」が前提だが，計測結果または得られた画像から，何を計測するか？どこからどこまでを計測するか？どのデータを採用するか？どう計測するか？などを周知して，実施することである．たとえば，腹部大動脈瘤の瘤径計測を行う際に，どこ(最も拡大した部位)，どのように(短軸像，直径または最大短径，外膜間距離を計測：図2)，随伴所見(形態：紡錘状と囊状，血栓の有無，解離の有無，マントルサイン，中枢側と末梢側の観察：瘤や狭窄の併存など)を併せて観察することが求められる．

　「診る」となると，その正常・異常の評価，その治療の要否も含めて判定できることも求められる．すなわち，頸動脈プラークの「要注意プラーク」の意義(単にプラークの計測のみではなく，その性状などから臨床的意義を評価：図3)を周知

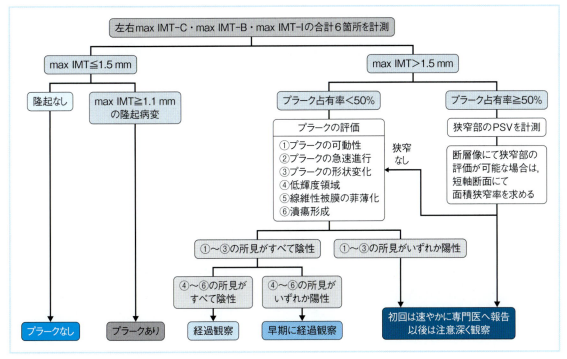

**図3　頸動脈プラーク・狭窄評価のフローチャート**
(日本超音波医学会用語・診断基準委員会，頸動脈超音波診断ガイドライン小委員会：超音波による頸動脈病変の標準的評価法 2017，p.29(https://www.jsum.or.jp/committee/diagnostic/pdf/jsum0515_guideline.pdf)より引用)

していることや下肢静脈エコーで「血栓」を指摘するだけではなく，中枢端の位置や性状(新鮮血栓，フリーフロート血栓など)も併せて評価し，緊急性があるのかなど，臨床医との連携を図ることが求められる．ここでは，レポート・報告書がそのコミュニケーション手段として重要となる．何を，いつ，誰に，なぜ？どう伝えるべきかなどが重要となり，要点が伝わりやすくするための方法・報告書を常に吟味し続ける必要がある．

## 2　ヒト・人を識る

本項の主題にある「心構え」に直結する内容として，「CVTは脈管診療に寄与できる人格，知識および技術を提供しうる人材」のなかの「人格」の文言に注目したい．検査法や原理についての知識や技術を，また関連する周辺領域の知識も重要ではあるが，われわれが行う医療行為は「ヒト・人」を対象にしている．好むと好まざるとにかかわらず相手(ヒト)があり，その相手に対して医療行為をなす．単に，検査の知識・技術の習得をするだけではなく，その姿勢も問われているのである．検査する際に，その検査を受ける被験者への配慮，心配り，言葉使いなどにも配慮が必要である．横柄な態度や乱暴な言葉はいかがなものであろうか？　部屋の温度や騒音，身体へ触れる検査における心配り，下半身を検査する場合の配慮など，枚挙に暇がない．

検査の対象者・被検者は，患者，すなわち「病んでいる人」である．その「人」への配慮・気配り・sympathy(思いやり)は必須である．自分が患者だったら(逆の立場)，患者が家族だったら(心配は甚大)などと，立場を替えて，「慮ること(おもんばかる)」が必要であり，これは臨床に携わる者には必須と考える．

## 3 | 多職種が診断法を識る意義とは

受験資格には，日本国における，臨床検査技師・看護師・臨床工学技士・診療放射線技師・准看護師に加えて，最近，理学療法士も参加した．上記資格取得後の実務経験を必要としており，加えて脈管疾患を専門とする医師のもとで十分な脈管疾患診療の経験があることが求められている．加えて，受講が必須とされる認定講習会では，他職種の知識も習得できるようにプログラムされている．

このように，多職種が参加する意義は何であろうか？

看護師は開設当初から参加しているが，その役割として，検査についての知識を持つことも重要ではあるが，その精神的役割に注目する必要がある．看護とは「患者に寄り添う」ことであり，如何なる状況においても，その役割は不変である．確かに，血管検査ができることは必要ではあるが，看護の基本から離れては本末転倒である．検査の対象者・被検者へのsympathy（思いやり）は必須である．先に述べた「慮ること（おもんばかる）」が必要であり，これは臨床に携わる者には必須

で，特に看護師には重要な素質と考える．血管検査法についての知識・技術も持ちつつ，患者に寄り添えるCVT看護師に期待したい．

最近参入した理学療法士は，患者のリハビリテーションを担う職種であるが，脈管疾患においては，大動脈疾患でのリハビリテーション，末梢動脈疾患での運動療法，リンパ浮腫での複合的治療などの支援が関連する．それら疾患でのリハビリテーションに関連する理学療法士は，それら疾患に関連する診断法も併せて周知しておくことで，よりその質を高めることが期待できる点でCVTにかかわる価値はある．しかし，理学療法士にエコーの専門的技術は必要だろうか？ SPPやAPGなどの機器を扱う機会があるだろうか？「まれ」とは思うが，それでも理学療法士がCVT資格を持てれば，その幅広い知識から，本来のリハビリテーション技術や理論をより発展させられうると思う．たとえば，大血管リハビリテーションでの運動療法を，大動脈解離の病態・診療法を識って実施するのと，知らずに実施するのとでは，負荷方法や評価などで，要否・手順，実施中の判断などできっと役立つと考える．

# 2章 脈管診療にあたる心構え

## B 脈管疾患治療に対する心構え

### a 保存的治療と侵襲的治療の選択

　検査結果によって「保存的治療」と「侵襲的治療」の選択が決まる場合があり，また，時には「緊急手術」を行わなければならない病態も存在するため，疾患ごとに検査の目的を把握しつつ，「保存的治療」と「侵襲的治療」のどちらになるか，「緊急手術」の必要はないだろうかなど，その可能性を考えながら検査を実施することが大切である．以下，検査を行うことの多い代表的疾患毎に病態と治療戦略の概略を記載する．それぞれの疾患の検査や病態の詳細に関しては，各論を参照してほしい．

#### 1 下肢閉塞性動脈硬化症（ASO）

　下肢閉塞性動脈硬化症（arteriosclerosis obliterans：ASO）は動脈硬化による下肢動脈慢性閉塞で，主幹動脈閉塞の代償として側副血行路が発達する．無症状の患者もいるが，側副血行路の機能不全により間欠性跛行や安静時痛，潰瘍・壊死などの症状が出現しQOLが低下する．また，ASO患者の生命予後は不良で，その死因の2/3は冠動脈疾患や脳血管疾患である．このため，ASO患者を診断した場合は，生命予後の改善とQOLの改善を目標とした治療計画を立てる必要がある．生命予後改善のためには，禁煙を徹底させ，高血圧，糖尿病，脂質異常症といったリスク因子のコントロールを厳密に実施することが求められ，QOL改善のためは，症状・病態に応じて保存的治療と侵襲的治療を選択することになる．

　ASOが疑われる患者に依頼される検査は，機能検査ではABI，TBI，SPP，TcPO$_2$，トレッドミル運動負荷検査，画像検査では，動脈エコー検査，CTA，MRA，IADSAなどであり，ABIが0.9以下で動脈閉塞の診断となる．

(a) 無症状・間欠性跛行：第一選択は「保存的治療」

　無症状患者と間欠性跛行患者の下肢予後は，生命予後と異なり良好で，ASOの診断から5年後の下肢症状が不変あるいは改善が70〜80％，跛行の悪化が10〜20％，CLIに陥るのは10％以下，下肢切断となるのは1〜2％程度とされている．このため，このグループの患者の下肢虚血に対する治療は「保存的治療」が第一選択となる．運動療法を行っても，下肢虚血症状が日常生活に影響する場合に「侵襲的治療」である血管内治療や外科的バイパス術を検討することになる．ただし，無症状の患者のなかに，日常生活での活動性が低下しているため虚血症状が出ない患者がいることは知っておく必要がある．なかには，安静時疼痛や虚血性潰瘍・壊死を示す重症下肢虚血（critical limb ischemia：CLI）に匹敵する血流障害となっている場合もあり，こういった患者は靴擦れなどのちょっとした外傷や感染がきっかけでCLIとなり，下肢切断のリスクが高まる．

(b) 重症下肢虚血：第一選択は「侵襲的治療」

　CLIは，血行再建を行わないと下肢大切断となるような高度の下肢虚血状態である．皮膚血流が虚血の指標となるため，SPPやTcPO$_2$でCLIを

診断することが多い．CLI患者は生命予後および下肢予後がともに不良であり，治療の第一選択は「侵襲的治療」であるが，全身状態が不良のため「侵襲的治療」ができない場合もある．血行再建術ができない，ないし，不成功だったCLIの下肢予後を調べた研究では，6ヵ月後に1/4の下肢が大切断となった．CLIの下肢予後を評価する指標として，米国血管外科学会（Society for Vascular Surgery：SVS）が，創（Wound），虚血（Ischemia），足部感染（foot Infection）の3因子の重症度で，下肢切断のリスクを4段階に分類するSVS WIfI分類を提唱し，その有用性が検証されつつある．

### (c) 参考：急性下肢動脈閉塞

急性下肢動脈閉塞は，血栓症，塞栓症，外傷，動脈解離などによる下肢の急性血流障害である．側副血行路形成の時間がないため，主幹動脈が閉塞した末梢は高度の虚血となり，虚血時間が長くなると感覚神経，運動神経の順に障害され，下腿足部の感覚がなくなり，足関節運動が不能となる．更に時間が経つと，不可逆的障害の症候である筋硬直が出現する．ドプラ血流計で足部の動脈血流音あるいは静脈血流音が聴取できれば，時間が経過しても救肢できる可能性がある．

動脈の超音波検査は救急室でも施行でき閉塞部位診断に有用なので，検査を依頼される場合がある．また，塞栓が心臓由来の場合が多いため，残存する心房・心室血栓の有無を調べる目的で心エコーがオーダーされる．急性下肢動脈閉塞は「緊急手術」を要する病態として理解しておく必要がある．

## 2 | 大動脈瘤

大動脈瘤は，大動脈の一部の壁が，全周性，または局所性に拡大または突出した状態である．大動脈の正常径（胸部で30 mm，腹部で20 mm）の1.5倍（胸部で45 mm，腹部で30 mm）を超えて紡錘状に拡大する場合と，壁の一部が嚢状に拡大する場合を大動脈瘤としている．大動脈瘤は原則無症状で，他疾患の検査のための画像診断で偶然に発見されることが多い．胸痛，腹痛や腰痛を認める場合は，破裂を疑う．

大動脈瘤は画像検査で確定診断を行う．胸部大動脈瘤はCT検査が必要であるが，上行大動脈瘤は心エコーでも検査可能である．腹部大動脈瘤はCTやMRIに加え，超音波検査で診断する．

### (a) 胸部大動脈瘤

大きな瘤により，反回神経の伸展があるときは嗄声，肺や気管が圧迫されるときは血痰，食道が圧迫されるときは嚥下障害などがみられるので，検査時に患者の症状に留意する．破裂した場合は，激しい胸痛とショックを生じ，多くは即死する．まれに，食道や肺へ穿破し吐血や喀血をきたしたり，心膜腔へ破裂し心タンポナーデとなる．

「侵襲的治療（直達手術，ステントグラフト内挿術）」を検討するのは，CTで最大短径55 mm以上（胸腹部大動脈瘤では最大短径60 mm以上），最大短径が55 mm未満でも径の増大スピードが5 mm/半年以上（通常1.0-4.2 mm/年），嚢状動脈瘤であり，遺伝的大動脈疾患（Marfan症候群など），先天性二尖弁，大動脈縮窄症では，壁が脆弱で破裂しやすいため，最大短径45 mm以上で「侵襲的治療」を考える．

### (b) 腹部大動脈瘤

周囲臓器への影響はないことが多いが，炎症性動脈瘤では尿管を巻き込んで水腎症を生じることがある．破裂した場合は，腹痛や腰痛をきたしショック状態となり，腹腔への破裂で短時間に心停止となる．まれに瘤と消化管，下大静脈や腸骨静脈などと瘻孔を形成し，吐下血，下肢腫脹，心不全などの症状を呈することがある．

「侵襲的治療（直達手術，ステントグラフト内挿術）」を検討するのは，CTで最大短径50 mm以上，最大短径が50 mm未満でも径の増大スピードが5 mm/半年以上（通常3～5 mm/年），嚢状動脈瘤であり，破裂のリスクである女性，高血圧

症，喫煙，慢性閉塞性肺疾患，大動脈瘤の家族歴といった因子を伴う場合は，それを加味して治療のタイミングを決めることにしている．ステントグラフト内挿術が低侵襲であるからという理由で，小さな腹部大動脈瘤を治療してよいわけではなく，治療適応は従来の外科手術と同じである．

## 3 | 急性大動脈解離

大動脈解離は大動脈壁中膜が2層に剥離し，壁内に血流もしくは血腫が存在する状態である．本来の内腔を「真腔」，新たに生じた内腔を「偽腔」と呼ぶ．急性大動脈解離は発症後2週間以内のものと定義されている．Stanford A型は解離が上行大動脈に及んでいるもの，B型は及んでいないものである．Stanford A型は極めて予後不良で，破裂，心タンポナーデ，循環不全，脳梗塞，腸管虚血などが主な死因となるので，原則として「緊急手術」の適応である．Stanford B型はA型よりも自然予後がよく，降圧を中心とした「保存的治療」が初期治療である．破裂，治療抵抗性の疼痛，臓器虚血などの合併症がある場合には「侵襲的治療」を行う．

大動脈解離は発症時に胸背部の激痛を訴える．合併症として，大動脈弁閉鎖不全(時には呼吸困難などの急性左心不全症状)，大動脈瘤形成，破裂(急性期の最大死因である心タンポナーデや胸腔内，他の部位への出血)，分枝動脈の狭窄・閉塞(心筋虚血，脳虚血，上肢虚血，対麻痺，腸管虚血，腎不全，下肢虚血)などを認める．臨床症状が多岐にわたるため，診断が困難な場合もあり，まず疑いを持つことが重要である．

診断はCT(可能ならば造影剤使用)検査が基本である．MRIは検査時間が長いので推奨できない．体表超音波検査は非常に有用で，簡便に上行大動脈の形態がわかるうえ，心タンポナーデ，大動脈弁逆流の有無や程度および大動脈分枝や冠動脈への進行，局所壁運動異常や胸水貯留の評価ができる．いずれにせよ上行大動脈に解離を認めた

場合は，心臓血管外科医に至急連絡する．

## 4 | 静脈血栓塞栓症(venous thromboembolism：VTE)

深部静脈血栓症(deep vein thrombosis：DVT)は肺血栓塞栓症(pulmonary thromboembolism：PTE)の原因であり，合わせて静脈血栓塞栓症(venous thromboembolism：VTE)と総称される．欧米と異なり，VTEはこれまで日本ではまれな疾患だと思われていた．しかし，近年は増加傾向にあり，担癌，長期臥床，手術がVTEの主な背景要因と報告されている．DVTは致死的な急性PTEにつながる病態のため，早期診断が不可欠である．診断は，下肢腫脹などの臨床所見からまずDVTを疑い，続いて，Dダイマー測定を行い，陽性のときに静脈エコー，造影CT，MRVなどの画像で確定診断する．Dダイマー検査は，感度は高いが，特異度が低い検査である．陰性のときは急性期のVTEがないと断定してまず間違いないが，陽性であってもVTEとは限らないため，簡便にできる静脈エコーの検査数は，多くの施設で増加している．

DVTは「保存的治療」が原則である．DVTと診断がつくと，禁忌がない限りは直ちに抗凝固治療を開始する必要があるので，主治医に速やかに連絡する．抗凝固治療は直接経口抗凝固薬(direct oral anticoagulants：DOAC)が導入されてから容易になった．大きな血栓が肺動脈を塞栓すると(急性PTE)と肺高血圧と低酸素血症が生じ，心拍出量低下をきたし，ショックとなる．急性PTEを疑った場合は心エコーが診断に有用である．

## 5 | 静脈瘤

下肢静脈瘤は静脈弁不全が原因の慢性静脈機能不全であり，原因が確定できない一次性と，深部静脈血栓症など原因が確定できる二次性に分類する．臨床現場で診察する静脈瘤の多くは一次性

で，表在静脈の逆流が中心であり，時に深部静脈の弁不全を伴う場合がある．静脈瘤は罹患率の多い疾患であり，①伏在型静脈瘤，②分枝（側枝）型静脈瘤，③網目状静脈瘤，④クモの巣状静脈瘤に分類される．伏在型静脈瘤の有病率は10～35％，30歳以上の女性では4人に1人の割合とも報告されている．

症状は，初期には静脈拡張のみであるが，進行すると下肢のだるさや浮腫が出現し，夜間就寝時の下腿筋の痙攣などがみられるようになる．更に進行すると，皮膚炎，色素沈着，脂肪皮膚硬化症などが生じ，静脈うっ滞性潰瘍につながる．また，瘤内血栓を生じることがあり，炎症のために発赤疼痛を伴う．

静脈瘤の検査は超音波で行われる．逆流している静脈の部位確認がその主目的であるが，さらに重要なポイントはDVT合併がないことを確認することである．DVTでは側副血行路としての表在静脈の血流量が増えて静脈瘤となっているため，表在静脈を切除あるいは焼灼することは下肢の血液うっ滞を増悪させることとなる．DVTに伴う二次性静脈瘤に対する「侵襲的治療」は禁忌である．

## b 治療にかかわるCVTへの要望

CVTが中心となって治療を実施することはないが，チームの一員として治療にかかわる機会は今後ますます増えてくるものと思われる．どのチーム医療にも不可欠なことだが，「顔がよくみえる」関係を確立し，十分なコミュニケーションを保つ努力を続けることが最も大切である．CVTが臨床カンファレンスにも参加して意見を述べることができる環境をつくることがひとつの目標になる．何のための検査かという，検査の目的が正しくCVTに伝わることで，検査のやり方も異なってくる．また，治療方針決定にとって重要な検査結果を，迅速に主治医に伝えることも可能になる．コミュニケーションが保たれていることが，思い込みや聞き違いといった，患者安全を脅かす事態の発生を回避することにつながり，また，医療の質の向上に貢献するのである．

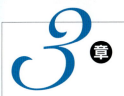

総論

# 血管診療技師の役割

## A CVT臨床検査技師の役割

### a 現在の活動状況と役割

臨床検査技師にとって，血管診療の世界でCVTとして何をするべきかについては，明確に答えられる者はいないと思われる．しかし，日常の血管診療では，目の前にすべき事柄は多くあり，それが現状のCVT臨床検査技師である．なお，CVT臨床検査技師という名称はないが，今回は，便宜上この用語で項を進める．

#### 1 現状

CVT臨床検査技師が行っている主な業務の一部を表1に示す．施設によっては更に多くの検査を行っている技師もいるが，国家資格として定められた範囲を越えることはない．

#### 2 役割

CVT臨床検査技師は，血管疾患の診断を正確に行うための患者情報収集が主業務であり，治療後の経過観察も含めて正確な検査情報の提供が求められている．検査結果の精度を高めるために

表1　CVT臨床検査技師が携わる主な血管検査

| 検査種 | 検査名 |
|---|---|
| 機能検査 | ABI/TBI，PWV/CAVI，血管弾性検査，FMD/Endo PAT，SPP/TcPO$_2$，APGなど |
| 画像検査 | 超音波検査，MRI検査，熱画像検査 |

は，CVT関連学会での発表や参加のみならず，臨床検査技師会や超音波関連学会などでも同様の活動が必要となっている．学会などの認定資格の保持も積極的に行っており，それらの活動が，検査の精度向上を支えている．新しい検査技術や手法の開発もCVT臨床検査技師の役目であるが，漫然と検査を行っているだけでは新技術の開発は期待できないので，他職種との交流が必須と思われる．ある業種のなかでは当たり前の知識や手法が，他の業種では画期的な手法に転じることもあり，情報交流を積極的に行うことにより新たな検査法の開発に道が拓ける．医師が複数職種の情報をまとめて持っているが，それぞれの詳細な情報に関してはCVTに利があり，医師とCVTの共同作業が奏効するはずである．

19

## 3 | CVT有資格者として期待されること

すべての業務は，臨床検査技師免許があれば行える業務の範囲内であり，日常業務の中でCVT資格の有無は必要とはされない．そのため，CVTが行うことによる検査結果の質の高さをアピールする必要がある．検査手順や機器の使用方法に精通するのは当然であるが，更に必要となる情報を求めて，疾患の総合的な知識や確認すべき除外診断ポイントを的確に評価していることを示す機会となれば，CVTの真骨頂といえよう．病変を診断することにおいては，医師と同様あるいはそれ以上の知識を有した状態で，検査に臨むことが期待されている．病態によっては，そのときにしか確認できない状態もあることなどから，業務範囲内で可能な方法で，付加情報取得を行える柔軟性があってもよい．ただし，勝手な行動をとるのではなく，依頼医と相談のうえで，的確な追加依頼を引き出すなどで対応できる判断力が要求される．施設内でCVTとしての力量を認めてもらうことができれば，近隣病院との連携も推奨される．研究会での情報交換や，地域住民を対象とした市民公開講座などが効果的である．動脈硬化性疾患の早期発見にABI検査や動脈瘤検索エコー検査などを行っている施設が複数あり，社会貢献にCVTの知識と技術が役立っていることが賞賛される．

## b 今後の展望

現在，CVTの構成職種は圧倒的に臨床検査技師が多く，本来の多職種による構成組織の理想にはいたっていない．もっと多職種から気概のあるメンバーを集めるためには，われわれが中心になって多職種の受験者が増えるように，CVTの魅力をアピールする必要がある．CVTの地域連絡会や全国連絡会の活動が盛んになっており，資格未所有者に対する広報活動も必要になっている．現在は，資格の有無が給与に反映されておらず，病院内で認められているように感じられないかもしれない．しかし，検査を受ける患者さんにとっては，精度の高い医療を受けられるための重要な要素であることは間違いない．血管診療の最先端を先導しているCVTという資格があることを，多方面に広報することから始めたい．

# 3章 血管診療技師の役割

## B CVT看護師・准看護師の役割

### a 現在の活動状況と役割

　CVT看護師（CVT-N）はCVT創設以来の職種であるが，CVT臨床検査技師（検査技師）の働く場が主に生理検査室，バスキュラーラボであるのに比べ，CVT-Nの職場は様々で，活動内容も一定していない．筆者は，以前から血管診療にかかわる看護師すなわち血管看護師（vascular nurse：VN）とCVT-Nは同義と考えているが，VN自体，活動場所は一定しておらず，病棟，外来，手術室，カテ室，リハ室，検査室など，様々である．どこにあっても，血管疾患の看護を行うことが，VNの役割である（表1）[1,2]．

### 1 活動場所

　筆者自身は，施設が小病院であったため，上述したすべての場所での勤務を経験することができた．それがこれからCVT-Nを目指す方の参考となるかと思われ，自己の経験を紹介させていただく．2002年に施設長よりVNとして任命された．当時，血管症例が多くなかったこともあり，病棟での患者管理に加え，ドプラ検査や簡単なエコー検査も行い，カテーテル検査などの侵襲的検査の介助，血管内治療（EVT）や血管外科手術の助手，介助など，ほぼすべての血管診療に加わった．リンパドレナージの研修も受け，リンパ浮腫患者に施行した．さらに，血管疾患の各種クリニカルパスの作成，院内での深部静脈血栓症予防マニュアルの作成も行った．その後，EVTや手術症例が増え，とてもすべての手術に入ることは不可能となり，カテ室や手術室に入ることはなくなった．また，病棟で行っていたドプラ聴診は全看護師ができるようになり，リンパドレナージができる看

表1　CVT看護師の役割

| 外来 | アセスメント | フットケア外来<br>セルフケア指導 | | |
|---|---|---|---|---|
| 病棟 | アセスメント | DVT予防・早期発見，フットケア，術後管理 | | |
| リハビリ室 | 運動療法，ROM訓練，リンパドレナージ，レジスタンストレーニング | | 包括的ケアの提供，調整 | |
| カテ室 | 検査・EVT準備・介助・患者管理 | | | 一般看護師へ<br>血管看護指導 |
| 手術室 | 手術準備・介助・患者管理 | | クリニカルパスの作成 | |
| ER | アセスメント | 生命を優先したケア<br>血管救急の対応 | | |
| 在宅 | アセスメント | フットケア<br>家族ケア指導 | 多職種検討会の設定 | |
| 災害現場 | トリアージ<br>アセスメント | 生命を優先したケア<br>DVT予防・早期発見 | | |

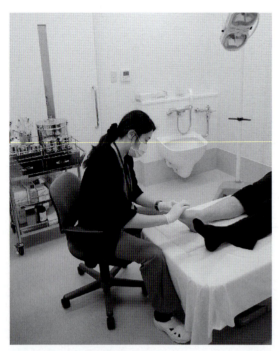

**図1　フットケア外来**
アセスメントは，足病リスクの高い患者を対象に，血流障害だけでなくすべての異常を評価する．

護師も増えた．夜間や緊急でも当直技師によるエコー検査が対応可能となり[3]，エコーを触ることもなくなった．そんな折，心臓・血管リハビリテーションセンターが開設され，当院では当初理学療法士(PT)の協力が得られず[4]，筆者は専属で心臓・血管リハビリを行うことになった．その後，リハビリはPTがやってくれるようになり，筆者の業務は主に外来(血管外科医の診療補助とフットケア外来)(図1)と指導業務となった．ということで最近は病棟を外れているので，再度手術にも入れるようになり，週2回の血管診療の外来と，週2回の手術室勤務(血管手術のみ)，空いた時間を管理，教育などにあてている．筆者の経験を例にあげたが，CVT-Nは実際，こういった業務のいずれかに関与しており，業務として絶対的なものはない．

ただ，CVT-Nの働く場所として典型的なのは，やはり血管疾患患者の入院している病棟，あるいは血管疾患を扱う外来であろう．診療科としては心臓血管外科，循環器内科であろうか．ただ，血管疾患が多ければ形成外科や放射線科でもよいし，糖尿病内科や透析室でもその役割を発揮できると思われる．「せっかくCVTになっても所属変更により役割を発揮できない」という声をよく聞くが，ほとんどの診療科で，CVTの役割は発揮しうる．筆者自身，療養型病床に1年派遣されたことがあるが，ADLの低い患者の多い病棟では，深部静脈血栓症の予防や早期発見，無症候性PADの発見など，CVT-Nの仕事は十分ある．逆に，救急においても，血管外傷や筋腎代謝症候群(MNMS)予防，対応などに能力を発揮できる[5]．DMATにCVT-Nがいれば，傷病者の救助とともに，避難者のDVTの予防や早期発見にも役立てるであろう．

上記のように，CVT-Nは置かれた場所で様々に活動しているが，そのうち，バスキュラーラボは検査技師と，リハビリはPTと，カテ室は放射線技師や臨床工学技士と役割が重複するため，看護師固有の仕事と考えられる外来や病棟でのフットケアと，血管外科手術介助について詳しく述べる．

## 2　外来や病棟でのフットケア

患者にケアを提供するため，まず行うのはアセスメントで，医師の診断にあたるわけであるが，血管専門医の「診断」と，看護師の「アセスメント」の違いは，看護師の行う「ケア」は医師の行う「治療」とは異なり，予防的ケアも含まれるため，脈管疾患の発見にとどまらず，下肢でいえば，いわゆるフットアセスメントは，足病変リスクの高い患者(表2)について，すべての足の異常についてアセスメントする(表3)ことである．糖尿病患者にとって，末梢動脈疾患(PAD)がなかったとしても，神経性潰瘍をつくったり，糖尿病性壊疽になったりすれば，ADLやQOLが低下することに変わりはないので，爪でも皮膚でも，なんらかの異常があれば，適切なケアを提供し，セルフケア

### 表2 足病変リスクの高い疾患

① 糖尿病
② 末梢動脈疾患
③ 虚血性心疾患
④ 脳血管疾患
⑤ 高脂血症
⑥ 膠原病(関節リウマチなど)
⑦ 高血圧
⑧ 深部静脈血栓症
⑨ 下肢静脈瘤
⑩ 長期臥床

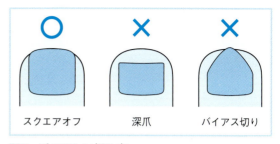

図2 爪の正しい切り方
深爪やバイアス切りを避け、スクエアオフが基本.
(本林麻紀子:爪のケア. はじめよう!フットケア, 第3版, 日本フットケア学会(編), 西田壽代(監修), 日本看護協会出版会, p.136-139, 2013[6])を参考に作成)

### 表3 フットアセスメント

| 皮膚 | 色調(蒼白、チアノーゼ、色素沈着、発赤)、冷感、熱感、乾燥、体毛の有無、浮腫、腫脹、水疱、角質の肥厚、潰瘍、膿瘍、壊疽、白癬症、胼胝、鶏眼、疣贅、静脈瘤 |
|---|---|
| 爪 | 陥入爪、巻き爪、厚硬爪、萎縮、ばち状爪、匙状爪、爪白癬、爪周囲炎、爪の切り方 |
| 足、足趾の変形 | ハンマートゥ(槌状趾)、クロートゥ(鷲爪趾/鉤爪趾)、凹足、甲高、扁平足、外反母趾、内反小趾、シャルコー足 |
| 脈拍 | 大腿動脈、膝窩動脈、後脛骨動脈、足背動脈(健常人でも脈拍欠損あり)、触れなければドプラ聴診 |
| 感覚障害 | 圧力知覚(モノフィラメント使用)、振動知覚(128ヘルツ音叉使用)、アキレス腱反射、温冷知覚 |
| 歩行能力 | トレッドミルによる歩行距離測定、関節可動域(股、膝、足関節)、筋力(特に足関節底屈、背屈筋力)、筋量(体組成検査)、骨粗鬆症の有無(骨塩定量) |
| セルフケア能力 | 視力、認知症の有無、麻痺の有無、靴の状態 |

指導を行う.現在症状がなくても,脈管疾患が存在したり,糖尿病があったり,透析患者であったりすれば,特に予防的ケアは重要である.爪の切り方(図2)[6],靴の選び方ひとつで,下肢を失うことが避けられるかもしれない.潰瘍があったとしても(表4)[7],それが褥瘡であれば,血管専門医の手を離れるかもしれないが,看護師にはむしろケアの責任は増すといってよい.

### 3 血管手術介助

血管手術介助はCVTのうち看護師しかできない領域である.看護師の特権といってもよい.手術室看護師しか介助に入れない施設もあると思うが,術後のケアを提供するうえで,CVT-Nには最低でも一度はオペに入って欲しい.動脈硬化でプラスチックのように固くなった血管,閉塞,あるいは拡がってしまった血管を,見て触れることは,病態に対する言葉を超えた理解をもたらす.外科医が遮断鉗子を愛護的にかける(時にはさらに損傷を避けるためターニケット止血する)様子など,PADでいかに動脈が傷んでいるか,実感できる.できれば看護師だけでなく,すべてのCVTに見学して欲しいと思う.懸命に末梢バイパスなどやっている医師の姿をみることも,専門職としての職責を自覚するうえで,教育的効果があるだろう.CVT認定試験でエコーのやり方やプローブの違いなどが問われることがあるが,それに触れる機会のない職種のCVTにもその知識を求めるのであれば,バイパス手術や静脈瘤手術,EVTなどの基本的な手技や,人工血管,縫合糸,カテーテルなどの種類,基本的な手術機械の知識(図3)も問われるべきである.

表4 下腿潰瘍の鑑別

| 潰瘍のタイプ | 一般的特徴 | 病態生理 | 臨床所見 | 治療法の選択枝 |
|---|---|---|---|---|
| 静脈性 | 最も多い，女性，高齢者に多い． | 静脈圧上昇 | 浅く，痛みを伴う潰瘍，特に足関節部の骨突出部(内踝部)に多く，肉芽組織やフィブリンが存在する．浮腫，静脈性皮膚炎，静脈瘤，lipodermatosclerosisを伴う． | 下肢挙上，圧迫療法，アスピリン，ペントキシフィリン，外科的治療 |
| 動脈性 | 心臓や脳血管疾患の病歴を持つ高齢者に多い．間欠性跛行，陰萎，安静時痛を呈することがある．25％に静脈疾患を合併． | 組織虚血 | 潰瘍は普通深く，骨突出部に多く，境界明瞭な円形やパンチドアウト型で，黄色や壊死を呈し，腱の露出を伴う．足部脈拍の異常，下肢の冷感，鼠径部の血管雑音，静脈充満時間の延長を伴う． | 血行再建術，抗血小板療法，危険因子管理 |
| 神経性 | 糖尿病によることが最も多い． | 外傷，持続する圧迫 | 通常，糖尿病や神経疾患，ハンセン病患者の足底部に起こる． | 免荷，成長因子の使用，再生医療皮膚 |
| 圧迫性(褥瘡) | 通常運動制限のある患者に発生． | 持続する圧迫に起因する組織虚血，壊死 | 可動域制限のある患者の骨突出部に発生．危険因子として過剰な湿潤や異常な精神状態を含む． | 免荷，過剰な湿潤の減弱，適切な栄養． |

(土田博光ほか：循環器ナーシング 7(4)：48-53, 2017[7] を参考に作成)

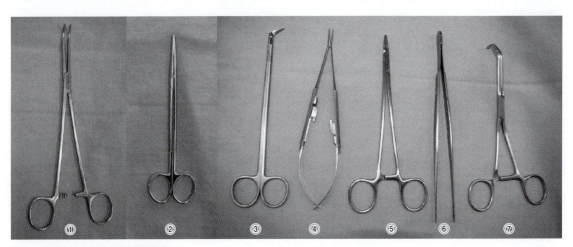

図3 血管外科の基本的手術器具
①：剥離鉗子(ケリー)，②：剥離用剪刃(メッツェンバウム)，③：血管切開用剪刃(ポッツスミス)，④：マイクロ持針器(カストロビエホ)，⑤：持針器(ヘガール)，⑥：血管用鑷子(ドベーキー)，⑦：血管遮断鉗子(サティンスキー)

## b 将来展望

CVT-Nの活躍する場は多いと述べたが，言い方を変えれば，それぞれの場での血管看護は，教育を受ければ一般看護師でもできることである．今後，CVT-Nが，チーム医療の質を高めるために特に尽力すべきことは，2つある．

ひとつは血管(脈管)診療に対する包括的ケアを提供するための役割を果たすことである．CVTのなかで最も患者と接することの多い職種は看護師であり，CVTのなかで最も他職種と接することの多い職種でもあるCVT-Nにこそ，その役割が期待されている．看護師自身が，必要に応じ，

他の医師や他職種に関与を求めることがあってよいと思うが，CVT-Nがすべての患者を担当はできないので，クリニカルパスの作成に関与し，パス上で，自動的に複数診療科や多職種が関与するようにするのが有効である．多職種検討会[1]をセッティングしたりするのもCVT-Nが適任であるが，忙しい職種を集めるのは難しく，熱意と工夫が必要である．

もうひとつのCVT-Nの役割は，一般看護師への血管看護教育である．すべての看護師の血管看護のレベルを上げることが，看護の質を向上させる．現場で個々の看護師に教育するとともに，教育プログラムの作成も必要と考える．当院では1週間の血管看護短期研修コースを行っているが[8]，施設内外の看護師に好評である．

ただ，個別のケアを提供するのに比べ，これらの業務を行うには周囲の理解が必要で，CVT-Nの認知度の低い現状では活動しやすいとはいえない．過去に行った全国のCVT-Nへのアンケート結果からCVT-Nが活動するにあたって必要としているのは，医師の理解より，所属上司看護師や同僚看護師の理解であることがわかった[9]．医師はCVTを評価してくれることが多いが，看護師に理解してもらうには，機構や学会の認定資格よりやはり看護協会の認定資格が優位である．よって，CVT-Nが活動しやすくするためには，認定看護師の領域に加えてもらうのが最もよいと思われる．あるいは，保険診療で評価される資格は理解されることが多いので，保険点数による評価も期待される．

「コメディカルとして，脈管領域の診療に従事するに必要な，専門知識・技術を持った者を専門家として認定する」という主旨のもと，認定されるのがCVTである[10]．チーム医療といいつつ，すべての診療について医師に全責任を求めるような傾向が，患者側はもとより，医師の側にもある．しかし，CVT-Nがそう考えていたら，真のチーム医療は成しえないし，CVT-Nはいつまでたっても医師の部下で，真のパートナーにはなりえないであろう．多職種検討会で，当院の血管外科医は，最後に必ず私たちCVTに，「この治療方針でよいか，異議はないか」と聞いてくれるが，CVT臨床検査技師が診断に医師と共同責任を負うのと同様，CVT-N，VNは，治療方針の決定に関与し，治療，ケアについて，医師と共同で結果責任を負う覚悟を持つべきと思う．

## ●文献

1) 青柳幸江：脈管診療における看護師の役割．臨床看護 **37**：1339-1342, 2011

2) 青柳幸江ほか：下肢閉塞性動脈硬化症における血管診療技師（CVT）の役割と活動．看護技術 **55**：635-638, 2009

3) 青柳幸江：Vascular Unit からみた超音波検査．Vascular Lab **10**（増刊）：168-171, 2013

4) 土田博光ほか：血管運動療法普及の問題点．心臓リハビリテーション **13**：326-330, 2008

5) 青柳幸江ほか：救急疾患での血管看護師の役割．救急診療と血管検査 Vascular Lab **6**（増刊）：230-235, 2009

6) 本林麻紀子：爪のケア．はじめよう！フットケア，第3版，日本フットケア学会（編），西田壽代（監修），日本看護協会出版会，p.136-139, 2013

7) 土田博光ほか：こんなとき，どうする？～下肢静脈うっ滞性潰瘍のケアの実際～．循環器ナーシング **7**（4）：48-53, 2017

8) 荘司　圭ほか：血管看護研修プログラムの検討．日本血管外科学会雑誌 **25**（suppl）：199, 2016

9) 青柳幸江ほか：看護師からみた Vascular Lab のあるべきかたち．Heart View **10**：1172-1176, 2006

10) 土田博光：血管診療技師とバスキュラーラボに期待すること．動脈硬化予防 **6**（2）：39-43, 2007

# 3章 血管診療技師の役割

## C CVT診療放射線技師の役割

### a 現在の活動状況と役割

著者の所属する施設は循環器系の中規模専門病院である．冠動脈・心臓疾患だけでなく血管疾患の診断や治療を積極的に行っており，CVTの知識や技術が活かせる機会が非常に多い．

CVTを有する診療放射線技師は現在5名，過去に在籍していた者も含めると総数8名で今後も増加予定である．全国のCVTを有する診療放射線技師の約1割を当施設で占めている．これは，心エコー以外の超音波検査を診療放射線技師が行っている当施設の特殊性によるものであり，その反面CVTを有する臨床検査技師が在籍しない状況が生じている．CTやMRIと同様に超音波検査も放射線科医により読影されている．

当施設でのCVTにおける診療放射線技師の特徴的とも思われる活動状況や役割について述べる．

#### 1 診療放射線技師の位置づけ

診療放射線技師はCT，MRI，超音波の画像診断における「検査」や血管造影などでの血管疾患の「治療」も業務の一環であり，放射線科医だけではなく，血管外科医など実際の治療を行う臨床医ともかかわる機会が多い．

そして，治療ではチーム医療の一員として働いている．臨床検査技師をはじめとするメディカルスタッフとも連携し血管診療にあたっている．

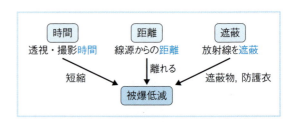

図1　放射線防護の三原則
（医療法施行規則　第30条を参考に作成）

#### 2 侵襲的検査にかかわる技師として

CVTで侵襲を伴う検査に携わるのは診療放射線技師のみと思われる．放射線被曝により被検者を侵襲させている．正当化の考えにより医療被曝は生じるが，最適化に基づく被曝低減の努力は，最大限に行なわれなければならない．

放射線防護の三原則（図1）をもとに，被検者だけではなく，散乱X線量などを考慮し，専門的な立場で，治療などにかかわるスタッフの被曝においても細心の注意を払う必要がある．最近の装置ではフラットパネルディテクターや，その他の新しい技術により，被曝低減が図られている．

血管造影や造影CTでは放射線被曝以外にアレルギー反応，ヨード造影剤での侵襲が問題となる．近年は腎機能低下症患者の増加を背景にヨード造影剤を使用できない例も数多い．そうした理由で造影CTが施行できない場合，MRIおよび超音波検査で診断が行われ，治療などを目的とした血管造影などのEndoVascular Treatment（EVT）ではヨード造影剤の代わりに$CO_2$による

造影が行われる場合もある．

## 3 装置の保守管理

臨床業務以外に装置の保守管理は重要である．特に血管造影装置は侵襲が高い検査や治療に使用されるため，装置トラブルは重大インシデントになりうる．そのため，十分な点検が必要である．

保守管理には使用者による日常点検と装置メーカーによる定期点検がある．日常点検として始業時に点検を行う．実際にX線を発生させX線の出力などやモニターのチェックを兼ね画像を確認し，装置のアームや寝台などの稼働確認を行う．チェック項目はマニュアル化して行われ，結果をデータとして保存・管理している．装置メーカーの定期点検は保守契約を結び，年数回行われている．CT装置やMRI装置も，ほぼ同様である．

超音波装置においては病棟や外来などで使用されている装置を一元管理し，精度管理や更新時期の管理も行っている．超音波装置の保守管理は臨床検査部門で管理される施設が多いと思われるので，詳細は省略する．

## 4 業務内容

X線単純撮影，血管造影，CT，MRI，血管超音波検査を行う．

X線単純撮影はCVTに関係ないように思われがちだが，胸部の単純撮影は大動脈の拡張などが診断され，腹部の単純撮影はステントグラフト内挿術（EVAR）後の経過観察としてステントグラフトの形態変化の確認に必要とされている．四肢の撮影では血管の石灰化の程度が診断される場合もある．

血管造影は画像診断で最も優れた検査法であるが，侵襲性の高さから，経過観察や診断では造影CTが選択されることが多く，血管造影は治療で選択されることが多い．

CTはヨード造影剤を用いて血管を描出する造影CTが主流となるが，単純CTでsurface ren-

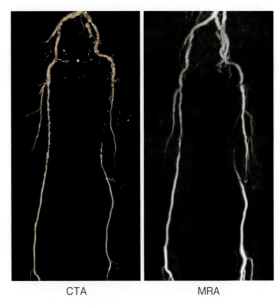

図2　左浅大腿動脈病変

deringを使い下肢静脈瘤などの診断が行われることもある．

MRAはCTA同様に全体像の画像評価では優れている．また，MRAは造影剤を使用しなくても血管の描出が可能である点でCTより優れている一面もあるが，狭窄や閉塞の評価ではCTAや血管超音波検査に劣る場合もある（図2）．

血管超音波検査は頸動脈エコーや下肢静脈エコー，EVAR後の経過観察エコーが多くを占める．当施設の特徴として，カテーテル検査前にアクセスポイントとなる橈骨動脈・大腿動脈，アクセスルートとなる大動脈の血管エコーを行い，同時に頸動脈エコー，腎動脈エコーのスクリーニング検査も行うカテーテル検査前エコーがある．

## 5 業務の実際

診療放射線技師はCT，MRI，血管造影，超音波検査など複数のモダリティーのスキルを有することが望まれる．

当施設では，EVTなどで血管造影室担当者であるCVTが必要に応じて術中，術直後の血管超音波検査を兼務する．EVARなどでは術前のCT

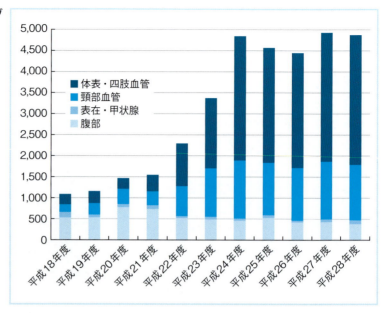

図3 当施設での年度別検査件数グラフ

や，volume rendering(VR)の作成をした技師が，手術室担当者として業務することさえある．また，EVARでは手術室業務でデバイス（ステントグラフトなど）や様々な手技をみた技師が，手術直後や，術後の経過観察の血管超音波検査を行うこともある．こうした技師が超音波検査を行うことは検査精度の向上になり得ていると考えられる．

当施設の診療放射線技師は複数のモダリティにかかわるCVTとして複合的に従事している．関連するモダリティを兼務することで，フィードバックが可能となり，スキルアップにもつながっている．

業務外では，血管外科医や放射線科医のサポートのもと積極的に研究などを行い，脈管学会やCVT関連学会で報告している．

## b 将来展望

### 1 血管超音波検査の重要性

当施設で診療放射線技師が行う血管超音波検査件数は約10年間で急激な伸びがみられる（図3）．

先に述べたように，腎機能低下症などで造影剤を使用できない場合，超音波検査が有効になるだけではなく，診断能においても血管超音波検査が優れつつあることが，増加の要因になっているものと考えられる．

EVARの経過観察では，ガイドラインで，造影CTによる経過観察が推奨されているが[1]，近年の超音波装置の発展および，新しい撮像法により経過観察の項目であるエンドリークの検出で，超音波検査が優れていた例である．当施設では，このような症例が近年散見されるようになっている．

造影CTでは早期相，遅延相ともにエンドリークは検出されなかったが，超音波造影剤を使用することなく高感度，高精細のドプラ法（SMIなど）を使いエンドリークを診断された例である（図4）．

今後，エンドリークの検出感度では超音波検査も十分期待できると思われる．しかし，超音波検査は，明確に技量差が出てしまい客観性に欠けやすい検査であり課題も多いが，検査精度の向上のために，努力していかなければならないと考えている．

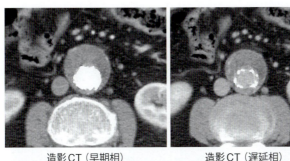
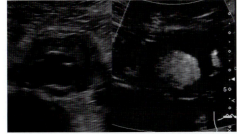
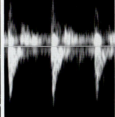
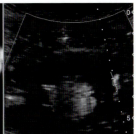

造影CT（早期相）　　　造影CT（遅延相）

超音波（SMI）　　　　超音波（パルスドプラ）

図4　EVAR後造影CT・超音波：typeⅡエンドリーク

## 2　緊急対応

近年，DVTの下肢静脈エコーや，EVAR，下肢の急性動脈閉塞の血栓除去術などの手術，穿刺部の合併症など，緊急対応を必要とする業務が増加している．こうした業務は今後も増加が見込まれ，CVTの重要性がますます高まっている．

## 3　職種の異なるCVTとの連携

CVTとして，臨床検査技師と診療放射線技師の重なる唯一の業務は血管超音波検査のみである．そうした理由から，われわれ診療放射線技師は臨床検査技師が行う機能検査などの知識を高め，臨床検査技師には血管超音波検査以外の画像診断を知ってもらう活動をしていきたいと考えている．施設内のCVTを目指す看護師に対して血管超音波検査の勉強会を開催している．今後もこのような活動を続け，看護師のCVT取得をサポートしていきたい．

各施設において，職種の異なるCVTが複数在籍し，協力し合い連携していくことが重要である．そのためも診療放射線技師は積極的にCVT取得を目指してほしい．

● 文献

1) 2011 ACCF/AHA Focused update of the guideline for the management of patients with peripheral artery disease（updating the 2005 guideline）

総論

3章 血管診療技師の役割

D

# CVT臨床工学技士の役割

## a 現在の活動状況と役割

　臨床工学技士（clinical engineer）は医師の指示のもとに生命維持管理装置の操作，保守点検を業とし，機器に対する深い知識と様々な病態に対する理解を有することでチーム医療に貢献している．近年の医療技術の高度化・専門化に伴い，果たしうる役割は大きくなっており，従来の機器操作・管理を行いつつ様々な検査や治療に対して介入する機会も少なくない．CVTを持つCEはその専門性を活かすべく従来のCE業務を深化させ，診療補助によりいっそう役立てる可能性がある．

### 1 血液浄化業務

　血液浄化は血液濾過透析などの維持透析関連療法と持続血液浄化療法，アフェレーシス療法に分類される．各治療法で使用される医療機器の管理方法や施行手技は異なり，体外循環を伴う場合はバスキュラーアクセス（vascular access：VA）に関する管理もこれに付随する．機器のトラブル対応やメンテナンスなどの管理と併行してCVTとしての視野でVA管理や末梢動脈閉塞に対する血液浄化療法への理解を深めるべきである．

(a) VA管理

　患者の高齢化や原疾患の多様化によりVAトラブルは年々増加しており，特に狭窄による穿刺不良に陥るのは多くの技士が経験することであろう．皮下出血や血腫，脱血不良や返血困難，狭窄位置によるが静脈圧上昇や再循環といった様々な弊害，さらには感染のリスクも考慮せねばならない．「見る，聞く，触る」といった身体所見による評価と合わせ，CEとして医療機器に精通しているアドバンテージを活かし，透析効率，再循環率，実血流測定，といった客観的なデータを収集することも望ましい[1]．

　最近では穿刺の際に超音波診断装置を積極的に用いられる傾向にある．X線透視を使わずにシャント治療を行うことも可能であり，技術を習得したスタッフによるマッピングは非常に有用で，詳細な形状評価を行える．様々なデータを職種間で情報を共有し，良好なVA管理に努めていくべきである．

(b) 動脈閉塞症に用いられる血液浄化療法

① 急性動脈閉塞症

　急性動脈閉塞症によって発生するMNMS（myonephropathic metabolic syndrome：筋腎代謝症候群）に対して用いられる．下肢などの急性虚血の結果や筋細胞の壊死・融解が起こり，カリウム，ミオグロビン，LDH，AST（GOT），CK（CPK），乳酸などの逸脱物質が蓄積する．これらの代謝産物が血流再開によって全身に還流されると代謝性アシドーシス，高カリウム血症，ミオグロビン尿症が出現する．治療が遅れると循環不全，腎不全に移行し重篤な状態に陥り，発症から6〜8時間以上経過している場合は高位切断の可能性もあるため，血液浄化療法によって対象物質を除去する必要がある．

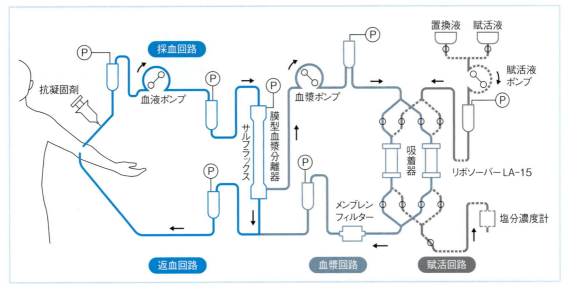

図1 LDLアフェレーシスの回路図

② 慢性動脈閉塞症(末梢動脈疾患)

　末梢動脈疾患(peripheral arterial disease：PAD)に対する治療は血行再建術だけではない．LDLアフェレーシスや後述する高気圧酸素療法も行われ，これらはCEがかかわる治療領域である．血漿吸着療法に分類されるLDLアフェレーシスはLDL吸着器と血漿分離器を回路に接続し，専用の装置に装着して行う(図1)．吸着器にはデキストラン硫酸を固定した多孔質のセルロースビーズが充填されており，血漿が通過する際LDLを選択的に吸着する．重症例に対しても血行再建術の併用療法として効果が期待できる．以下に示す3つの条件を満たす患者に対して実施可能である．

① Fontaine分類Ⅱ度以上の症状を呈する者
② 薬物療法で血中総コレステロール値220 mg/dLまたはLDLコレステロール値140 mg/dL以下に下がらない高コレステロール血症の者
③ 膝窩動脈以下の閉塞または広範な閉塞部位を有するなど外科的治療が困難で，かつ従来の薬物療法では十分な効果が得られない者

　治療に関していくつか注意点があり，洗浄時にカルシウムを含む溶液が必要であること，併用禁忌としてアンジオテンシン変換酵素阻害薬(ACE阻害薬)があげられる．LDLアフェレーシスはブラジキニンの産生を亢進し血管拡張作用を示す．ACE阻害薬はこの代謝を阻害，蓄積させてしまうため，治療中にショックを起こす可能性がある．

## 2 高気圧酸素療法業務

　HBO(hyperbaric oxygen therapy)は特殊な装置のなかで最大2.0〜2.8気圧とし，高濃度酸素を吸入する治療である．患者1名を収容できる第1種装置と複数名収容できる第2種装置があり，治療時間は施設の方針によるが概ね90〜120分である．適応疾患は多く，一酸化炭素中毒や減圧症，放射線障害，コンパートメント症候群，ガス壊疽，空気塞栓，末梢循環不全などがあげられる．この業務においてCVT CEとして特に理解しなければならないのは末梢循環不全に対するHBOである．組織修復の過程で酸素は大きな役割を果たす．創傷部周囲の酸素分圧は正常組織のおよそ半分にまで低下してしまうため，感染に対する抵抗

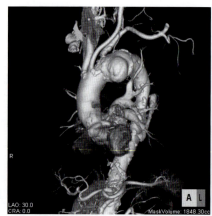
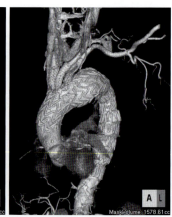

図2 in-situ fenestration TEVAR 術前術後CT画像

も減弱し，治癒を阻害することになる．HBOは血漿内に溶解する溶解型酸素も増大させ，結合酸素が届かない部位にも酸素を供給する．さらに，活性酸素によるoxidative killing作用によって感染症に対しても効果を発揮する．

## 3 清潔介助業務

ステントグラフト内挿術や静脈焼灼術，EVTなどで清潔術野でのサポートを行う．術者と息を合わせ，円滑な手術の進行には術者が集中できる環境をつくり出すよう介助を務める．当然，デバイスと周辺機器に対する知識も習得しておくべきである．たとえば，一括りにステントグラフト内挿術といってもシンプルな形状のものもあれば複数メーカーのデバイスを組み合わせることもある．中枢ネックが急角度な場合には追加の中枢カフデバイス，末梢への延長が想定される場合には延長用レッグデバイス，塞栓用のコイルなど，様々な対策を講じる可能性を考慮した準備が必要である．場合によっては緊急外科的手術に移行する可能性があり，人工心肺装着を想定し送血，脱血カニューレをどこに留置するか，血管径がどの程度なのかは事前に把握しておくべきである．装置のセットアップや必要器材を揃え，周囲のスタッフと協力し通常の開心術と同じように状況を整える．in-situ fenestration TEVAR（図2）では人工心肺装置を使用して脳保護を行いつつステントグラフトを挿入する[2]．万が一開胸手術に移行した場合には大腿動脈と上大静脈に送血，脱血カニューレをそれぞれ追加することで人工血管置換術に対応することが可能である（図3）．

## b 将来展望

CVTを取得できる職種は多数存在するが，医師による侵襲的治療の介助に特化できるのはCEの強みである．人工心肺を使う手術や心臓カテーテル検査は手術室やカテーテル室で行われ，臨床工学技士はそのどちらにも従事しており，すでに侵襲的診断・治療に携わっている土台がある．CVTとCEの知識をintegrateし積極的に血管治療に参加することでチーム医療に更なる貢献を目指したい．

● 文献

1) 日本臨床工学技士会：2016年版「臨床工学技士のためのバスキュラーアクセス日常管理指針」
2) Katada Y et, al：Endovascular Total Arch Repair Using In Situ Fenestration for Arch Aneurysm and Chronic Type A Dissection. Ann Thorac Surg **101**：625-630, 2016

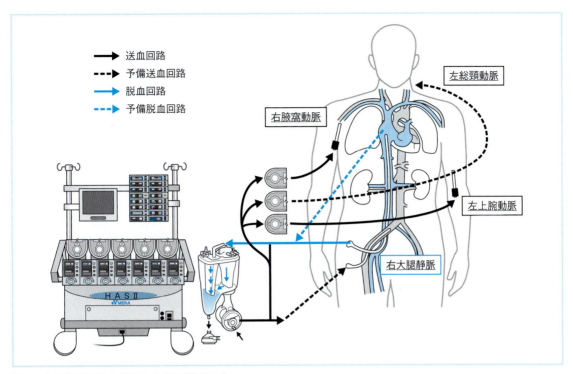

図3 人工心肺装置を使用した脳保護の工夫

# 3章 血管診療技師の役割

## E CVT理学療法士の役割

### a 現在の活動状況と役割

#### 1 活動状況

2015年に理学療法士（physical therapist：PT）のCVT認定試験の受験が認可された．脈管疾患の診療に携わるPTが受験し，認定を取得し始めているが，認定者の総数は全CVTの1％に満たないのが実情である．

CVTを取得したPT（CVT-PT）の多くは医療機関に所属している．具体的な活動としては，脈管疾患の専門外来や病棟回診に出向いてリハビリテーションの進捗を報告し，主治医や看護師から対象患者の病態・治療経過について情報提供を受けたり，脈管疾患患者を対象としたカンファレンスに出席し，今後の治療方針を共有したりすることでチーム医療に参画している．

対象患者へのかかわりとしては，日常生活のなかで脈管疾患の増悪につながる動作や習慣がないか確認したうえで，生活に必要な身体機能獲得に向けたプログラムを立案し実施する．医療機関での治療を終えた患者が在宅医療や介護施設でケアを受ける際には，日常生活を送る際の注意事項，脈管機能の維持・改善を目的としたトレーニング方法を関連職種に伝え連携強化を図っている．

臨床場面以外における活動としては，日本血管外科学会，日本脈管学会をはじめとする関連学会のCVTセッションに参加し理学療法実践事例や介入効果を報告したり，CVT連絡会主催の講習会に出席し他職種の職務について理解を深めたりしている．加えて地域で開催される症例検討会に積極的に参加し他施設のリハビリテーションスタッフとも情報交換を行っている．

CVT-PTが協力して行っている上記以外の活動として，「脈管診療に携わるPTを増やすこと－同職種に対する啓発活動」があげられる．具体的には，脈管疾患とリハビリテーションの接点を示す学術誌の原稿や関連書籍の執筆，現職者を対象とした講習会での講演や学術集会での活動報告などがこれに含まれる．

臨床研究の実施や成果の発信も，主要な活動に位置づけられる．国内では脈管診療にPTが参画している施設は限定されているため，現時点では数は少ないが，日本のPTによる臨床研究成果も発信されている[1,2]．

#### 2 病態に応じたCVT理学療法士の役割

CVT-PTの役割は，問題となる脈管疾患（動脈系・静脈系・リンパ系）の病態を理解し，末梢循環障害に対する理学療法や，治療過程で出現する二次的な機能障害を予防することである．脈管疾患の知識を有するPTが運動・動作の練習を進めることで安全に対象患者の生活と身体機能の適合を支援することができると考える．

##### (a) 末梢動脈閉塞疾患（peripheral arterial disease：PAD）に対して

PADに対するリハビリテーション処方（リハ処方）の大半は，下肢動脈の慢性閉塞または狭窄により虚血症状を有する症例の歩行能力・身体機能

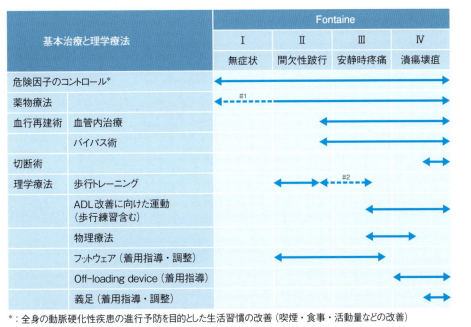

**図1 下肢虚血の重症度に応じた基本治療と理学療法**
(林 久恵：動脈系末梢循環障害，内部障害理学療法学テキスト，第3版，山崎裕司ほか（編），南江堂，p.118-203, 2017[3])を参考に作成)

改善である．下肢虚血の重症度に対応した基本治療と理学療法を図1に示す．

歩行能力の維持・改善はPTの重要な役割であるが，ガイドライン[4〜7]で推奨されているような歩行トレーニングが可能な患者にリハが処方される機会はまれである．対象患者の多くは，下肢虚血以外に歩行制限となる心血管疾患や骨関節疾患を併存しているか，足部に虚血性潰瘍が形成されている．運動強度および下肢荷重量に配慮しリハ実施により全身状態を悪化させたり，潰瘍を増悪させたりすることのないよう，併存疾患および足部潰瘍の重症度を把握し，プログラムを立案することが重要である（図2）．

足部に虚血性潰瘍を有する症例に対しては，集学的治療が有効であり，診療チームの構成員にPTが含まれること[7]，また下肢動脈血行再建術後にリハを行うことで虚血性潰瘍の悪化をみるこ

となく歩行能力の維持・改善が得られること[9]も報告されている．運動療法の適応がない症例においては下肢血流改善や潰瘍形成予防を目的とした物理療法の有用性が示されている[10,11]．CVT-PTは非侵襲的な血管機能評価の結果を踏まえ，複雑な病態を呈する症例に対し適切なリハビリテーションプログラムを提供する役割を担う．

### (b) 下肢静脈・リンパの疾患に対して

静脈瘤や深部静脈血栓症（DVT）後遺症，リンパ浮腫に対しては患肢の持続的圧迫（実施方法の指導・練習含む）と圧迫下での運動療法を行う．保存的治療が選択されることが多く，完治を望める病態ではないため，増悪予防には自己管理が不可欠である．したがって，対象患者が病態を理解すること，浮腫の管理方法を習得すること支援するのもCVT-PTの役割である．

リンパ浮腫は複合的理学療法が基本治療とされ

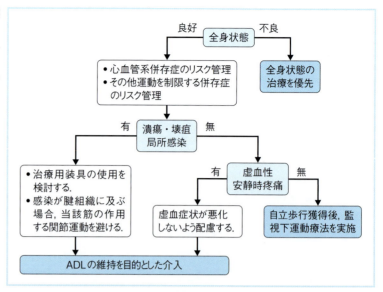

**図2** 血行再建術後の運動療法と実施時の注意点

(近藤恵理子,林 久恵:末梢血管疾患. エビデンスに基づく理学療法, 第2版, 内山靖(編), 医歯薬出版, p.254-267, 2015[8])を参考に作成)

ており[12]，持続的圧迫，圧迫下での運動療法に加えて用手的リンパドレナージ，スキンケアが必要となる．用手的リンパドレナージおよびスキンケアについては，所要時間を考慮するとPTによる対応は現実的ではないため，リンパ浮腫療法士(lymphedema therapist:LT)と連携し対象患者が必要な治療を受けられるよう調整する．

一方，DVTおよび肺血栓塞栓症(PE)[VTE]の予防については，CVT認定の有無にかかわらずPTがかかわる機会が増えている．大関節外科術後・骨折後・開腹 開胸術後などの活動制限が避けられない場合にはDVT発症リスクに応じて薬物療法や弾性ストッキングの着用，早期離床を進めることが推奨されている[13]．一方，脳血管疾患後遺症により麻痺や運動制限がみられる場合は，弾性ストッキングによるDVT予防効果は期待できないことが指摘されている[14]ため，麻痺側下肢の静脈還流を促進する運動をプログラムに取り入れ，同運動を生活に取り入れるよう指導を行う．

## b 将来展望

現在，PTの教育過程において脈管疾患に対するアプローチを学ぶ機会は極めて少なく，脈管疾患の診療にPTが参画している施設も限定されている現状を考慮すると，CVT-PTの増加・活動を促進するためには，PT個人の努力に加え，診療チームのサポートが不可欠であると考えられる．

脈管診療に従事するPTについては実態調査が行われていないため実数は不明であるが，2017年日本糖尿病理学療法学会が登録会員4,680名を対象に行った調査[15]によると，末梢循環障害による下肢慢性創傷を呈する症例にかかわっているPTは36.5％(有効回答1,363名中489名)であり，かかわっていない理由としては「医師の処方がない(対象者がいない)ため」が79.2％を占めていた．

上記調査結果から，PTが末梢循環障害による創傷診療に十分にかかわることができていない実態が明らかとなった．下肢慢性創傷は，動脈・静脈・リンパの循環障害が重篤な症例でみられる病態であり，患肢の安静を保ちつつ，全身の廃用を予防する必要がある場合には，特にPTの貢献度が高いと考えられる．そのような患者にPTがかかわることができていない背景として考えられる問題(課題)と対策を図3に示す．

PTが脈管診療における役割を認識していない

図3 脈管診療に十分かかわれていない背景として考えられる問題と対策

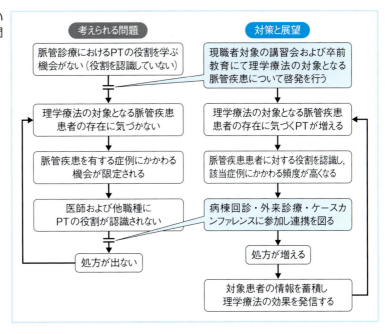

ため「対象者がいない」の回答が得られた理由として，対象となる脈管疾患を有する症例の存在に気づいていない可能性がある．その結果，脈管診療に参画する機会を逸し，他職種に理学療法の役割が認識されず，「処方が出ない」という悪循環に陥っているのではないかと考えられる．これらの問題への対策として，CVT-PTが積極的に理学療法の対象となる脈管疾患ついて啓発を行うことで，PTが脈管疾患患者にかかわる頻度を高め，回診やカンファレンスにて他職種との連携を図ることができれば処方の増加につながるのではないかと考えられる．

今後の展望としては，対象患者の情報を蓄積し，理学療法の効果・実施時の注意事項・CVT-PTの役割を明確かつ多角的に発信していきたい．このような活動を通して，脈管診療に参画し，貢献できるPTが増加することを期待する．

●文献
1) Kakihana T et al：Hip flexor muscle dysfunction during walking at self-selected and fast speed in patients with aortoiliac peripheral arterial disease. J Vasc Surg **66**：523-532, 2017
2) Yamazaki H et al：Validation of the risk score of the mortality and lower limb loss considering ambulatory status after surgical revascularization in maintaining patients with dialysis. Ann Vasc Dis **10**：192-196, 2017
3) 林 久恵：動脈系末梢循環障害，内部障害理学療法学テキスト，第3版，山崎裕司ほか（編），南江堂，p.118-203, 2017
4) Norgren L et al：Inter-society consensus for the management of peripheral arterial disease（TASC II）. J Vasc Surg **45**（Suppl）：S5-S67, 2007
5) 日本循環器学会ほか：末梢閉塞性動脈疾患の治療ガイドライン（2015年改訂版） http://www.j-circ.or.jp/guideline/pdf/JCS2015_miyata_d.pdf（2019年4月閲覧）
6) 日本循環器学会ほか：心血管疾患におけるリハビリテーションに関するガイドライン（2012年改訂版） http://www.j-circ.or.jp/guideline/pdf/JCS2012_nohara_h.pdf（2019年4月閲覧）
7) Gerhard-Herman MD et al：2016 AHA/ACC Guideline on the management of patients with lower extremity peripheral artery disease：Executive summary：A report of the American college of cardiology/American heart association task force on clinical practice guidelines. Circulation, 2016 Nov 13. https://www.ahajournals.org/doi/10.1161/CIR.0000000000000470（2019年4月閲覧）
8) 近藤恵理子，林 久恵：末梢血管疾患，エビデンスに基づく理学療法，第2版，内山靖（編），医歯薬出版，p.254-267, 2015

9) 土田博光：重症虚血肢症例に対する血管リハビリテーション．日血外会誌 **20**：927-932, 2011
10) Hayashi H et al：Immersing feet in carbon dioxide-enriched water prevents expansion and formation of ischemic ulcers after surgical revascularization in diabetic patients with critical limb ischemia. Ann Vasc Dis **1**：111-117, 2008
11) Yamabata S et al：Effects of electrical stimulation therapy on the blood flow in chronic critical limb ischemia patients following regenerative therapy. SAGE Open Med **4**：1-10, 2016
12) リンパ浮腫学会：リンパ浮腫ガイドライン2014年度版, 金原出版, 2014
13) 日本循環器学会ほか：肺血栓塞栓症・深部静脈血栓症予防ガイドライン（2009年改訂版） http://www.j-circ.or.jp/guideline/pdf/JCS2009_andoh_h.pdf（2019年4月閲覧）
14) 日本脳卒中学会脳卒中ガイドライン委員会（編）：脳卒中治療ガイドライン2015, 協和企画, 2015
15) 林　久恵ほか：下肢慢性創傷の診療に関わる理学療法士の実態調査．日本下肢救済・足病学会誌 **10**：179-185, 2018

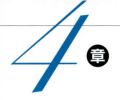

# 4章 CVTに必要な解剖・生理の知識

総論

## 解剖の基礎

　CVTに必要な解剖の知識は，解剖学のための解剖ではない．あくまで臨床に直結した，脈管診療に必要な，臨床上役に立つ解剖である．とはいえ，CVTのかかわる範囲は広汎で，血管外科手術などに際しては，より詳細な知識が必要で，フットケアなどには，脈管だけでなく運動器の解剖も必要になる．しかし，限られたページ数では記載しきれない．そこで，ここではすべてのCVTにとって血管診療にかかわるうえで最低限必要と考えられる脈管解剖の基礎知識について述べる．さらなる知識は，各CVTが，自己のかかわる領域において深めていっていただきたい．

### a 心臓の解剖

　CVTは脈管疾患を専門とするが，脈管は心臓を中心としていることはいうまでもなく，心臓の解剖は基礎中の基礎である．実際，医療職でなくても，義務教育の「理科」で学んでいるわけであるが，復習の意味を込めて，ここでは血流と冠動脈についてのみ述べる．

　上下大静脈から右心房に戻った静脈血は，三尖弁を通って右心室に入り，肺動脈弁を通って肺動脈から肺へ送られる．肺で酸素化された血液（動脈血）は肺静脈から左心房に入り，僧帽弁を通って左心室に戻り，大動脈弁を通って大動脈から全身に送られる．という心血流は全身血流の源である（図1）．冠動脈は大動脈基部である大動脈洞から左冠動脈，右冠動脈が分岐し，左冠動脈は左前下降枝と左回旋枝に分かれ，左心房，右心室，心室中隔および左心室に分布，右冠動脈は房室間溝（冠状溝）を回って右心房，右心室，心室中隔および左心室に分布（図2），冠細動脈，毛細血管となり心筋を栄養し，冠細静脈，冠静脈から冠静脈洞に集められ，右心房に戻る．

### b 動脈・静脈・リンパ管の壁の構造（図3）

　動脈，静脈，リンパ管とも，内膜，中膜，外膜の3層からなる（細動静脈末梢～毛細血管，毛細リンパ管の一部は3層構造を欠く）．動脈に比べ静脈は壁が薄く，リンパ管はさらに薄い．動脈には心臓の出口である大動脈弁以外弁はないが，静

39

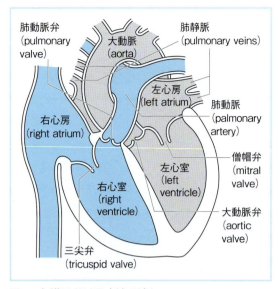

図1 心臓における血液の流れ

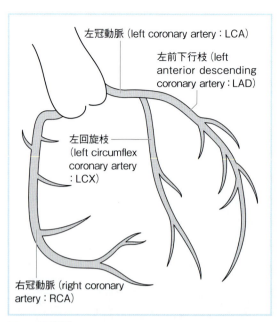

図2 冠動脈

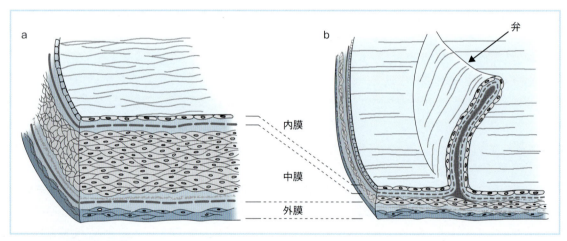

図3 大動脈血管壁の構造
a：動脈壁，b：静脈壁．

脈，リンパ管には弁があり，逆流を防いでいる．

## c 大動脈および大動脈の主要分枝(図4)

　大動脈は心臓の大動脈弁より始まり，肺動脈幹の後ろを右に向かって上行する上行大動脈，そして弓状に後方に向かう弓部，そして左鎖骨下動脈を分枝したあと，わずかに細くなる狭部から下に向かう胸部下行大動脈，横隔膜を通って腹部下行大動脈となり，両総腸骨動脈分岐部までをいう．大動脈径の平均は上行で30 mm，胸部下行で23 mm，腹部腎動脈上で20 mm，下部17 mmである．囊状瘤では大きさに関係なく瘤とされるが，紡錘状の瘤の場合は，上行弓部で40 mm，胸部下行から腎動脈上で35 mm，下で30 mm以

A 解剖の基礎

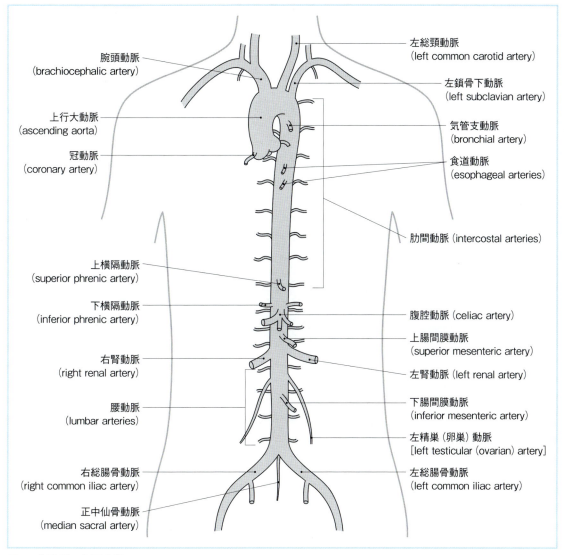

図4 大動脈の主要分枝

上を瘤としている．

　大動脈の主要分枝は，前述した左右の冠動脈を分枝後，弓部より腕頭動脈，左総頸動脈，左鎖骨下動脈を分枝する．次いで胸部下行からは，壁側枝として9対の肋間動脈と上横隔動脈を，臓側枝として気管支動脈と食道動脈を分枝する．腹部大動脈からは壁側枝として下横隔動脈と4対の腰動脈，正中仙骨動脈を，臓側枝として腹腔動脈（左胃動脈，総肝動脈，脾動脈に分岐），上腸間膜動脈，左右腎動脈，精巣（卵巣）動脈，下腸間膜動脈を分枝し，両総腸骨動脈に分岐する．

　大動脈瘤や大動脈解離の治療方針決定，あるいは術式決定には，これらの主要分枝と病変の位置関係は極めて重要な因子となるので，画像検査にあたる者は正確な所見が得られるよう配慮しなければならない．

### d 頸部の血管（図4〜6）

　頸動脈疾患は欧米に比し日本では少ないが，他

41

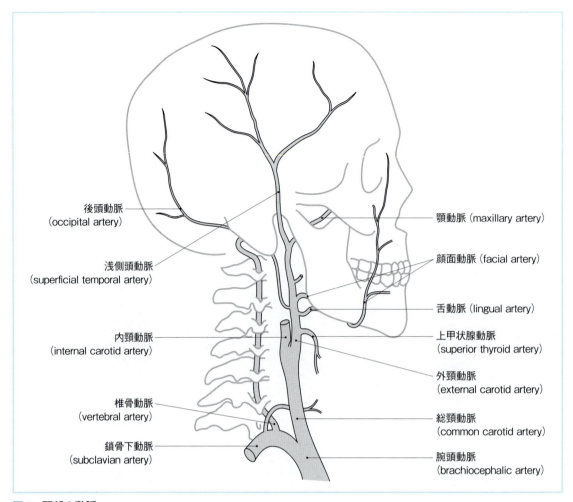

図5 頸部の動脈

の動脈硬化疾患同様，増加が予想される．また頸動脈狭窄症までいかなくても，プラークは脳塞栓のリスクとなり，内膜中膜複合体厚は全身の動脈硬化指標のひとつとされ，頸動脈検査，特に超音波検査の意義は大きい．さらに，椎骨動脈疾患は疾患に対する認識不足から見逃されることも多く，頸部血管の解剖の知識は重要である．

冠動脈を別とすれば，大動脈から最初に分枝するのは腕頭動脈で，腕頭動脈は頸部を上行する右総頸動脈と鎖骨下を走行する右鎖骨下動脈に分枝する．左総頸動脈，左鎖骨下動脈は大動脈から直接分枝する（図4）．両総頸動脈はそれぞれ内・外頸動脈に分岐．内頸動脈は頭蓋内に入って頭蓋底にいたり，中大脳動脈，前大脳動脈に分岐する．外頸動脈は上甲状腺動脈，舌動脈，顔面動脈，後頭動脈などを分枝しながら，顎動脈と浅側頭動脈に分岐する．外頸動脈がこれら多くの分枝血管を出すことが頸動脈超音波検査の際，内・外頸動脈を見分けるのに役立つ．両鎖骨下動脈からは左右の椎骨動脈が分枝し，椎骨動脈は第6または5頸椎横突起から第1頸椎まで横突孔内を上行，左右の椎骨動脈は合流し脳底動脈となる．内頸動脈と椎骨動脈が脳を養い，外頸動脈は主に頭蓋外構造を養う（図5）．

動脈と対比するため，静脈をあえて逆行性に説明するが，上大静脈は左右の腕頭静脈に分かれ，

A 解剖の基礎

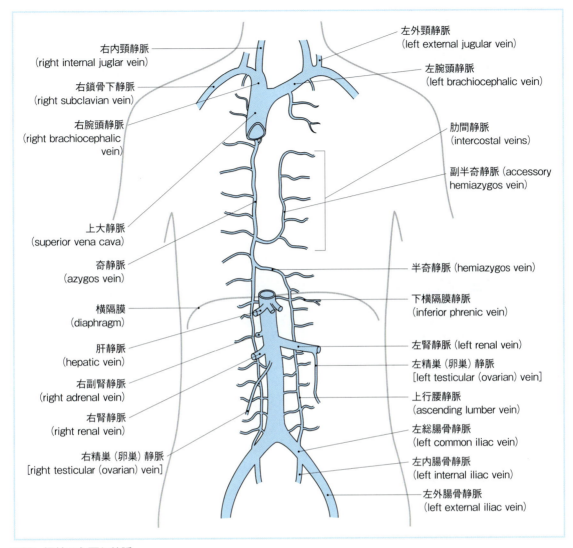

図6 軀幹の主要な静脈

両腕頭静脈は内頸静脈と鎖骨下静脈に分岐し，左右鎖骨下静脈からそれぞれ左右外頸静脈を分枝する（図6）．胸部，頸部基部においてこれらの静脈は動脈系の前方にある．左右の腕頭静脈の存在など，名称上は左右対であるが，上大静脈が右方にあるため，左腕頭静脈は大動脈弓上方前方を横切るかたちになり，形状は左右対称ではない．また動脈と違い「総頸静脈」はない．よく中心静脈カテーテル留置のため穿刺される内頸静脈は総頸動脈外側に接している（図7）．

### e 胸腹部静脈（図6）

胸部大動脈の枝は胸壁と気管支，食道に分枝するが，胸腹壁の静脈は奇静脈系に集められ，上大静脈に注ぐ．右側では右上行腰静脈が胸腔に入り奇静脈になって右肋間静脈を集める．左側では，左上行腰静脈は胸腔に入り半奇静脈となり下位肋間静脈を集め，中位肋間静脈は副半奇静脈に注ぎ，高位肋間静脈は最上肋間静脈から左腕頭静脈に注ぐ．

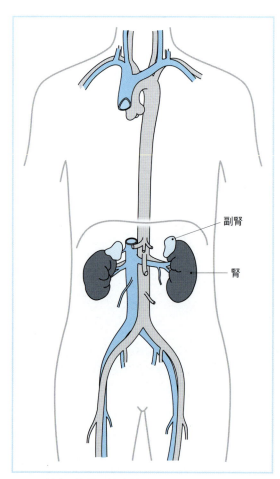

図7 動脈と静脈の位置関係

消化管，肝，胆，脾の血液は門脈に集められ，肝臓に入る．横隔膜直下では肝静脈と下横隔静脈が下大静脈に入る．その下部では右副腎静脈，左右の腎静脈が下大静脈に注ぐが，下大静脈が右側にあるため，左腎静脈は上腸間膜動脈分枝部下で大動脈前方を横断している．

## f 四肢の血管

### 1 上肢の血管（図8，図9）

鎖骨下動脈は第1肋骨下縁から腋窩動脈となり，分枝を出しながら上腕動脈となり，肘窩で橈骨動脈と尺骨動脈に分岐し，両者は手掌にいた

り，浅，深手掌動脈弓を形成，そこから中手動脈を経て各指対となる指動脈を分枝する．

上肢の静脈は，動脈に伴走する深静脈と，皮下で動脈と無関係な浅静脈とに分けて理解してほしい．

深静脈は，動脈と同様に近位側から説明するが，鎖骨下静脈に続く腋窩静脈は上腕静脈となり，橈骨静脈，尺骨静脈に分岐し，両者は手掌で深手掌静脈弓を形成，皮静脈に連結する浅掌静脈弓とともに，指静脈からの血流を受ける中手静脈が流入する．動脈との違いは鎖骨下静脈より末梢側は多数の弁が存在することと，上腕静脈，橈骨静脈，尺骨静脈は通常1本でなく，対を成していることである．

皮静脈は末梢から説明するが，主に手背静脈網の橈側から起こる橈側皮静脈と，尺側から起こる尺側皮静脈はともに屈側に向かい，それぞれ上肢の橈側と尺側を上行し，橈側皮静脈は鎖骨胸筋三角で筋膜を貫き腋窩静脈に注ぎ，尺側皮静脈は上腕中部で筋膜を貫き上腕静脈の1本に注ぐ．橈側皮静脈と尺側皮静脈は多くの場合，肘窩部で肘正中皮静脈により結ばれる．これら皮静脈は，静脈注射のルートとして，また橈側皮静脈は橈骨動脈と吻合され内シャントとして頻用される．

### 2 骨盤，下肢の血管（図10，図11）

腹部大動脈から分岐した総腸骨動脈は内，外腸骨動脈に分岐する．内腸骨動脈は，上，下臀動脈，中直腸動脈，内陰部動脈，他を分枝し，下部腸管，性器，臀筋などに分布する．外腸骨動脈は鼠径靱帯下から大腿動脈となり，浅腹壁動脈，浅腸骨回旋動脈，外陰部動脈などを分枝し，さらに後方に深大腿動脈を分枝して下行し，縫工筋深層にある内転筋管を通り，膝窩後面にいたって膝窩動脈となる．臨床的にはよく深大腿動脈を分枝するまでを総大腿動脈（common femoral artery），その後，膝窩動脈までを浅大腿動脈（superficial femoral artery）と呼ぶ．膝窩動脈は下腿で前脛骨動脈

A 解剖の基礎

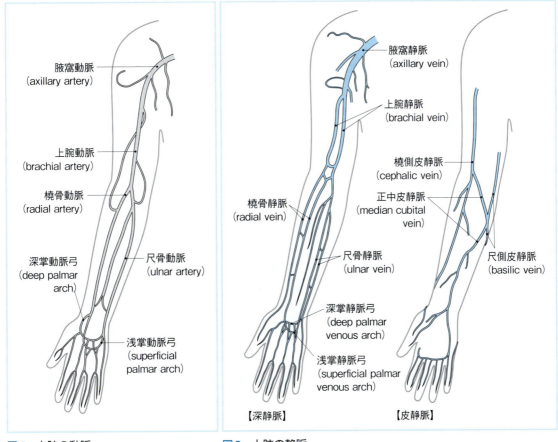

図8 上肢の動脈　　図9 上肢の静脈

と後脛骨動脈に分岐し，足にいたり，前者は足背動脈になって弓状動脈を形成し，後者は内・外側足底動脈に分岐し，足底動脈弓を形成し，両者から中足動脈を経て対となる指動脈を分岐する．後脛骨動脈からは腓骨動脈が分枝し，腓骨に沿って下行し，外果を経て踵骨外側にいたる．前，後脛骨動脈とこの腓骨動脈を一般に下腿動脈3分枝という．

骨盤内静脈は同名静脈が動脈と伴走しているが，下大静脈は大動脈の右側にあるため，左総腸骨静脈は右総腸骨動脈の後方を交差する．ここで左総腸骨静脈が椎体と動脈に圧迫されることが，深部静脈血栓症が左下肢に多い理由のひとつといわれる（図7）．

下肢の静脈も，上肢と同様，動脈に伴走する深静脈と，皮下で動脈と無関係な浅静脈とに分けて理解してほしい．深静脈は，動脈と同様に近位側から説明するが，外腸骨静脈は鼠径靱帯下で大腿動脈内側後方に接する大腿静脈となり，後方に深大腿静脈を分枝して下行し，膝窩後面にいたって膝窩静脈となり，膝窩静脈は下腿で前脛骨静脈と後脛骨静脈に分岐し，後脛骨静脈から腓骨静脈が分枝するのも動脈と同様である．静脈弁の存在と，下腿3分枝が動脈を挟んでそれぞれ対になっているところが動脈との違いである．これらと皮静脈により形成される足底静脈弓と足背静脈弓が，指静脈からつながる中足静脈からの血流を受ける．

なお，図には示していないが，下腿には筋肉内静脈（腓腹静脈，ヒラメ静脈）があり，これらは静

45

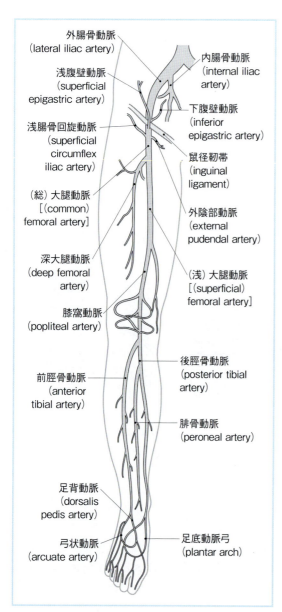

図10 下肢の動脈

脈洞様となって多くの血液を含んでいる．腓腹静脈は膝窩静脈に，ヒラメ静脈は後脛骨静脈に注ぐ．

皮静脈は主に大伏在静脈（great saphenous vein, long saphenous vein）と小伏在静脈（small saphenous vein, short saphenous vein）からなるが，上肢と同様末梢から説明する．大伏在静脈は足の内側縁に始まり，内果前方を経て下肢の内側を上行する．下腿で大伏在静脈に注ぐ太い3枝は，後方弓状静脈，表在前方脛骨静脈，および小伏在静脈との連結枝である．後方弓状静脈は下腿末梢で大伏在静脈後方を平行して走り，下腿近位で大伏在静脈に注ぐ．大伏在静脈は大腿近位部で副伏在静脈を受け入れ，外陰部静脈，浅腸骨回旋静脈，浅腹壁静脈からの血流を受けたあと，伏在裂孔から大腿静脈に注ぐ．大腿静脈流入直前の静脈弁は下肢静脈瘤のときの弁不全の好発部位である．小伏在静脈は足の外側縁に起こり，外果後方を回って下腿後面を上行し膝窩で膝窩静脈に注ぐ．

深静脈と皮静脈を連結する静脈が穿通枝（perforating veins）または交通枝と呼ばれ，一側下肢に100本以上存在する．穿通枝のなかで有名なものに，末梢からCockett Ⅰ，Ⅱ，Ⅲ（下腿1/3部で後方弓状静脈から後脛骨静脈に注ぐ），Boyd（膝下で大伏在静脈または後方弓状静脈から後脛骨静脈に注ぐ），Dodd（大腿部で大伏在静脈あるいはその枝からHunter管部で大腿静脈に注ぐ）がある．

## g　リンパ管（図12）

リンパ管は盲端で始まり，弁のない毛細リンパ管は毛細リンパ管網を形成し，分枝，吻合を繰り返しリンパ管となり弁を持つようになる．リンパ管は表在にある浅リンパ管，深部にある深リンパ管に区別されるが，途中リンパ節を経ながら次第に集合して最終的には胸管と右リンパ本管に集まる．下半身のリンパは左右の腰リンパ本管から乳び槽に注ぐ．腸リンパ本管は通常腰リンパ本管と合流し乳び槽に入る．乳び槽から胸管が始まり胸管は下半身と左上半身のリンパを集め左静脈角に開口する．右リンパ本管は右上半身のリンパを集め右静脈角に開口する．

A 解剖の基礎

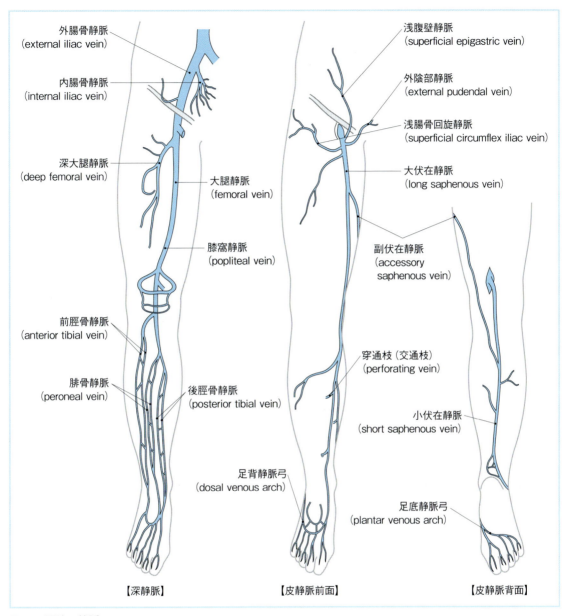

図11 下肢の静脈

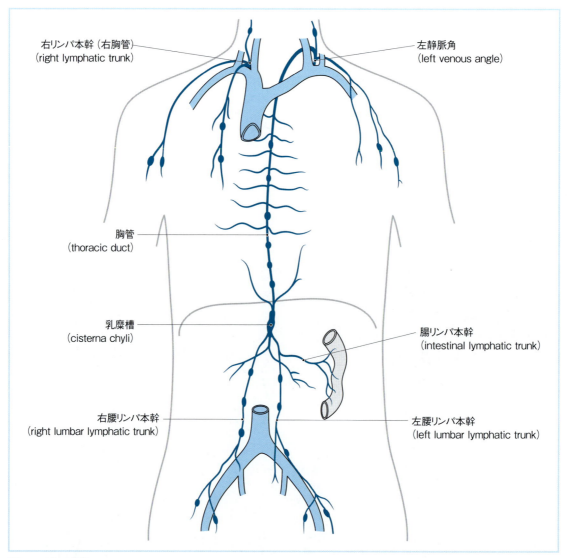

図12 リンパ系

# 4章 CVTに必要な解剖・生理の知識

## B 生理の基礎

### a 循環器系のシステム

　血液を全身に循環させることが，心臓や脈管の役割である．心臓から拍出される血液が動脈を流れ，各臓器から心臓へ戻る血液は静脈を流れる．動脈の圧は高く，拍動を有するが，静脈は圧が低く拍動しない．動脈と静脈の間に存在するのが毛細血管であり，毛細血管壁を通して組織との間で物質交換が行われる．毛細血管から濾出した液の一部はリンパ管を通って静脈に戻る．

　心臓は血液を送るポンプの働きをしているが，全身に血液を送る左心と，肺に血液を送る右心で構成され，循環も全身をめぐる体（全身）循環と，肺をめぐる肺循環に分けられる．一方，動脈血は肺においてガス交換を行い，酸素を多く含んだ血液であり，静脈血は全身に酸素を供給した後の，二酸化炭素を多く含んだ血液のことである．体循環において動脈を動脈血が流れるが，肺循環においては肺動脈を静脈血が流れる．体循環においては各臓器へ動脈が血液を供給し，毛細血管を経た静脈から右心へ血液が戻るが，肝臓には肝動脈と門脈から血液が流入する．

　血圧と血流量は環境に応じて調節され，大きく変化する．血圧が変動すると頸動脈洞や大動脈弓の圧受容器が反応し，心臓抑制中枢や心臓促進中枢，血管運動中枢を通じて心臓と血管に自律神経系の反射による調節が起きる．その他，腎臓による体液量の調節や液性因子による血管収縮や拡張などが調節を担う．

### b 動脈の生理

#### 1 動脈圧

　心拍動により流れる動脈の圧は高いレベルに維持され，血圧として測定することができる．左室から大動脈に血液が駆出される心室収縮期に最高血圧（収縮期血圧）を，拡張末期に最低血圧（拡張期血圧）を認める．血圧は血管抵抗と心拍出量とに決定される．脈圧は収縮期血圧と拡張期血圧の差であり，平均血圧は拡張期血圧に脈圧/3を加えることで求める．動脈は収縮期に伸展し，心臓から拍出された血液を一部貯留する機能（Windkessel機能）を有しており，拡張期に元に戻ることで，末梢へ血液を送ることができる（図1）[1]．加齢とともにWindkessel機能が低下するため，収縮期血圧は上昇し，拡張期血圧は低下する．140 mmHg以上の収縮期血圧，かつ/または，90 mmHg以上の拡張期血圧を高血圧と診断する[2]．血圧測定時には静水圧の影響を避けるため，マンシェット（カフ）を巻く測定部位を心臓と同じ高さにする必要がある．最高血圧と最低血圧の間で血管音が消失する聴診間隙がみられることがある．触診法を併用することで，収縮期血圧の過小評価を避けることができる．

#### 2 血圧の調節

　血圧は，①末梢血管抵抗の調節，②心収縮力の調節，③腎臓による体液量の調節，④静脈に貯め

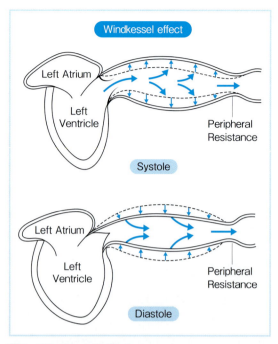

**図1 Windkessel effect**
収縮期における大動脈の拍動流が，どのように末梢レベルで収縮期から拡張期への連続性の血流へ変化するかは，Windkessel機能により説明できる．
(Safar ME et al : Am J Hypertens 30 : 947-953, 2017[1])を参考に作成）

られる血液容量の調節により維持される．なかでも血管抵抗による調節の影響は大きく，交感神経系による緊張とホルモンなどの液性因子による血管径の変化が関与する．血管は主に交感神経のみで調節されており，延髄にある血管運動中枢の支配を受ける．液性因子としては，血管収縮物質のレニン・アンジオテンシン系，トロンボキサン$A_2$，エンドセリン，血管拡張物質の一酸化窒素（NO），ヒスタミン，プロスタグランジン$I_2$などがあげられるが，レニン・アンジオテンシン系の果たす役割は大きい．腎血流量が減少すると，傍糸球体装置からレニンが分泌され，血管収縮を引き起こすアンジオテンシンⅡの生成を促し，血圧を上昇させる．アンジオテンシンⅡは副腎皮質からのアルドステロンの分泌を促し，$Na^+$と水分再吸収も促進する．

## 3 脈波

弾性動脈は収縮期に心臓から駆出された血管内の血液に血管が伸展された状態で圧をかけているため，拡張期にも弾性により血液を末梢側へ送るように働く．動脈壁の拍動は末梢側に脈波として伝わり，脈波は血管内の圧変化あるいは容積変化として検出される．動脈硬化などにより動脈壁の血管弾性が低下すると，最低血圧は低下し，脈波の伝搬速度は速くなる．

## C 静脈の生理

### 1 容量血管

全血液量は体重のおよそ8％で，そのうちの約75％が静脈にあるとされている．静脈は血管壁が薄いために伸展しやすく，血液を蓄える意味から，毛細血管とともに容量血管と呼ばれる．筋肉が収縮すると筋肉の長さが短くなり，太さが増すために，静脈は圧迫され，静脈内の血液が心臓へ流れる．筋肉の弛緩時には，静脈弁の存在により逆流が防がれ，末梢から静脈に血液が流入する．これらの筋ポンプと静脈弁により，心臓へ向かう血液の流れが起きる．

### 2 毛細血管

血液は心臓と血管からなる閉鎖回路を循環しているため，総断面積を一定時間に通過する血液量，すなわち血流速度は一定である．毛細血管の総断面積は大きいために，血流速度は0.3〜0.5 mm/s程度と遅く，毛細血管壁を通じての物質交換に適している．毛細血管の壁は1層の内皮細胞のみであり，毛細血管内と周囲の組織の間で，濾過と拡散による物質の移動が起こる．動脈側の毛細血管では血管内圧が高いために血管内の水分が血管外に濾過される．静脈側での毛細血管の血圧は低いため，血管内の蛋白が水を引き込む

力である膠質浸透圧により血管内に水が再吸収される．血管外に出た水の一部はリンパ管に流入し，静脈に合流し，再吸収される．毛細血管の圧は静脈圧に影響を受けやすく，静脈のうっ血で水の濾過が増加し，浮腫を引き起こす．栄養素と老廃物の移動は，濃度の高いほうから低いほうへ移動する拡散により行われる．

## d リンパ管の生理

リンパ液は細胞で利用された老廃物が組織の隙間にたまったものであり，毛細血管から濾出した組織液が毛細リンパ管に入ったものである．主に血漿成分からなるが，毛細リンパ管は内皮細胞の接合がゆるく，細胞間に隙間があいているために，毛細血管壁を通りにくい分子量の大きな脂質や蛋白質，細菌なども水分とともにリンパ管にはいる．リンパ液は毛細リンパ管からリンパ管，リンパ本幹を通って静脈角で静脈に合流する．その流量は3〜4 L/日とされる．

リンパの流れは1分間に25 cm程度とゆっくりしたものであり，リンパ管の外から働く力(筋肉収縮，呼吸運動，消化管運動，動脈の拍動などによって生ずる力)によって受動的に輸送されたり，あるいはリンパ管壁平滑筋の自発的収縮により生じる[3]．ただ，非常に薄くて弱い膜でできている

リンパ管の平滑筋はわずかであり，主に外部の力を借りることでリンパ液が流れる．四肢を動かすことで筋肉が収縮すると周囲のリンパ管が圧迫されリンパ液の流れが生じるが，リンパ管の弁により逆流が防止されリンパの流れは一定方向となる．また，リンパ管内の静水圧較差によっても流れるため，四肢を心臓よりも挙上することでもリンパ液は中枢部に向かって流れる．

リンパ系は，過剰な組織液の排出，毛細血管から濾出した蛋白質の再循環，食物由来の脂質の輸送，免疫応答の遂行などを担っている．小腸の中心リンパ管である乳び管では，脂肪および脂溶性ビタミン(A，D，E，K)が吸収される[4]．リンパ節はリンパ管の途中にある濾過装置であり，異物や細菌を除去する働きがある．

### ●文献

1) Safar ME et al：Hypertensive cardiovascular risk：pulsatile hemodynamics, gender, and therapeutic implications. Am J Hypertens **30**：947-953, 2017
2) 日本高血圧学会高血圧治療ガイドライン作成委員会(編)：高血圧治療ガイドライン2014，日本高血圧学会，2014
3) 河合佳子ほか：リンパ管の生理．原発性リンパ浮腫診断治療指針，脈管学会Newsletter 2012 Supplement，日本脈管学会，p.8-10, 2012
4) 久保　肇：リンパ管．脈管専門医のための臨床脈管学，日本脈管学会(編)，メディカルトリビューン，p.13, 2010

# 4章 CVTに必要な解剖・生理の知識

## C 血液凝固線溶系の基礎

### a 血液凝固の仕組み

#### 1 凝固促進系血液凝固因子の役割

ヒトの血栓形成と止血の機能には複数の凝固因子の関与した複雑系の調節機構を有する．凝固因子の増幅機能は非常に優秀で1分子の凝固Xa因子が生じると231,840分子ものフィブリンモノマーを生じる[1]．さらにフィブリンは凝固XIIIa因子により架橋され強固な安定化した血栓を形成するが，マルチカスケードのこの増幅回路は非常に優秀ありながら，逆に過剰反応を生じると本来生じない血管内でも病的な凝血塊をつくる．これを血栓と呼び血管外で起こる止血とは異なる．

凝固カスケードの上流部分は外因系と内因系の2つに分かれ，凝固Xa因子以下は共通系となっている（図1）．異物表面などでみられる内因系は凝固XII因子から始まり，内皮細胞表面などの組織因子上でみられる外因系は凝固VII因子からそれぞれ活性化する．外因系には血小板の強い関与が指摘されている．以下は共通系となりX因子から順に最終的に安定化フィブリンが形成されて血液凝固は完成する．また，血液凝固カスケードには自

図1　血液凝固機序

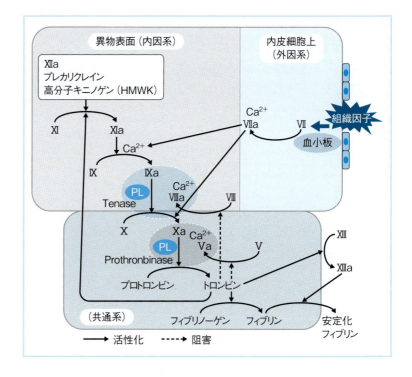

律調節機能があり，最終産物のフィブリンの前段階のトロンビンは過剰に産生すると上流の凝固因子（VII因子とV因子）の活性型を促進する機能が以前より指摘されていた．近年はさらに，トロンビンは凝固XI因子の活性化を促進し凝固亢進状態を増幅することが報告されている[2]．すなわち内因系の最上流は凝固第XI因子となる．これらの凝固機能が止血を目的に行われる場合は最終的に安定化フィブリンにまで完成しないと経過中に出血することがある．これらの出血性病態はXIII因子欠乏症より後天性血友病XIIIの病態でみられる[3]．

## 2 凝固阻止系血液凝固因子

血管内皮上にはヘパリン様物質やトロンボモジュリンなどの抗血栓物質が被覆しており，凝固因子が容易に組織因子に曝露しない防御機構が存在する．さらに凝固阻止系には凝固反応を停止させる働きの因子が存在する．血管内皮上に発現しているトロンボモジュリンはトロンビンとともにプロテインCを活性化し凝固系を阻止する．活性化プロテインC（APC）は，プロテインSとともに活性化した凝固VIIIa因子と凝固Va因子を不活化し凝固カスケードを停止させるブレーキの役割がある．この阻止系は凝固亢進状態の播種性血管内凝固症候群の病態をも改善するほどの強い阻止作用がある．その他凝固阻止系にはアンチトロンビン，heparin cofactor II などがありXIa，XIaやトロンビンを不活化し血栓傾向を抑制する．凝固系，凝固阻止系，線溶系，線溶阻止系の4つのバランスでヒトは血流を維持し調整している．しかしながら，阻止系はキャパシティが十分でなく枯渇しやすい．急性静脈血栓塞栓症の際の一過性のプロテインCやS欠乏症などがその例である．また線溶系もわずか2ステップの増幅回路しか用意されておらず，著しい凝固亢進状態の際には線溶機能は十分機能できなくなる可能性を内在している．

## b 血小板および凝固系の制御

血小板が血液凝固カスケードに関与するのは，内皮細胞上に組織因子が発現したときである．凝固第VII因子とともに血小板が関与し第VII因子を活性化する作用がある．組織因子の代表は内皮の破綻により露出するコラーゲン上に von Willebrand 因子が結合し，この結合体に糖タンパク質 Ib（GPIb）が結合する．GPIbは血小板膜の受容体であり，さらに血小板が捕捉され，GPVIやGPIa/IIa（インテグリン$\alpha_2\beta_1$を介して，細胞内へとシグナルが伝達され，放出されるADPにより血小板凝集反応が促進する．この反応は流速の速い動脈系でも血小板の凝集能と強い粘着能により血栓化が起こる．このため動脈系では血小板主体の血栓（白色血栓）が形成される．また，von Willebrand 因子に結合したトロンビンは凝固カスケードにより活性化され，上記の凝集反応に関わる．トロンビンの血小板活性化には血小板表面の protease-activated receptors（PAR）である PAR1とPAR4などを介して，血小板を活性化する機序[4]も存在する．すなわちトロンビンは単にフィブリン形成にかかわるだけでなく血小板活性化にも関与する．その他，トロンビンは凝固XIII因子の活性化を引き起こし，安定化フィブリンの形成を助け，安定した血栓形成にかかわるだけでなく，トロンビン産生が過剰となったときには，トロンボモジュリンを介してプロテインCを活性化し凝固亢進を抑制する．プロテインCはプロテインSと共同して凝固VaやVIIIa因子の分解を促進するなど，トロンビンは凝固阻止系も活性化する役割があり，凝固系の自律調節の主役と考えられている．すなわちトロンビンの過剰産生は凝固亢進の指標として考えられ，血栓症における病態でのトロンビンアンチトロンビン複合体（TAT）やフィブリンモノマー複合体（FMC）の上昇はトロンビン過剰産生を意味する．近年，トロンビン

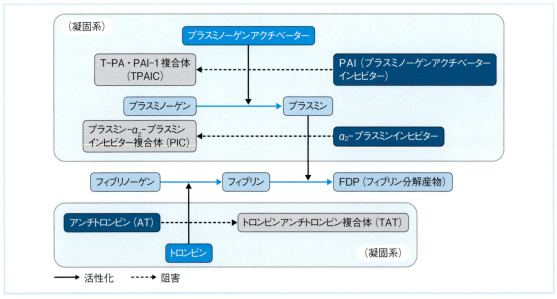

図2 フィブリン形成と分解にかかわる凝固線溶系

がさらに上流の凝固XI因子を活性化することも指摘されている.

## c 線溶系とその制御

線溶系は凝固カスケードと同様のシステムが存在するが，わずか2ステップしかない．しかしながら，ひとつひとつの生理活性は非常に強い．たとえば組織トロンボプラスチンアクチベーター（t-PA）は，線溶療法の治療薬にもなっているが，抗凝固薬よりも出血性合併症が多くみられるので注意が必要である．また，線溶反応は血管内外の両方に存在し，血栓溶解以外にも細胞性線溶などの役割がある.

### 1 線溶促進系

線溶系の主役はフィブリンを分解する能力を持つプラスミンである．プラスミンはプラスミノーゲンから活性化されるが，その活性化はプラスミノーゲンアクチベーターであるt-PAやウロキナーゼ（uPA）などが行う（図2）．産生したプラスミンはプラスミノーゲンを分解する作用（一次線溶）があるが，血栓傾向により産生されたフィブリンに作用し，これを分解（二次線溶）する．フィブリン分解産物は6種類に大別され，XIII因子による架橋が形成された結果産生されるDD分画（Dダイマー）は，線溶能の指標となる．Dダイマーの基準値以上の上昇は安定化フィブリンが分解されたという線溶亢進状態の指標であるだけでなく，血栓症の除外診断にも応用できるため静脈血栓症の除外診断や解離性大動脈瘤の臨床などで頻用されている．その他，プラスミン過剰産生により上昇するプラスミン-$α_2$-インヒビター複合体（PIC）も線溶亢進の指標となる.

### 2 線溶抑制系

線溶抑制系はプラスミノーゲンアクチベーターインヒビター（PAI-1）がその役割を持ち，t-PAやuPAなどの線溶物質の活性化を阻止する（図2）．その他，thrombin-activatable fibrinolysis inhibitor（TAFI）がある[5]．TAFIはトロンビンにより活性化されTAFIaとなるが，単独で

はその効果は非常に弱い．血管内皮や血漿中に存在するトロンボモジュリンに結合したトロンビンとの親和性は1,000倍以上高い．TAFIaはプラスミノーゲンからプラスミン生成を抑制することが知られているが，線溶阻止機構全体における，その作用はまだ十分に解明されていない．

◉文献

1) Elödi S, Váradi K：Optimization of conditions for the catalytic effect of the factor IXa-factor VIII complex：probable role of the complex in the amplification of blood coagulation. Thromb Res **15**：617-629, 1979

2) Bouma BN et al：Factor XI and protection of the fibrin clot against lysis：a role for the intrinsic pathway of coagulation in fibrinolysis. Thromb Haemost, **80**：24-27, 1998

3) Ichinose A：Hemorrhagic acquired factor XIII（13）deficiency and acquired hemorrhaphilia 13 revisited. Semin Thromb Hemost **37**：382-388, 2011

4) Posma JJ et al：Coagulation and non-coagulation effects of thrombin. J Thromb Haemost **14**：1908-1916, 2016

5) 小亀浩市：TAFI活性化とトロンボモジュリンのドメイン構造．血栓止血誌 **9**：445-450, 1998

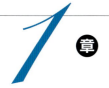

各論

# 脈管疾患の診断

# 理学的診断法

　脈管診療では動脈，静脈，リンパ系の急性・慢性疾患を取り扱う．さらに形態的病変として閉塞性，拡張性，そして機能的病変(例：レイノー症状や胸郭出口症候群など)に分類される(図1)．他方，病態的には急性，慢性にかかわらず動脈疾患は動脈瘤などの拡張性疾患を除いて閉塞性病変は「虚血」による所見を呈し，静脈性疾患は閉塞性にせよ拡張性にせよ「うっ血」の身体所見を呈する．身体所見といっても脈管疾患で取り扱うほとんどの疾患は上・下肢，特に下肢に集中している．閉塞性動脈硬化症，大動脈瘤，下肢静脈瘤，深部静脈血栓症が脈管診療での四大疾患である．

　このように下肢に多い脈管疾患の身体所見を診るということは「虚血」や「うっ血」の所見を視診，

図1　血管診療で取り扱う疾患

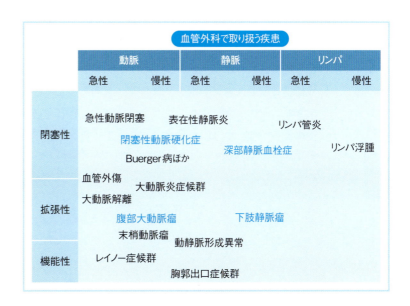

57

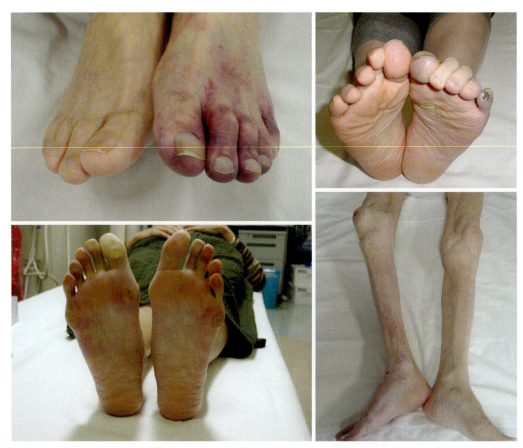

図2 虚血肢の視診上の変化(蒼白,チアノーゼ,皮膚潰瘍,体毛脱落,膝関節拘縮)

触診,聴診で観察することである.さらに一定の体位(肢位)や負荷をとらせることで病態生理的変化所見を際立たせて診ることができる.問診に加えて身体所見の観察をすることで脈管疾患があるかないかの存在診断は容易である.さらに質的診断を上げるためには各種無侵襲診断機器を使っての器質的病変や機能的変化を観察する.そのためには検査手技の習得と向上が不可欠となる.

## a 動脈疾患

### 1 視診

動脈閉塞の診断における視診の虚血所見は蒼白,チアノーゼなどの皮膚色調の変化,皮膚潰瘍・壊死など直接的な所見から爪の変形,体毛の脱落,静脈の虚脱の有無などを間接的な所見も観察する.特に虚血が長期に及ぶと栄養障害,運動障害により皮膚・筋肉の萎縮や,さら虚血が高度になり安静時疼痛が慢性化すると長期の痛みのための膝関節拘縮をきたすこともある(図2).一方,慢性動脈閉塞症の急性増悪時などでは炎症性浮腫や安静時疼痛を和らげるために下肢下垂位となり浮腫が生じることもある.さらに虚血肢を心臓レベルよりも挙上することで蒼白になることが観察されるが,虚血が進行するほどに誘発されやすくなる(図3).急性動脈閉塞症では虚血が進行するにつれて経時的に症状と所見も変化するので注意が必要である.視診での変化では最終的には水泡化,壊死であるが,身体所見の変化がほぼ出

A 理学的診断法

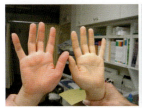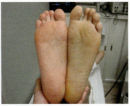

図3 手足挙上での皮膚色調の変化

表1 急性動脈閉塞症の症状と視診での経時的変化

| 急性動脈閉塞症の臨床所見 | 視診の経時的変化 |
|---|---|
| 5P | 蒼白 |
| 1. 疼痛（Pain） | チアノーゼチアノーゼ |
| 2. 脈拍消失（Pulselessness） | 斑紋状チアノーゼ（知覚，筋力低下）（運動麻痺） |
| 3. 蒼白（Paleness） | |
| 4. 知覚異常（Paresthesia） | 尖足位 |
| 5. 運動麻痺（Paresis） | 下肢腫脹 皮膚水泡化 |
| （6. 衰弱（Prostration）） | 壊死 |

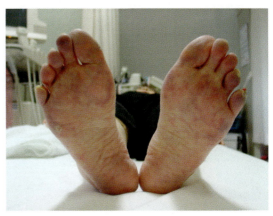

図4 blue toe syndrome（足指チアノーゼ）
足趾の小動脈に塞栓症を引き起こし急激なチアノーゼを呈する

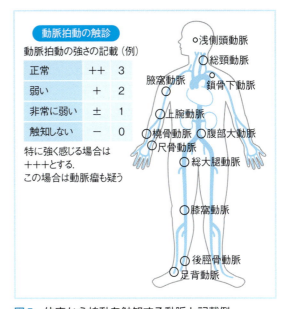

図5 体表から拍動を触知する動脈と記載例

揃うと5Pということになる（表1）．下肢主幹動脈が開存していて足指にチアノーゼを呈するblue toe syndromeは心臓や大動脈壁からの遊離塞栓による虚血を疑う（図4）．

## 2 触診

皮膚温の変化，動脈拍動の消失，減弱，または増強や振戦（以下，thrill）の有無と左右差などを触診で観察する．

動脈閉塞病変があれば必ず皮膚温の低下が観察されるわけではないので左右差があるときやチアノーゼなどの視診上の虚血所見があるときに診断的価値がある．虚血の存在診断するうえで脈拍の触診は最も基本となる．体表から触診できる動脈は図5に示しているが，原則として膝窩動脈と腋窩動脈を除いて両側同時に触診する．また上半身は坐位，下半身は臥位で触診を行うのが基本である（図6，図7）．動脈拍動を観察することで閉塞または狭窄部を見い出すことができるが，この際に気をつけたい点が3つある．

① 拍動に左右差がある場合に必ずしも減弱側に動脈病変があるとは限らない．強く触れる側が側副血行として代償的に機能していることや末梢動脈瘤などが考えられるからである．

59

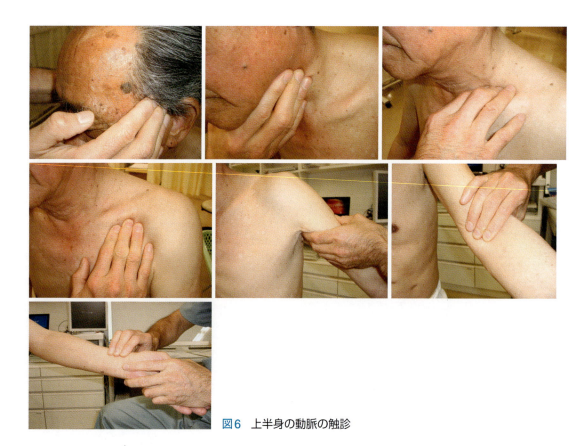

図6 上半身の動脈の触診

② 閉塞性動脈硬化症の間欠性跛行患者では減弱している動脈拍動が歩行直後に拍動を触知しなくなる場合がある点である.
③ 健常者の約1割で足背動脈(時に後脛骨動脈)のいずれかが触知しない場合がある.

その他にはthrillがある場合は先天性または外傷性の動静脈瘻の存在を考える.これらの点を留意して図5に示したように記録する.

### 3 | 聴診

血管雑音の原因には動脈の形態的変化のほかに心雑音の伝播や機能性雑音もあるので必ずしも動脈狭窄を意味するわけではないので他の身体所見や諸検査の参考になるものである.動脈狭窄では乱流が生じて血管雑音が発生するが,約70〜80％の狭窄で雑音が最も大きく聴取される.

前述のthrillのある動静脈瘻では連続性雑音が聴取される.

### 4 | Allenテスト

尺骨動脈閉塞の診断法で,視・触診を合わせた古くからある検査法であるが,近年の尺骨動脈からのアプローチの冠動脈造影で利用価値が増している(図8).また指動脈(指Allenテスト),足背,後脛骨動脈(下肢Allenテスト)での閉塞の有無にも応用されている.

## b 静脈疾患

### 1 | 視診,触診,聴診

下肢静脈疾患の「うっ血」を観察するには患者を立たせるか,座位で足を下垂させて行うのが原則である.これにより下肢の腫脹や色調の変化,静

A　理学的診断法

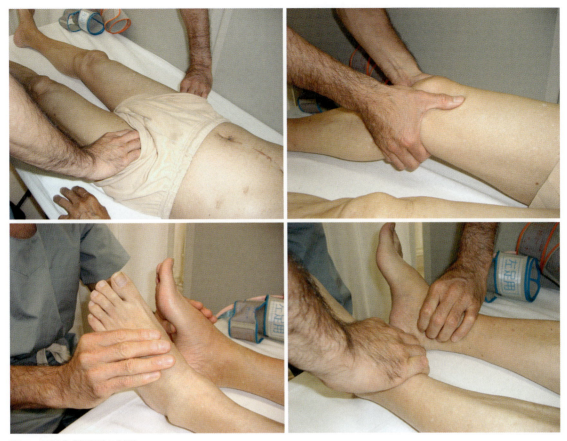

図7　下肢主幹動脈の触診

脈拡張や瘤などが明らかになる．代表的疾患は静脈瘤と急性深部静脈血栓症とその後遺症である．これらは多彩な症状や所見を呈するが，総称して慢性静脈不全症とも呼ばれる．

　一般に静脈瘤はぼこぼこ浮き出た静脈と表現される．そのため「ちょっとした視診」，すなわちスナップ診断を容易にできる疾患のひとつである．しかし，最近は肥満による皮下脂肪の発達と変形性膝関節症を伴った外見上はあまり静脈瘤が目立たない中高年女性の受診が多い．表在静脈の弁不全で逆流してうっ血する一次性静脈瘤といわれる最も頻度が多いものである．立位にて瘤が顕著になり下肢挙上で目立たなくなる．形態的には大伏在静脈系か小伏在静脈系の静脈弁不全の領域に沿って主幹静脈が拡張，蛇行して瘤化するタイプ（伏在静脈瘤；saphenous type），末梢の分枝が目立つタイプ（segmental type），表皮下，あるいは皮内の細い静脈が目立つタイプ（reticular type，web type）などと視診で分けられる．さらに静脈瘤の大きさや広がりのほかに，下肢の腫脹，静脈周囲の発赤，湿疹，色素沈着，皮膚潰瘍の有無を観察する．色素沈着と皮膚潰瘍は下腿内側の内果上方が好発部位である（図9）．また同部位に丸い静脈の膨瘤と瘤に一致して筋膜の欠損を触れるときは不全交通枝の存在が疑われる．表在性静脈炎では静脈瘤だけでなく刺激性薬剤による静脈注射後に併発すると静脈周囲の発赤，腫脹とともに自発痛を伴い触診では血栓形成すると軽く触れても疼痛が強い．時間が経過すると黄色に変色し，索状の硬結として触れるようになる．

61

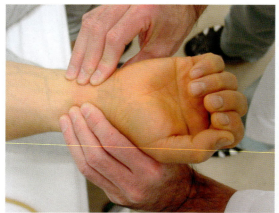

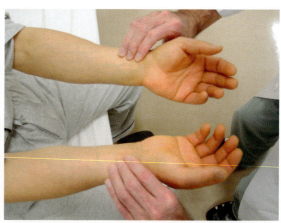
両橈骨動脈を圧迫し，手指の開閉運動後に色調の回復を観察

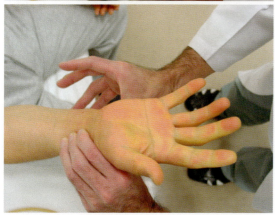
同時に圧迫し，手指の開閉運動後に一方を解除して色調の回復を観察

図8　Allenテスト（尺骨動脈の診断法）

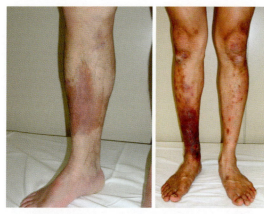

図9　高度な静脈うっ血を呈する下肢皮膚所見（湿疹，色素沈着，皮膚潰瘍）

や外傷性の静脈瘤もある．深部静脈血栓症後の二次性静脈瘤は腫脹または緊満，潮紅した下肢に静脈網の発達と静脈径の拡張程度でとどまることがほとんどである．一次性静脈瘤のように「ぼこぼこした」という表現はあたらない．また三次性とも呼ばれる動静脈形成異常の静脈瘤では腫脹した，ときに延長した下肢に明らかな熱感を伴い，下肢外側に好発する（klippel−Trenaunay−Weber症候群）．若年時から目立つことが多く，ときに瘤に動脈拍動やthrillを触知する（図10）．また臥位や下肢挙上でも瘤は顕在化したままであり，聴診にて血管雑音を聴取することがある．

　一方，急性深部静脈血栓症のもっとも典型的な症状は急激な下肢（時に上肢）の腫脹と疼痛である．下肢では立位や下垂で潮紅が明らかになる．腫脹の触感はリンパ浮腫と違ってパンパンとした

　その他に深部静脈閉塞のために還流障害が生じ，うっ血する二次性，また動静脈短絡により流入血流増大して静脈圧が上昇しうっ血する先天性

緊満感があるが，静脈血栓症が限局している場合やまだ静脈うっ血が早期で軽度の腫脹ではリンパ浮腫や蜂窩織炎，筋肉挫傷（いわゆる肉離れ）などとの鑑別が必要である．リンパ浮腫は下肢下垂でも皮膚の色調（潮紅）に変化を認めないことが多く，蜂窩織炎では趾間白癬が皮膚感染源となることが多い．しかし最終的には超音波検査や採血（CRPやDダイマーなど）に頼らざるを得ない．腸骨静脈閉塞の有無は大腿静脈でドプラ音の呼吸性変動を聴取することである程度は予測できる．四肢に腫脹がある場合は経過観察のためにデジカメでの写真撮影や各部位での周径を測定し記載しておくとよい．

## 2 体位変換や運動負荷を加えた検査

超音波検査の普及により古典的な検査の感は否めないが，患者に対する説明や新人医療関係者に静脈瘤の病態を理解させるうえで今でも欠かせないものとなっている．ここでは代表的な2つについて述べることとする．

### (a) Trendelenburg検査（図11）

表在静脈である大，小伏在静脈の弁機能と交通枝の弁不全の有無を検査する．

［方法］次の①，②，③の順で検査を進める．
① 下肢静脈瘤患者を臥位にして下肢挙上して表在静脈と静脈瘤を空虚にする．
② 次いで挙上したままの大腿部にゴムバンドを巻き，そして立位にさせて空虚になった静脈瘤が充満するかどうか観察する．
③ 数十秒後に緊縛したゴムバンドを除去することで静脈瘤が膨瘤することを確認する．

［判定］①の段階で静脈瘤が空虚にならないときは深部静脈の閉塞か静脈瘤自体が血栓充満しているためと考えられる．②ですぐに静脈瘤が充満してくればゴムバンドより足側に交通枝の弁不全があるか小伏在静脈の弁不全と判定する．血液が深部静脈から交通枝または小伏在静脈を逆流してい

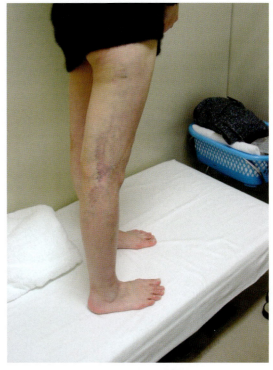

図10 動静脈形成異常による静脈瘤
静脈拡張部で血管雑音を聴取したときは動静脈瘻を疑う．触れると振戦（thrill）や皮膚温度の上昇を感じる．

ることを示している．しばらくしても静脈瘤が出てこないときはゴムバンドによって大伏在静脈逆流が阻止されているためと考える．そして③の段階で静脈瘤が著明になることを観察して大伏在静脈に弁不全があること確認する．

### (b) Perthes検査（図12）

深部静脈の開存性と交通枝の弁機能を検査する．

［方法］下肢静脈瘤患者を立位の状態で膝上か膝下にゴムバンドを巻く．巻いたままその場で足踏み運動，または爪先立ち運動をさせる．運動後に立位のまま静脈瘤の状態を観察する．

［判定］運動後（下腿筋ポンプ作用）に静脈瘤が軽減したならば，静脈血は交通枝から深部静脈へと還流されたと理解し深部静脈の開存と交通枝の弁不全がないと判定する．運動後あまり変わりがないときはゴムバンドより足側末梢に不全交通枝が

63

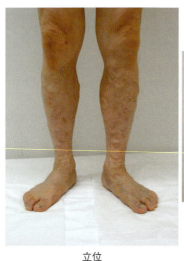 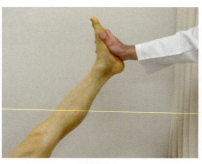

立位　　　　　下肢挙上　　　　ゴムバンドをつけて立位

図11　Trendelenburg 検査

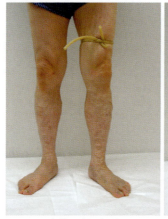 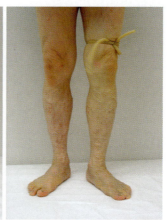

立位でゴムバンド　　　　足踏み運動後

図12　Perthes 検査

あると推定し，逆に増悪する場合は深部静脈の閉塞が疑われる．

　末梢循環障害の診断への最初のステップは問診と身体的検査（身体所見を診る）であることはいうまでもない．近年の非侵襲的検査法の進歩により末梢循環の画像診断や機能的評価は飛躍的に向上しているが，施設の設備や個々の検査技量により大きく影響されると思われる．要は視診，触診，聴診など五感を働かせることを「基本の"き"」として得意な検査方法をひとつでも確実に会得して末梢血管障害患者にアプローチしていくことであろう．

# 1章 脈管疾患の診断

## B 生理機能検査
## 1．概説

### a 生理機能検査の重要性

疾患を診断するために種々の検査が行われるが，手法によりいくつかに分けられる．
① 身体検査：用手的に身体に対して直接，打診・触診・聴診などを行って調べる．
② 臨床検査
　・検体検査：採取した血液，尿や細胞などを調べる．
　・生理機能検査：各臓器の生理反応や機能をグラフ化や映像化して調べる．
③ 画像検査：臓器，血管などを画像化し，病変の部位や範囲を調べる．

なかでも生理機能検査が脈管疾患の診断に果たす役割は大きく，CVT（clinical vascular technologist）が広くかかわる領域である．CVTの主たる役割は脈管疾患をより客観的に評価することにある．通常行われる生理機能検査について表1に示した．

### 1 生理機能検査と画像検査

脈管疾患をより的確に診断するためには，いくつかの検査法から導き出された結果を正しく解釈しなければならない．単に血管の走行をみるだけなら画像検査のみでも可能である．しかし，圧力，速度，微小循環，側副血行路灌流といった血管機能を把握するには生理機能検査を欠くことはできない．生理機能検査を行うことにより歩行距離，足関節血圧，歩行負荷後の血行動態といった客観的評価が加わり，重症度評価が可能となる．

### 2 生理機能検査の目的

主観的評価より客観的評価が求められ，そのため定量的検査が重要となる．生理機能検査を行う目的は何か，そこから何が得られるのか，それぞ

表1 脈管疾患に対して行われる生理機能検査

| 検査項目 | 目的 |
| --- | --- |
| 足関節・上腕血圧比（ABI：ankle-brachial index，ABPI：ankle-brachial pressure index） | 主幹動脈閉塞 |
| 足趾血圧（TP：toe pressure） | 主幹動脈-小血管閉塞，末梢循環 |
| 指尖脈波 | 末梢循環 |
| 近赤外線分光法（NIRS：near-infared spectroscopy） | 筋の酸素動態 |
| トレッドミル検査 | 歩行距離，歩行後のABIやNIRSの推移から跛行重症度判定 |
| 皮膚灌流圧（SPP：skin perfusion pressure） | 皮膚灌流 |
| 経皮酸素分圧（TcPO$_2$：transcutaneous oxygen tension） | 皮膚酸素動態 |
| サーモグラフィー | 皮膚灌流 |
| 空気容積脈波（APG：air plethysmography） | 静脈還流 |

### 図1 閉塞性動脈硬化症患者の足関節血圧
糖尿病や透析患者では足関節血圧は正確性に欠ける可能性が高い．

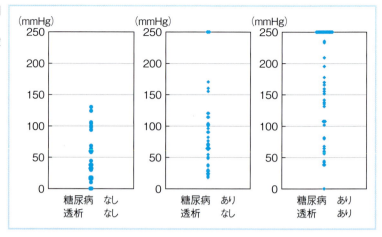

れの生理機能検査の特性についてよく理解する必要がある．たとえば閉塞性動脈硬化症による間欠性跛行患者に対して何を知りたいのか．間欠性跛行症状は歩行負荷によって生ずる筋肉虚血症状である．もちろん安静時の足関節血圧も重要であるが，それ以上に歩行能力や歩行後の血行動態推移も重要である．安静時痛や潰瘍壊死のある重症虚血肢ではどうか．知りたいのは安静時痛のある足が壊死に進んでいくのか，潰瘍壊死が治癒する可能性があるかである．そうなると筋血流よりも皮膚血流の評価が重要となる．

## 3 臨床分類から見た生理機能検査

血管疾患の重症度を評価する分類がいくつかある．なかでも臨床所見と生理検査結果を踏まえた分類がよく用いられている．末梢動脈疾患（peripheral arterial disease：PAD）の重症度分類であるRutherford分類[1]では臨床症状の重症度に客観的基準としてトレッドミル試験，足関節血圧，足趾血圧，容積脈波の結果を加えている．足部潰瘍/壊死の重症度分類であるWIfI分類[2]では足部潰瘍・壊死を創傷範囲，虚血の有無，感染の有無といった臨床所見にABI，AP，TP，TcPO₂の結果を加えている．これらからも生理検査の重要性が理解できる．

## 4 生理機能検査の注意点

検査は患者にとって無（低）侵襲であり，検査者にとって簡便であることが望まれる．また結果には再現性があり，高い精度・少ない誤差が求められる．生理機能検査は体調，精神状態，測定部位の状態，環境の影響を受けやすいため，検査の特性を理解しなければならない．侵襲がない，もしくは低い検査であれば，繰り返し検査を行って，より正確な結果を導き出す努力が必要となる．図1に閉塞性動脈硬化症患者の検査結果を示した．糖尿病や透析患者では著しい動脈壁の石灰化のために正確性に欠けることがわかる．図2に足関節血圧，足趾血圧，経皮酸素分圧，皮膚灌流圧の関係を示した．一検査の結果にこだわるのではなく，他の検査結果との比較も重要である．

## 5 生理機能検査から得られるもの

図3に間欠性跛行症例の治療前後の最大歩行距離と40 m歩行後ABI回復時間の変化を示した．治療期間は異なるが，どちらの治療法でも40 m歩行後ABI回復時間は短縮するとともに最大歩行距離が延長した[3]．図4に皮膚灌流圧と足趾血圧からみた創治癒のカットオフ値を示した．皮膚灌流圧40 mmHg，足趾血圧30 mmHg以上のとき，創治癒が期待できる[4]．このように生理機能

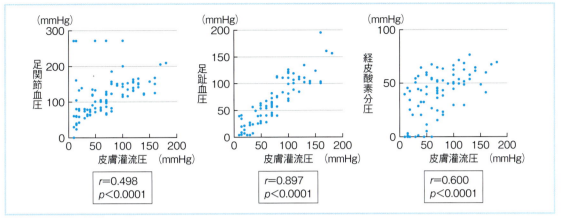

**図2 関節血圧，足趾血圧，経皮酸素分圧，皮膚灌流圧の関係**
(Yamada T et al：J Vasc Surg **47**：318-323，2008[4])を参考に作成)

**図3 40m歩行後ABI回復時間と最大歩行距離の治療前後の変化**
3週間の運動療法で40m歩行後ABI回復時間が短縮し，最大歩行距離は延長した．6ヵ月間の薬物療法単独でも類似の改善を認めた．
(Sugimoto I et al：Int Angiol J **29**(Suppl 1 to 2)：55-60，2010[3])を参考に作成)

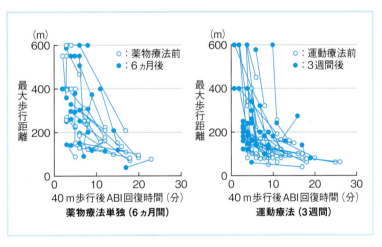

検査は診断のみならず，治療法の選択，効果判定，予後推測，外来フォローと脈管診療に大きくかかわる．

脈管診療における生理機能検査の位置づけは極めて高く，より的確な医療を提供するために欠くことはできない手法である．

## b 検査環境を整える—検査の進め方

よい検査をするために最初に必要なものは何か？　それは，よいオーダーである．生理機能検

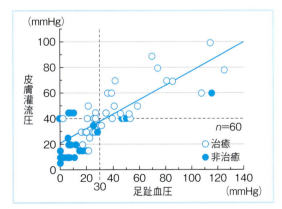

**図4 創治癒のためのカットオフ値**
皮膚灌流圧40 mmHg，足趾血圧30 mmHg以上のとき，創治癒が期待できる．
(Yamada T et al：J Vasc Surg **47**：318-323，2008[4])を参考に作成)

査に限ったことではないが，検査の目的が明確であり適切なタイミングで指示された依頼がなければ，真に診療に役立つ検査はできない．とはいえ検査依頼コメント欄には限界がある．よって検査者は検査前にカルテや過去の検査記録を参照して依頼者の意図を正確につかみ取ることが必要とされる．このためにも，日ごろから依頼者である医師と検査についての理解を共有することが重要であり，依頼内容に不明確な部分があれば積極的に問い合わせをすることを強く勧める．また，近年は血管検査の認知はますます進み，血管疾患を専門としない医師からの検査依頼も増えていることと考えられる．技師の方から働きかけ，各検査の適応や結果の読み方について知ってもらう機会をつくることも，たくさんのよいオーダーを得る術であろう．

## 1 環境を整える

検査室は適切な室温・湿度に保ち，静かであること，視診に十分な明るさであることが必須である．また，試験が安全に行える十分なスペースも必要である．検査機器は常時使用可能な最良の状態を保つよう管理する．

被験者には検査前2時間は喫煙や飲食を控え，トイレを済ませて15〜30分程度の安静をとってもらう．検査着は締めつけがなく手足の出る丈の短いものが適しているが，特に着替えを必要としない場合には着衣を緩め楽な状態とする．

## 2 検査の進め方

検査中の注意点については各論に譲ることとし，ここでは検査前と終了後について述べる．

### （a）検査を始める前に

#### ① 問診，視診，触診

挨拶と更衣が済んだら，安静時間をとりながらインタビュー（問診）を行う．事前にカルテから得た情報を確認する要領で「足が痛むのですね？」「むくみがあるのですね？」のように患者の主訴から話しを始めるとよいであろう．これにより“自分のことを知っている”という安心感が生まれ，検査に対する緊張感を和らげる効果も期待できる．続けて，症状について（いつから？ どこに？ どんなふうに？ 今は？），過去に受けた治療について（おくすりは？ 手術は？），リスクファクターについて（ほかに病気は？），検査当日の体調についてなど，要所を押さえて積極的にインタビューする．診察から時間の経過があり症状に変化がみられることや，診察時には話しきれなかったという新たな情報を得られることもある．有用と思われる事項については検査結果とともに依頼者へフィードバックすべきである．

インタビューを成功させるためには，各疾患の特徴についての知識が必要である．たとえば，閉塞性動脈硬化症の跛行肢では，同じ距離を歩くことで症状（跛行）が繰り返し出現し，姿勢を問わない短い休憩時間で回復することが特徴である．また，発症から数ヵ月経過すると側副血行の発達により症状が改善傾向を示す例が多いこと，喫煙，高血圧，糖尿病などが大きなリスクファクターであることなどを知っていなければならない．下肢静脈瘤であれば，むくみやだるさの他にかゆみや夜間の攣りも特徴的な症状であること，むくみには日内変動がある（夕方に顕著で起床時には軽減する）こと，立ち仕事や体重増加はリスクファクターであることなどがある．これらの知識を得るためには検査方法についてのマニュアルを読むだけでは十分でないかもしれない．医師の協力を得て日頃から疾患について学ぶ姿勢も必要である．

問診をしながら，許可を得たのちに触診，視診も行う．動脈疾患が疑われる場合は，皮膚温の低下，脈拍の減弱について対側と比較しながら診る（各論−1章−Aの図6，図7参照）．筋萎縮，脱毛，爪の変形，チアノーゼ（仰臥後の時間変化）は虚血肢の特徴でもあるので見逃さないようにする．あれば潰瘍の位置，術創の位置も確認する．これらは測定部位を決定するために大変重要である．静

脈疾患であれば，腫脹，むくみについては周径を記録し，熱感，圧痛，色素沈着や潰瘍の位置を確認する．なお，静脈瘤に対する触診，視診は立位または座位で行い，膨らみの程度や硬さ，範囲を確認する．

② 検査についての説明

難解な専門用語は避け，ゆっくりと簡潔に話す．要点は以下のとおり．

① どこの何を診るのか
② 何のために検査するのか
③ 所要時間は
④ 痛いのか
⑤ どのような協力が必要か

負荷試験の手順を説明する場合には，写真入りのパネルを用いたり，検査者によるデモンストレーションをすることも効果的であるのでぜひ取り入れたい．

すべての説明が終わったら，不安に感じることがないか問いかけることも忘れないようにする．

### (b) 検査を終えたら

負荷試験を行ったあとは，検査後数分の安静時間を設けて体調に変化がないか観察する．そして，ぜひ検査への協力に感謝の気持ちを表そう．このとき，検査についての感想を聞く余裕があれば，今後の手技の向上に役立てることができる．無侵襲診断法は繰り返し行うことが求められる．被験者との良好なコミュニケーションを保つことも，また次回もよい検査をするためのひとつの方法である．

### (c) 報告書を作成する

患者の状態に合わせて例外的に手順を変更または省略した場合は，その理由と変更事項を忘れず

に記載する．そして，得られた測定値は正確に記録する．しかし，これで終わりとしてはいけない．『決められた手順をこなし測定値を得られれば完了』ではない．問診や視診も含め検査中に収集した情報を整理し，得られたデータに意味づけをする．なぜその検査項目が選択され，得られる結果は診療にどのように役立つのかを意識しながら，依頼に対して十分な返答ができたか確認すべきである．もし診断が確立するために不足する情報があると考えられる場合には，加えて行うべき検査をあげることも必要である．

血管診療技師になることは，精錬された手技に加え，高い診断能力をもつ血管無侵襲診断の専門家になることである．

#### ●文献

1) Rutherford RB et al：Recommended standard for reports dealing with lower extremity ischemia. Revised version. J Vasc Surg **26**：517-538, 1997
2) Mils JL et al：The society for vascular surgery lower extremity threatened limb classification system：Risk stratification based on wound, ischemia, and foot infection(WIfI). J Vasc Surg **59**：220-235, 2014
3) Sugimoto I et al：Conservative treatment for patients with intermittent claudication. Int Angiol J **29**(Suppl 1 to 2)：55-60, 2010
4) Yamada T et al：Clinical reliability and utility of skin perfusion pressure measurement in ischemic limbs–Comparison with other noninvasive diagnostic methods. J Vasc Surg **47**：318-323, 2008
5) 本間　覚：検査時の問診と注意点―医師の立場から．血管無侵襲診断テキスト，血管診療技師認定機構/血管無侵襲診断法研究会(編)，南江堂，p.57-61, 2007
6) 久保田義則：検査時の問診と注意点　技師の立場から．血管無侵襲診断テキスト，血管診療技師認定機構/血管無侵襲診断法研究会(編)，南江堂，p.62-65, 2007

各論

# 1章 脈管疾患の診断

## B 生理機能検査
## 2. 各論

### a 足関節・上腕血圧比（ABI）

　足関節・上腕血圧比（ankle-brachial index：ABI）は ankle-brachial pressure index（ABPI）ともいい，ABIは非侵襲的な検査で，末梢動脈疾患（peripheral arterial disease：PAD）患者の早期発見に有用な検査法である．また，PADは心血管疾患や脳血管疾患など他臓器障害との合併が多くみられることからも，早期の発見と治療介入が重要であるとされ，現在，ABIは多くのガイドラインに記載されている．国際的な研究では，下肢動脈に疾患を持っている患者の半数以上が冠動脈疾患および脳血管疾患を発症していているという研究も発表され，PADの早期発見と早期の治療介入が求められている[1]．

### 1 血圧測定

(a) 水銀血圧・聴診法　上腕血圧測定

　血圧測定のゴールドスタンダードである水銀血圧・聴診法（リバロッチ・コロトコフ法）は，カフの加圧による動脈の血流変化で，コロトコフ音と呼ばれる濁音聴取のよって測定している．

- 1相　最初に拍動音が聞こえる．このときが収縮期血圧．
- 2相　濁音に変化する．
- 3相　鋭い清音がピークになる．
- 4相　音が急速に減弱する．
- 5相　音が消失する．このときが拡張期血圧．

※聴診法は上肢の血圧測定で使用され，下肢の用手法はドプラ法を用いる．

(b) ドプラ法（図1）　足首血圧測定

　ドプラ法は超音波ドプラ血流計を用いて後脛骨

図1　ドプラ法
a：後脛骨動脈部位
b：足背動脈部位

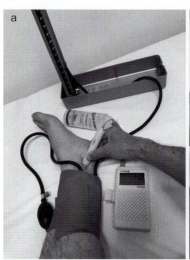
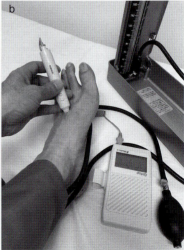

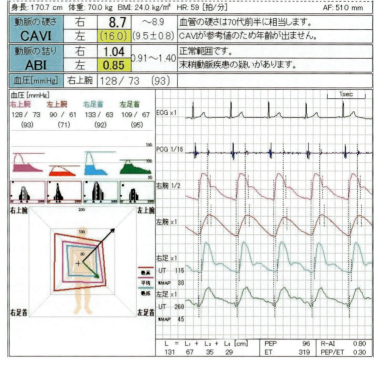

図2 70歳代，男性．間欠性跛行の患者

ABI検査にて左足の脈波が鈍っており，左ABI：0.85，UT：260，%MAP：45と異常値である．また，左腕の脈波も鈍っており，左<右の血圧差が39 mmHgと左右差を認める．その後の検査にて，左足PADと左鎖骨下動脈狭窄と診断された．

動脈と足背動脈部位に心拍に同期したドプラ動脈音を聴取する．続いて足首に巻いたカフを加圧，ドプラ動脈音が消失した後に徐々に減圧する．そして，ドプラ音が聞こえ始めた点を，足関節部血圧（ankle pressure：AP）とする．したがって，収縮期血圧のみが測定される．後脛骨動脈と足背動脈のそれぞれで測定し，高いほうを該当側APとする．

(c) オシロメトリック法（上腕・足首・足趾血圧測定）

オシロメトリック法はカフを加圧したあと，減圧していく段階で，心臓の拍動に同調した血管壁の振動を反映したカフ圧の変動（振動振服の変化）をパターン分析することによって血圧値を決定している．一般的には，圧脈波が急激に大きくなったときのカフ圧を「最高血圧」，急激に小さくなったときのカフ圧を「最低血圧」としている．この動脈壁の振動振服の変化パターンより分析プログラムを用いて，聴診法による血圧値と同等の値が得られるように血圧が表示される[2]．また，足首血圧が40 mmHg未満の症例では，オシロメトリック法で計測することができない場合も多く，その際はドプラ法を使用して測定することが推奨されている．

## 2 ABI測定法

ABIの測定部位は左右上腕と足首の血圧測定で，測定法はドプラ血流計によるドプラ法（図1）と自動血圧計によるオシロメトリック法があるが，一般的に普及しているのはオシロメトリック法である．通常，仰臥位で四肢の血圧を測定した場合，健常人であれば足首のほうがやや高い値となる．ABIは下肢と上肢の血圧の比をみることで，下肢動脈の狭窄や閉塞の程度を表すことができる．また，ABIは左右上腕の血圧測定を行っているため，左右差が20 mmHg以上あれば低いほうに狭窄を疑い，上腕中枢側の狭窄を発見することもある．鎖骨下動脈狭窄は無症状で発症する場合も多く，ABIにて発見する場合も多い（図2）．

**図3 ABIの判断基準**

TASCⅡ：Trans-. Atlantic Inter-Society ConsensusⅡ　下肢閉塞性動脈硬化症の診断・治療指針Ⅱ
ACCF/AHA2011：アメリカ心臓病学会／アメリカ心臓協会　冠動脈疾患およびアテローム硬化性血管疾患の二次予防に関するガイドライン2011年

| ABI判断基準 | | | |
|---|---|---|---|
| ABI値 | TASCⅡ | ABI値 | ACCF/AHA 2011 |
| 1.41≦ABI | 足首の血圧が高めです（石灰化の可能性） | 1.41≦ABI | 足首の血圧が高めです（石灰化の可能性） |
| 0.91≦ABI≦1.4 | 正常範囲です | 1.0≦ABI≦1.4 | 正常範囲です |
| | | 0.91≦ABI≦0.99 | 正常範囲ですが境界領域です |
| 0.0≦ABI≦0.9 | 末梢動脈疾患の疑いがあります | 0.0≦ABI≦0.9 | 末梢動脈疾患の疑いがあります |

## （a）本邦のABI算出式

ABIは上腕と足首の血圧から算出される．

右ABI＝右足首最高血圧／上腕最高血圧（左右収縮期の高いほう）

左ABI＝左足首最高血圧／上腕最高血圧（左右収縮期の高いほう）

（AHAでは左右上腕動脈の血圧差が10 mmHg未満の場合は左右の平均値，血圧差が10 mmHg以上の場合は高いほうの値を用いている．）

（ドプラ法：足背動脈・後脛骨動脈のうち高いほう／上腕最高血圧（左右収縮期の高いほう））

## 3 ┃ ABIの判断基準

ABI検査の結果はTASCⅡやACCF/AHA2011のガイドラインに合わせて判断されている．TASCⅡ，ACCF/AHA2011ともに0.9以下で末梢動脈疾患の疑いがあり，1.14以上で足首の血圧が高め（石灰化の可能性）となる（図3）．

## b 足趾血圧（TP），足趾・上腕血圧比（TBPI，TBI）

足趾・上腕血圧比（toe brachial pressure index：TBPI，TBI）はABIでは異常値にならない足関節より末梢血管に病変が存在する疾患に有効とされている．疾患ではバージャー病やレイノー病の診断，閉塞性血栓血管炎や膠原病に起因する各種血管炎さらにblue toe syndromeの診断に用いられており，ABIが正常で下肢に症状がある場合に有用な検査である（図4）．

糖尿病や透析患者に多い中膜硬化では足関節の血圧よりも高い圧で加圧しても血流を遮断できず偽血圧上昇を認め，ABI＞1.4となる場合も多い．下肢の症状が乏しい糖尿病や透析患者などの石灰化が疑われる症例では，ABIが正常範囲でも偽正常化があるため，ABIとTBI併用の実施が推奨されている．

TBIを施行すべき病態と状態を以下にあげる

① ABIが1.0〜1.4（正常）で症状がある患者

② ABIが0.91〜0.99（境界域）で症状がある患者

③ 足関節レベルの動脈が著しく石灰化を疑うABIが1.4以上の患者

＊ 症状とは，下肢および足部に痛み，しびれ，冷感，潰瘍などがある場合

【TBIの判断基準】

TBIで0.7未満は病変ありと考える．
足趾血圧が30 mmHg未満では，潰瘍の治癒可能性は低い．

B 生理機能検査／2. 各論

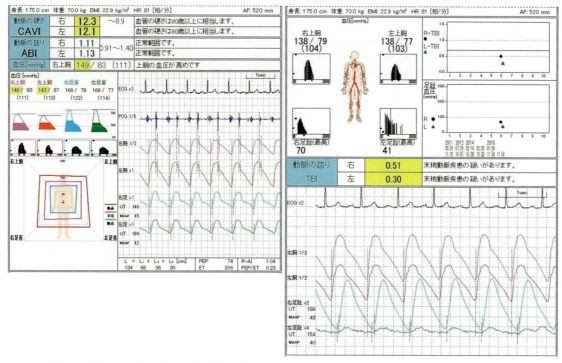

図4 80歳代，男性，2型糖尿病，不安定狭心症
下肢疼痛と冷感，左足チアノーゼにて紹介受診した患者である．ABI は正常で CAVI は高値である．しかし，下肢に症状があるため，TBI を施行したところ左母趾の脈波が鈍り，右 TBI 0.51，左 TBI 0.30 と異常値を示した．その後の検査にて PAD と診断された症例である．ABI が正常値でも症状がある場合には TBI を施行すべきである．

## 1 TBI 検査施行時の注意点

- 室温は 22～26℃ とする（ABI・TBI 共通）
- 静かな環境で行う（ABI・TBI 共通）
- 10 分以上の安静の後に施行する（ABI・TBI 共通）
- 足趾動脈は足趾の両側を走行しているため，カフが動脈を覆うように巻く．
- カフは足趾の基節部を締めつけ過ぎないように，かつ動かない程度に巻く．（ゆるいと血圧は高めに出る）
- 足趾血圧は通常の血圧同様に測定時の気温や精神状態などに影響されやすく，患者の緊張緩和を心がける．
- 喫煙やコーヒーの摂取による血管への影響も考慮して，喫煙直後の検査は避けたほうがよい．
- 部屋の温度が適温であっても冷感があるときには足部を温かくする（患者が不快を感じない（36～40℃）程度に温浴，蒸しタオル，遠赤外線ヒーター，温風などを用いて加温する．加温により若干，血圧が低くなることもある）．

## C 脈波伝搬速度（PWV・CAVI）

### 1 脈波伝搬速度（PWV）

脈波伝搬速度（pulse wave velocity：PWV）は心臓が収縮した際，大動脈弁口部に生じた振動が動脈壁を伝わる速さのことである．測定は一般に距離 D を隔てた 2 点間の脈波を同時記録し，2 つの脈波曲線の時間差（⊿T）を測定することにより血管の硬さ（弾性）を得ることができる．

baPWV（brachial-ankle pulse wave velocity）（脈波伝播速度）は上腕と足首の脈波を記録し，立

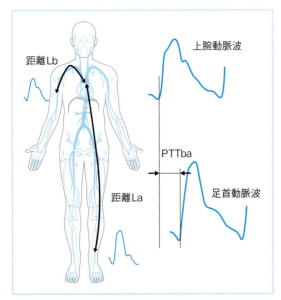

図5 baPWVの算出部位

ち上がり点を同定してその時間差を計測する（pulse transition time：PTT）．身長からの換算式を用いて同区間の距離（L）を求め，速度を算出（L/PTT）したものである[3]（図5）．血管が硬くなるとPWVが早くなる．しかし，PWVは測定時の血圧に依存する可能性があり，血圧が高く血管内圧が高い状態では脈波は速く伝わり，baPWVも高値になる．また，baPWVは検診より得られた健常人年齢基準と比較し1SD，2SDを超えた場合にそれぞれコメントを表示している．1SD以上で「動脈の軽い硬化が疑われます」，2SD以上では「動脈の硬化が疑われます」と記載される[4]（図6）．

baPWVの算出式

$$baPWV = \frac{La - Lb}{PTTba}$$

（PTT＝上腕〜足首の脈波の時間差）
（La−Lb＝心臓〜足首の間のPWV−心臓〜右上腕の間のPWV）
（La：心臓から足首）（Lb：心臓から上腕）

判断基準

baPWV ⇒ 14m/s（中程度リスク）
　　　　18m/s（脳心血管事象発症リスク）

## 2 CAVI（cardio ankle vascular index）

CAVIはPWVの問題点を改良した測定法であり，スティフネスパラメータβの式とBramwell-Hillの式を組み合わせることで血圧に依存しない（血圧非依存性）血管弾性の指標として算出している（図7）．CAVIはhaPWVを採用しているため，大動脈弁解放から足首までの時間測定が必要となる．心音のⅠ音は大動脈弁解放の部位は特定できないため，Ⅱ音から上腕動脈波形の切痕までの時間とⅠ音から上腕動脈波形の立ち上がりまでの時間は基本同じなので，Ⅱ音−上腕動脈波形切痕までの時間で代用している．これにより大動脈弁解放から足首までの時間測定が可能となる（図8）．測定結果の確認としてABIは正常範囲，正しい血圧測定，心電図Rのトリガー，心音Ⅱの認識，上腕動脈波形切痕の認識，各波形立ち上がり点の確認が必要となる[3]．

検査結果表示について，健常群の性年齢別CAVI平均値より，「血管の硬さは○○に相当します．」と5歳きざみで血管年齢が表記され，相当年齢が−2SD未満は「血管年齢は年齢平均を下回ります．」と表示される．また，ABIが0.9以下のときは「CAVIが参考値のため年齢が出ません．」と表示される[4]．実際の年齢より高く表示された場合には動脈硬化を疑う（図9）．

診断基準

- CAVI≧9.0
  ⇒動脈硬化の疑いがある．
- 9.0＞CAVI≧8.0
  ⇒境界域（要注意）
- CAVI＜8.0
  ⇒正常範囲

図6 70歳代，女性
ABIは正常だが，左右共にbaPWVが1,800を超えており，年齢平均＋2SD以上で動脈硬化が疑われる．

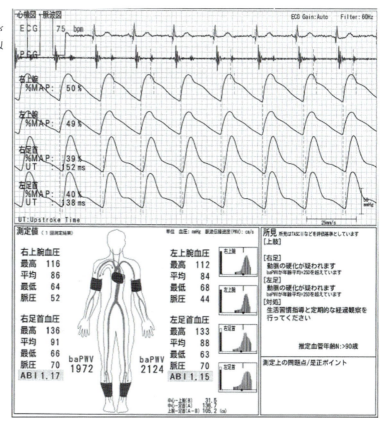

## d 指（趾）尖容積脈波／加速度脈波

指（趾）尖容積脈波は指（趾）尖の皮膚血管（末梢血管）の膨張・収縮を皮膚表面から波形として記録したものである．脈波は大動脈起始部圧波から全身の血管の状態を反映しており，指尖細動脈の容積変動を光学式に記録したものを光電式指尖容積脈波（photoplethysmogram：PTG）という．一般的には末梢循環障害（レイノー病などのPAD）の診断に用いられる．通常，左（または右）の第2手指（人差し指）で計測するが，足趾の測定も可能である（図10）．

加速度脈波は光電式指尖容積脈波の二次微分光電式指尖脈波（second derivative of photoplethysmogram：SDPTG）である．元波形である指尖容積脈波の変曲点をより明瞭にしたもので，

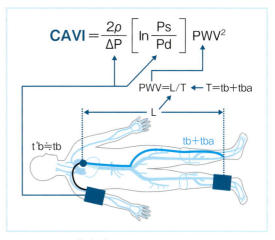

図7 CAVIの算出式

2回微分（加速度）により波形パターンを加齢に伴う変化（血管推定年齢）として評価できる（図11）．現在では加速度脈波として独立した検査法

図8 CAVI文献の算出波形と計測位置

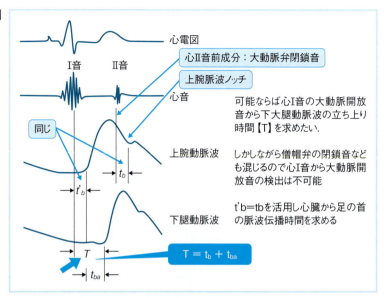

図9 70歳代，男性．2型糖尿病
ABIは正常だがCAVIは10以上であり，動脈硬化性疾患を疑う．

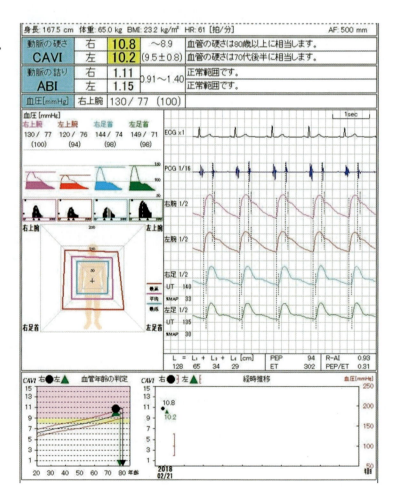

図10 足第2趾・示趾の趾尖容積脈波
虚血肢では波形が鈍っている.

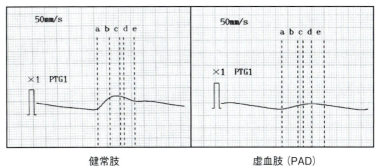

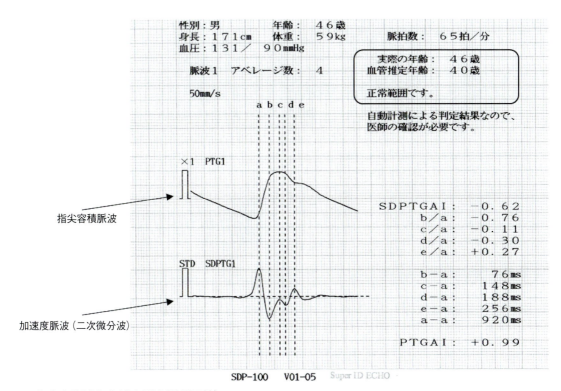

図11 指尖容積脈波/加速度脈波(健常男性)
実際の年齢よりも血管推定年齢は若く表示され,正常範囲である.

として確立されており,動脈硬化に関連した病態の評価,循環器疾患および高血圧疾患の診断および治療効果などの判定に有用である.また,加速度脈波は,血流の速度あるいは加速度とは直接関係ない.

### e トレッドミル検査

間欠性跛行を主訴とした患者において,安静時には明らかな下肢虚血を呈さない場合や,脊柱管狭窄症など血管性ではない疾患との判別が必要と

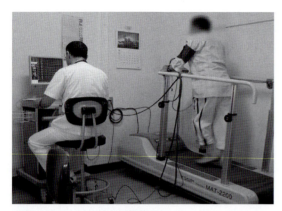

**図12 トレッドミル負荷検査**
安全性を考慮し，血圧ならびに心電図をモニターしながら歩行する．写真にはないが，トレッドミルの横に検者（技師）が立ち，被検者の訴えや歩行状況を観察しながら実施している．

なることがある．そのようなPAD診断の鑑別にトレッドミル検査が用いられている．また，間欠性跛行を定量的に評価することが可能であることから，治療方針の決定や，薬効評価にも利用される．なお，重症心不全や重症大動脈狭窄をはじめとした日本循環器学会ガイドラインにある運動負荷試験の禁忌[5]にあてはまる症例に対しては実施してはいけない．

## 1 検査の実際

PADには，冠動脈疾患の有病率が高いため[6]，負荷検査実施時には，心電図と血圧モニターを装着し，安全性に配慮する必要がある（図12）．

鑑別診断として利用する場合は，まず，安静時ABIを測定し，次いでトレッドミルによる歩行負荷試験を実施する．トレッドミルの負荷条件は，日本では速度2.4 km/時，傾斜12％[7]の定常条件で実施する場合が多いが，他に速度3.2 km/時，傾斜10〜12％[8]や，速度3.2 km/時，傾斜を0％から2分ごとに2％ずつ上げていく[9]漸増負荷法などがある．一定時間（一般的には3〜5分）負荷を実施したあとに再度ABIを計測する．負荷前と比較し，15〜20％のABI値の低下がある場合[8]や足関節血圧が20 mmHg以上の低下を認め

た場合[10]はPADと診断する．

重症度評価や治療方針の決定，薬効判定などで用いる場合には，跛行出現距離（initial claudication distance：ICD）や最大歩行距離（absolute walking distance：AWD），などの指標で定量的に評価をする．ICDは歩きはじめから跛行症状が出現した時点までの歩行距離，AWDは跛行症状により歩行休止を余儀なくされた時点までの歩行距離となる．なお，歩行距離は歩行時間として評価することもある．

## 2 注意点

トレッドミル検査は，簡便ではあるものの転倒などの危険性も持ち合わせている．また，被検者の自覚症状を指標としているため，検者の違いによる再現性も懸念される．実施にあたっては，負荷条件や温度などの施設環境の標準化に加え，被検者の観察など検者自身のトレーニングも大事である．

## f 近赤外線分光法（NIRS）

トレッドミル検査によるAWDやICDは，被検者の自覚症状を指標としているため，客観性に乏しいことが欠点としてあげられている．その欠点を補うべく近赤外線分光法（near-infrared spectroscopy：NIRS）が間欠性跛行に対する客観的重症度判定法として利用される．

## 1 NIRSとは

NIRSは波長域700〜1,300 nmの近赤外線光を利用し，筋肉組織内の酸化ヘモグロビン（oxy-Hb）と脱酸化ヘモグロビン（deoxy-Hb）の相対的変化量を測定する．運動前から負荷後にかけて継時的にモニターし，その変化から虚血肢の重症度評価を行う[11]．

B　生理機能検査／2. 各論

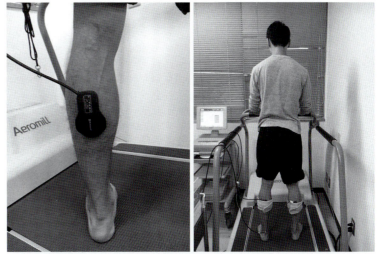

図13　近赤外線分光法(NIRS)のプローブ
腓腹部にセンサープローブを設置し，運動によりずれないように固定する．
(東京医科歯科大学　中島里枝子先生より提供)

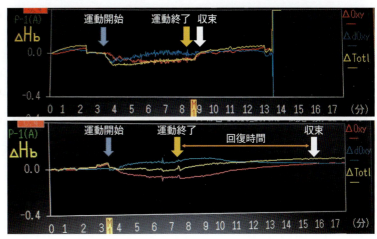

図14　運動前後でのoxy-Hbとdeoxy-Hbの変化
上：健常症例
下：間欠性跛行症例
間欠性跛行症例では，運動開始後から相対的にoxy-Hb(赤線)が減少，deoxy-Hb(青線)が増加している．運動終了後には相対的変化が徐々に回復している．運動終了からoxy-Hbとdeoxy-Hbが基線に回復した時点までの時間を回復時間とする．
(東京医科歯科大学　中島里枝子先生より提供)

## 2　検査の実際

被検者の腓腹部に測定用プローブを装着し，トレッドミルを用いて歩行負荷を行う(図13)．負荷条件は前述の通りであるが，虚血の程度は負荷強度の影響を受けるため，一定の負荷時間(3〜5分)で実施する．健常者では歩行によりoxy-Hbとdeoxy-Hbとの間で若干の相対的変化を生じるものの，歩行終了後速やかに回復するが，下肢虚血が存在する場合では，筋組織における酸素の需要と供給のバランスが崩れることによりoxy-Hbは減少しdeoxy-Hbは増加する．歩行負荷終了後に乖離したoxy-Hbとdeoxy-Hbが収束するまでの時間を回復時間と称して虚血重症度の客観的定量評価に利用する(図14)．回復時間が長いほど重度の虚血肢と診断できる．

NIRSはいまだ一般的に普及された検査とはいえないものの，下肢虚血の重症度評価のみならず静脈疾患にも応用[12]されている．適正な診断・治療のためにも，より客観的な評価が重要である．

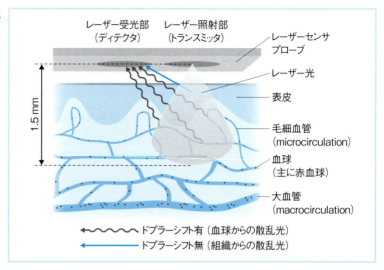

図15 レーザードプラ法による血流モニタリング原理
(資料提供　株式会社カネカメディックス)

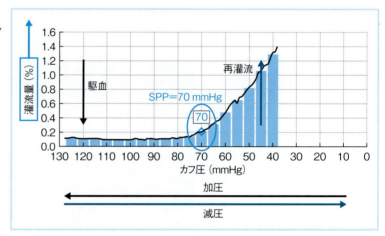

図16 SPP測定
(資料提供　株式会社カネカメディックス)

## g 皮膚灌流圧(SPP)

### 1 測定原理

皮膚灌流圧(skin perfusion pressure：SPP)とは皮膚微小循環血流の程度を表す定量的検査である．レーザードプラセンサを用いて局所の皮下組織の血球(主に赤血球)速度や量を読み取り，この2つの積が相対的な灌流量(%)としてモニタリングしている(図15)．レーザードプラセンサを装着している測定部位を加圧し血流を遮断する．その後一定速度でカフを減圧し，血流が再開し始めるカフ圧をSPP値とする(図16)．レーザー光の微量な変化を利用した検査であるため，体動や不随意運動，周囲の環境に影響されやすい．一度に測定できる部位は1箇所であり，約5〜10分要する．

### 2 実際の測定方法

① 室温を一定(25℃)にし，安静仰臥位を保つ．測定環境を一定にするため足部を覆う靴下などは取っておく．また，微小循環に影響するため，検査前のカフェインの摂取や喫

煙は禁止とする．

② 測定部位にレーザードプラのセンサープローブを置く．測定部位付近に潰瘍があったり，不潔になるような状況であれば皮膚とプローブの間にラップのような無色透明で薄いものであれば挟んでも測定可能である．プローブを置く位置は目視できる静脈の上は避け，触れて骨や腱のない部位を選択する．プローブを覆うように測定部位に合うサイズのカフを巻く．

③ 測定を開始する．カフが加圧され血流が遮断された後，減圧が始まる．血流が再開し始めたカフ圧がSPP値として表示される．現在ほとんどの機器で加圧，減圧，測定値の決定が自動で行われるが，必ずカフの加減圧時に体動がないか確認，自動決定されたSPP値が体動によるノイズを読み取っていないかを目視し，最終的なSPP値は検者が決定する（図17）．

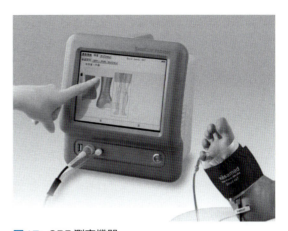

図17　SPP測定機器
（資料提供　株式会社カネカメディックス）

## 3 検査の臨床的意義

　PADのなかでも，重症虚血肢（critical limb ischemia：CLI）では総血流量の低下に加え，皮膚微小循環に異常をきたすため，それを評価することは重要である．SPPはCLIの診断や治療効果の判定，難治性潰瘍の治癒可能性の予測，四肢切断部位の決定に有用な検査である．また，糖尿病患者や慢性透析患者では下肢動脈の中膜に石灰化が起こっていることも多く，足関節上腕血圧比（ankle-brachial pressure index：ABI）では評価できない場合が多いため，石灰化の影響を受けにくいSPPは，この場合の評価としても有用である．

　基準値は文献によって様々であるが，2015年の日米の産官学組織（Peripheral Academic Research Consortium：PARC）によるPAD患者の評価に関する定義[13]のなかで，CLIの診断基準は足部の組織欠損を伴う患者（Rutherford 5,6，Fontaine 4）の場合はSPP値40 mmHg未満，虚血性安静時疼痛のみの患者（Rutherford 4，Fontaine 3）の場合は30 mmHg未満とされる．また，SPP値が40 mmHg以上であれば潰瘍治癒が期待できるとされている[14,15]が，潰瘍の治癒には感染など様々な要素が関連するためこの限りではない．

## h　経皮酸素分圧（TcPO₂）

### 1 測定原理

　経皮酸素分圧（transcutaneous oxygen pressure：TcPO₂）とは皮膚内の酸素分圧を経皮的に測定する定量検査である（表1）．皮膚に電極を貼り付け，電極で加温されることにより皮下から拡散してくる酸素分子を測定する方法である．皮膚組織へ実際に供給される$O_2$量を表しており，この酸素分圧が皮膚灌流と相関を示すことから，皮膚微小循環血流を間接的に測定している（図18）．電極装着後，読み取る酸素分圧値がプラトーに達するまで約15〜20分を要するが，機器によっては6チャンネルまで電極が付いているため一度に1〜6箇所測定することができる（図19）．また，ある程度の体動は検査結果に影響しないため不随運動がある患者には適している．

表1　SPPとTcPO₂の違い

|  | SPP | TcPO₂ |
| --- | --- | --- |
| 測定しているもの | 皮膚微小循環の灌流圧 | 皮膚内酸素分圧 |
| CLI基準値 | 40 mmHg未満（潰瘍あり），30 mmHg未満（安静時痛のみ） | 40 mmHg未満（潰瘍あり），20 mmHg未満（安静時痛のみ） |
| 測定時の疼痛 | 加圧時に感じる場合あり | なし |
| 体動の影響 | あり | なし |
| 動脈中膜の石灰化の影響 | なし | なし |
| 浮腫の影響 | あり（TcPO₂よりは少ない） | あり |
| 皮膚の肥厚の影響 | あり（TcPO₂よりは少ない） | あり |
| 潰瘍部の測定 | 真上でも測定可 | シールを貼る面積を健常な皮膚で確保する必要あり |
| 測定時間 | 5分程度（1箇所あたり） | 15〜20分程度（何箇所測定しても同じ時間） |
| 同時測定可能な箇所数 | 1 | 1〜6 |
| 負荷検査・治療中の連続的なモニタリング | 不可 | 可 |
| 定期的なメンテナンス | 機器のメンテナンスのみ | 機器のメンテナンス　電極メンブレンの定期的な交換 |
| 測定時の消耗品 | なし | あり |

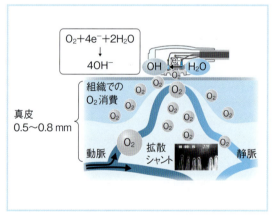

図18　TcPO₂測定原理
（資料提供　ラジオメーター株式会社）

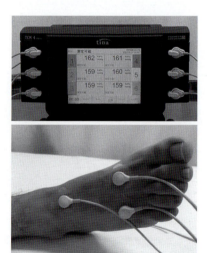

図19　TcPO₂測定機器

## 2　実際の測定方法

① SPP同様，室温を一定（25℃）にし，約15〜20分安静臥床を保つ．測定環境を一定にするため足部を覆う靴下などは取っておく．また，微小循環に影響するため，検査前のカフェインの摂取や喫煙は禁止とする．

② 機器の操作手順に従いキャリブレーションを行う．

③ 測定部位を決定し，皮膚をアルコール綿などで皮脂を拭き取り，電極を取り付ける．専用キットを使用し電解液を介して電極を

皮膚に接触させる．測定部位の選択方法は SPP と同様であるが，電極装着の凹み内に気泡が入ると正確に測定できないため測定部が毛深い場合には剃毛する．また，加齢や心肺機能による動脈血酸素分圧の低下が $TcPO_2$ 値に影響するため，必ず1チャネルは前胸部皮膚で測定しそれを個体内の基準値とする．

④ 測定は電極装着した段階から始まり，値がプラトーに達するまで測定を続ける．通常約15〜20分要する．

## 3 | 検査の臨床的意義

$TcPO_2$ は皮膚の微小循環を測定していることから，SPP と同じ臨床的意義を持つ．また，SPP 同様，下肢動脈中膜の石灰化の影響は受けにくい．$TcPO_2$ は電極の装着にシールを使用するため，測定部位にはシールの面積分の健常な皮膚を確保する必要があり，皮膚が変性している箇所や潰瘍の直上では測定ができない．基準値は文献により様々で，SPP でも記載した PARC の CLI 診断基準では足部の組織欠損を伴う患者（Rutherford 5,6，Fontaine 4）の場合は $TcPO_2$ 値 40 mmHg 未満，虚血性安静時疼痛のみの患者（Rutherford 4，Fontaine 3）の場合は 20 mmHg 未満とされている．$TcPO_2$ は PAD の診断治療ガイドラインである TASC II にも CLI 診断検査として明記されており，30 mmHg 未満を CLI とされる[16]．また，2014年に米国血管外科学会（Society for Vascular Surgery）が Ischemia（虚血）に加え Wound（創），Foot Infection（足部感染）を含めた新しい CLI の定義 WIfI 分類を提唱しており，そのグレードにも $TcPO_2$ 値を含む[17]．$TcPO_2$ は連続的に測定できるため，様々な負荷検査が可能である．下肢挙上負荷や歩行負荷，酸素吸入負荷，投薬負荷などがあり，CLI の重症度や治療予測がより詳しく評価できる．

# i サーモグラフィー

## 1 | 測定原理

サーモグラフィーとは皮膚の放射赤外線量から表面温度を分布図で示した検査法である．皮膚表面温度の生理学的背景は，組織血流量，組織の代謝産熱量，および体表からの熱放散に関与する放射，蒸散，対流の3要素，組織血流量を変化させる血管運動神経の緊張度などがあげられる[18]．これらのいずれかに異常があると考えられる疾患が検査対象となる．血管疾患においては皮膚の表面温度は主に体内の核温度を血流や，皮膚の下部組織からの熱伝導で運ばれてきたものであるため，皮膚の表面温度が皮膚内の循環血流を間接的に表しているとされる．さらに循環障害が起こりやすい四肢，特に手指，足趾では容積に比して表面積が大きいため外界への放熱量が多い．通常は四肢の他の部位よりも高温であるが，循環障害がある場合には変動が著しく，サーモグラフィーに現れやすい．

## 2 | 実際の測定方法

① 室内を一定温度（25℃）に保ち無風とし，高温の赤外線源は測定部位から遮蔽する．約 10〜15分間室温馴化時間を取る．靴下などは脱ぎ，衣服による締め付けは解除しておく．検査前の喫煙は禁止，湿冷湿布，ジアテルミーなどの理学療法は休止とする．EMG，動脈撮影，ミエログラムは検査前24時間は実施しない（針刺入式 EMG とは72時間あけること）．

② 負荷検査がある場合には準備しておく．左右の指標になるものを置き，検査対象部を撮影する．

③ 冷水負荷の場合には4℃の冷水で10秒間負荷を行う．負荷前，負荷後一定の間隔で撮

影する.

## 3 | 検査の臨床的意義

前述のように，皮膚表面温度は血流以外の因子が多く関与しており，血流のみを反映しているわけではない．さらにPADでは様々な定量的検査が確立されているため，PAD診断評価の検査としてサーモグラフィーは重要でない．循環障害のなかでもレイノー現象を呈する場合や，レイノー病の診断には有用とされる．Forsterらによると冷水負荷後6分後の測定で負荷前の皮膚表面温度の63％に回復していることをカットオフ値とし，これらはレイノー病の診断において感度74％，特異度95％としている[19].

## j | 空気容積脈波（APG）

### 1 | 空気容積脈波とは

空気容積脈波は，air plethysmographyの訳であり，APGと略される．プレチスモグラフィーは，容積脈波（プレチスモグラム）を用いて容積の変化を測定する方法であり，APGでは空気を充塡したカフを用いる．

本法は，主に下肢の静脈機能を評価するのに用いられている．静脈の機能は，末梢の血液を中枢へ送る『還流作用』と，送られた血液の逆流を防止する『静脈弁の機能』の2つから評価される．『還流作用』は，下腿から中枢へ向かう静脈に障害となる構造がないこと，立位においては下腿の筋ポンプによる十分な駆出力が保たれていることにより成立し，『静脈弁の機能』は，立位において静脈血が重力により末梢側へ逆流するのを防止することを示す．

下肢静脈に対する無侵襲診断では超音波検査による形態的・定性的評価が主流となった今日ではあるが，APGを用いた下肢静脈の機能的・定量的評価法は，病態の全体像を捉えることが可能で

あり，重症度の評価や治療後の効果判定に有用な検査法であるといえる（**表2**）.

### 2 | 機器と原理

APGは，下腿を包み込むセンシングカフと，カフ内圧の変化を検知する圧トランスデューサー，これを解析し容量変化として表示するコンピュータからなる（**図20**）[20].センシングカフは伸縮性のない素材でできており，これを対象肢の下腿に装着して空気を充塡する．体位変換や運動，駆血といった負荷によって生じる下腿容量の増減は，カフ内圧の上昇または下降としてダイナミックに捉えられ，ミリリットルを単位とした容量で経時的に記録される．各試験の開始前には，100 mLの空気をカフ内へ注入してその前後の圧変化を記憶させ，対象肢の太さや硬さの違いによる圧変化の較正を行う必要がある．

### 3 | 測定項目

広く一般に用いられているNicolaidesらによる方法を記す（**図21**）[20].

### 4 | 測定値の解釈

各評価項目の基準値は**表2**に示した．

VV：下肢静脈瘤例で高値となる．

VFI：静脈弁不全例で高値となる．

EF：良好なつま先立ち運動ができない症例で低値となる．

OF：深部静脈血栓症例で低値となる．

### 5 | 注意すべきこと

検査の施行にあたり注意すべきことを以下に記す[21, 22].

- 室温を一定に保つ：APGは検査中の気温変化に鋭敏に反応するため，測定中はエアコンの温度や風量の設定を変更しないようにする．
- 実施時刻を記録する：静脈の機能は朝に比べ夕方に低下するとされ，特にVVやVFIが上昇す

表2 APG測定項目の基準値

| | 基準値 | 解釈/解説/方法 |
|---|---|---|
| VV (venous volume) | <150 mL | 立位安静時の静脈血貯留量を示し，静脈瘤など拡張があると高値，広範囲の深部静脈血栓で低値<br>仰臥位とし，脱力させた状態で測定肢を45°程度に挙上しゼロ点をとったあと，立位へ変換する．立位では測定肢は引き続き脱力状態とし，重心は対側へ置く（initial position）．APGよる容量曲線は，立位変換後の下腿への静脈血貯留に伴い上昇し，やがてプラトーに達する．この貯留量をVVとし単位はmLで表される. |
| VFI (venous filling index) | <2 mL/s | 逆流の程度を表し，大腿〜膝窩部の静脈弁不全で高値<br>VVの90%を，体位変換からそれに達するまでにかかった時間で除して算出される．VFIは静脈の貯留速度を表し，単位はmL/sである． |
| EF (ejection fraction) | >40% | 下腿筋ポンプの強さを表し，下腿筋ポンプ作用低下で低値，下肢静脈中枢側の閉塞でも低値<br>initial position（静脈血貯留状態）で安定を得てから，両下肢でつま先立ち運動を1回，数秒間かけておこなう．容量曲線は運動時に急峻な下降を示し，運動後は速やかに元値へ戻る．この変化量は下腿筋ポンプによる還流容量（EV）とされ，全貯留量VVに対する割合を算出し，EF（単位は%）として表される． |
| RVF (residual volume fraction) | <35% | 筋ポンプの持続的作用と逆流の2つの要素を総合した指標．筋ポンプ持続的作用の低下，重度の逆流で低値，下肢静脈中枢側の閉塞でも低値，下肢静脈圧とよく相関<br>EF測定時と同様にinitial positionのあと，両下肢でつま先立ち運動を10回，1秒に1回のペースで行う．容量曲線は運動に合わせて連続した下降曲線となり，運動を継続してもそれ以下にはならないと推測される値が得られる（RV）．RVは継続的な筋ポンプ作用によっても駆出されずに下腿に残こる静脈血貯留量を示し，全貯留量に対する割合はRVF（単位は%）と表される． |
| OF (outflow fraction) | >35% | 下肢静脈の開存性を表し，膝窩部より中枢側の深部静脈閉塞性病変で低値<br>仰臥位で測定肢のかかとを専用のクッションにのせて挙上し，大腿中枢側に装着した幅10 cmの駆血帯を70 mmHgに加圧して静脈還流を遮断し，120秒待機する．容量曲線がプラトーとなり下腿静脈うっ血量が一定を示したら，大腿の駆血を急速解除する．下腿から中枢への静脈還流に伴い容量曲線は下降し，十数秒ののちにベースラインへ帰する．OFは駆血解除直後1秒間の還流量を全うっ血量（VC）に対する割合として算出される（単位は%）. |

る傾向にある．このため，経過観察などで前値との比較が必要な場合には，実施時刻を可能な範囲で近いものとする配慮が必要である．

- 視診・周径計測：依頼病名と照らし合わせながら，潰瘍や色素沈着の位置，発赤や熱感の有無について確認し，周径は少なくとも下腿部最大値と足首周囲の最小値を記録する．なお，下腿周径が50 cmを超えるような場合には，センシングカフのサイズ適応から外れてしまうため，精確な測定が困難となる．
- 腰痛，膝痛がある場合：肢のむくみと腰痛，膝痛を同時に抱える患者は多い．検査当日に特に悪化している状態でなければ，安全に気をつけ

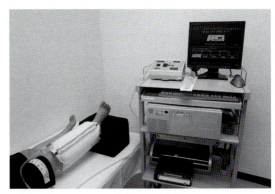

図20 APG機器の構成
センシングカフ：下腿の容量変化を捉える
圧トランスデューサー：カフとチューブでつながっており，内圧の変化を容積に変換する
較正用シリンジ：100 mLの空気をカフに注入して較正を行う
コンピュータ：解析，データ表示用

### 図21 波形と測定項目
上：VFI，EF，RVFテスト
下：OFテスト

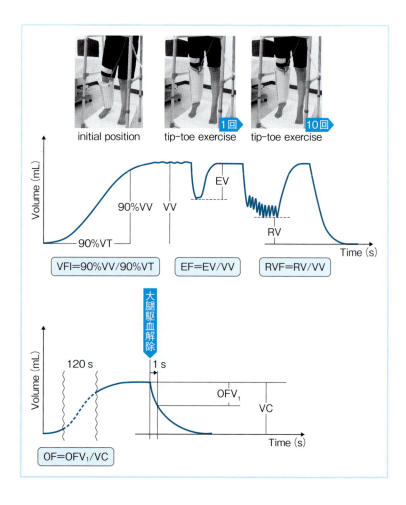

ながら検査は可能である．体位変換や運動負荷もできる範囲で行うことで，逆流や下腿筋ポンプ機能について現状を把握することができる．

- 末梢動脈疾患との関連：静脈の機能検査は，動脈の正常なinflowが保たれていることが前提となる．また，下肢閉塞性動脈硬化症などにより動脈圧が低下している場合には，駆血負荷により血流の遮断を引き起こす危険性もある．検査前の視診，触診は欠かさず行い，疑わしい場合にはABI測定により確認する必要がある．

APGは，現在のところ，日常診療において静脈の機能(還流・逆流)を定量的に診断できる唯一の方法といえる．測定項目が多いため理解が難しく感じるが，検査の対象となる疾患の病態を把握し，下肢静脈瘤であるなら弁不全による逆流を評価できるVFI，下肢深部静脈血栓症なら血栓閉塞による還流障害でOF，というように評価の中心となる項目を読み解くことから始めるとよい．罹患期間が長く，複数の要因から症状が現れる静脈疾患の病態を正確に把捉するためには，必需の検査法である．

## k FMD

### 1 FMDとは

flow-mediated dilatationの略で血流介在(または血流依存性)血管拡張反応と訳される．この反応は，血管内皮機能検査として応用されている[23]．

## 2 背景

血管の最内層に位置する血管内皮は多様な生理活性物質の産生制御能を有し，血管の収縮と拡張作用，血管平滑筋細胞の増殖と抗増殖作用，凝固と抗凝固作用，炎症と抗炎症作用，酸化と抗酸化作用により血管構造の維持を図っている．

一方，高血圧，脂質異常症，糖尿病，喫煙，肥満，運動不足，塩分の過剰摂取，閉経などの病態や因子は，血管の内皮機能を障害し，上記の各作用のバランスが崩れることで動脈硬化を発症させることが知られており，この障害を早期に発見し評価することが動脈硬化の予防に重要とされる．

血管内皮から産生・分泌される血管拡張因子のうち特にNOは動脈硬化において重要な役割を担っており，導管動脈においては最も大きな影響力を有する．FMDはNO依存性の内皮機能を評価しているとされる．

## 3 測定方法

上腕動脈を対象とし，超音波装置を用いて評価する．

① 安静時の血管径を測定する．
② 前腕部をマンシェットで駆血する．駆血圧は収縮期血圧＋30〜50 mmHgとし，動脈血流を完全に遮断した状態を5分間維持する．
③ マンシェットを開放し，血管径の経時的変化を記録する．

駆血解除後の急激な血流増加による血管内皮へのずり応力（shear stress）増大が生じ，NOに代表される血管拡張物質が放出されて血管平滑筋細胞に作用した結果，上腕動脈の拡張が生じる．通常，阻血解除後60秒前後に最大拡張径を得る．

FMDは安静時血管径に対する最大拡張血管径の比率であり，下記の式で表される．

$$FMD(\%) = \frac{最大拡張血管径 - 安静時血管径}{安静時血管径} \times 100$$

さらに付随する検査として，ニトログリセリン誘発性内皮非依存性血管拡張反応（NMD）の測定がある．FMD施行後，ニトログリセリンを用いて動脈径の最大拡張から拡張率を記録するものである．FMDと併用することで，内皮障害に特異的な障害か，または血管平滑筋機能や血管構造の変化に由来する障害かを判別することができる．

血管径の測定には血管内腔径測定法が推奨されている．高解像度のプローブ（10 MHz以上）を用い，内膜中膜複合体が遠位・近位側ともに描出される位置で最大径を測定することが重要である．

阻血圧迫のためのカフの装着位置については，上腕駆血では比較的大きな充血反応を得られる一方でカフ解放時の血管像のズレが生じやすく，前腕駆血では上腕駆血に比べて拡張反応が小さいが再現性の高いデータが得られるとされる．今後診療に利用されるためには，手技の容易な前腕駆血が適切と考えられている．

## 4 基準値

現在のところ，明確な基準値は存在しない．多数の研究により様々な要因で結果が異なることが報告されている．たとえば，測定方法（血管径測定方法および阻血部位の違い），年齢（高齢者でFMDが低値），性差（男性または閉経後の女性でFMDが低値）などである．

血管内皮機能低下は動脈硬化の初期段階であり，FMDはそれを捉えることができる指標である．現在はまだ一般診療に用いられるまでにはいたっていないが，予後予測が可能な指標としての有用性が多数示されており，早期の検査法標準化，基準値設定が望まれる．

## ●文献

1) BHATT D et al：International prevalence, recognition, and tretment of cardiovascular risk factor in outpatients with atherothrombosis. JAMA **295**：180-189, 2006

2) 真野修江：ABPI（足関節／上腕血圧比）検査について．Arterial Stiffness **15**：21-22, 2009

3) 三木　俊：血管疾患の治療・検査における用語解説．PWV/CAVI　バスキュラー・ラボ **10**：369-373, 2013

4) 三木　俊：検査レポート作成指南・21 ABI検査編．医学検査 **61**：1071-1081, 2017

5) 循環器病の診断と治療に関するガイドライン：冠動脈病変の非侵襲的診断法に関するガイドライン．Circ J **73**（Suppl. Ⅲ）：1023, 2009

6) 日本脈管学会（編）：下肢閉塞性動脈硬化症の診断・治療方針Ⅱ，メディカルトリビューン，p.35, 2007

7) 藤岡顕太郎ほか：間歇性跛行症例に対する薬効評価法－日本脈管学会間歇性跛行重症度評価小委員会報告．脈管学 **40**：851-857, 2000

8) 日本脈管学会（編）：下肢閉塞性動脈硬化症の診断・治療方針Ⅱ，メディカルトリビューン，p.42, 2007

9) Gardner A W et al：Progressive vs single-stage treadmill tests for evaluation of claudication. Med Sci Sports Exerc **23**：402-440, 1990

10) Rutherford RB et al：Recommended standards for reports dealing with lower extremity ischemia：revised version．J Vasc Surg **26**：517-538, 1997

11) 市来正隆ほか：近赤外線分光法を臨床応用した間歇性跛行肢の重症度評価法．脈管学 **35**：53-59, 1995

12) Hosoi Y et al：A new method for assessment of venous insufficiency in primary varicose veins using near-infrared spectroscopy. J Vasc Surg **26**：53-60, 1997

13) Patel MR et al：Evaluation and treatment of patients with lower extremity peripheral artery disease：consensus definitions from Peripheral Academic Research Consortium（PARC）. J Am Coll Cardiol **65**：931-941, 2015

14) Adera HM et al：Prediction of amputaion wound healing with skin perfusion pressure. J Vasc Surg **21**：823-828, 1995

15) Castronuovo JJ Jr et al：Skin perfu- sion pressure mesurement is valuable in the diagnosis of critical limb ischemia. J Vasc Surg **26**：629-637, 1997

16) Norgren L et al：Inter-Society consensus for the Management of peripheral arterial disease（TASC Ⅱ）. J Vasc Surg **45**（Suppl）：S5-S67, 2007

17) Mills JL et al：The Society for Vascular Surgery Lower Extremity Threatened Limb Classification System: Risk stratification based on Wound, Ischemia, and foot Infection（WIfI）. J Vasc Surg **59**：220-234, 2014

18) 渥美和彦：サーモグラフィーの基礎．医用サーモグラフィ，日本サーモグラフィー学会（編），中山書店，p.3-10, 1984

19) Cronenwett JL：Upper extremity arterial disease. Rutherford's Vascular Surgery 8th Ed, SAUNDERS, p.1832-1835, 2014

20) Nicolaides AN et al：Investigation of patients with deep vein thrombosis and chronic venous insufficiency. Med-Orion, 1991

21) 久保田義則ほか：空気容積脈波．血管無侵襲診断の実際，血管無侵襲診断法研究会（編），文光堂，p.22-29, 2001

22) 佐戸川弘之ほか：脈波：静脈．血管検査マニュアル，Vascular Lab増刊，メディカ出版，p.37-41, 2005

23) 山科　章ほか：血管機能の非侵襲的評価法に関するガイドライン．循環器病の診断と治療に関するガイドライン，2011-2012年度合同研究班報告，p.8-12, p.14-21, 2013

# 1章 脈管疾患の診断

## C 超音波検査
## 1. 概説

超音波検査は，無侵襲でベッドサイドでも実施できることより，血管疾患のみならず広い診療科で利用される画像診断である．超音波技術の発達とともに血管疾患の超音波診断に対する装置の改善向上も目ざましい．

### a 超音波検査の原理と特徴

#### 1 超音波とは

超音波は，"音"の一種であるが，人間の耳で聞き取ることのできる音域は，約20〜20,000 Hzとされている．これより高い周波数の音を"超音波"といい，"聞くことを目的としない音"と定義されている．また可聴域よりも低い周波数の音を超低周波音と呼ぶ．実際の超音波診断装置では，2,000,000〜15,000,000 Hz（2〜15 MHz）程度の周波数のものが用いられる．

#### 2 超音波検査の特徴

超音波の長所は，①非侵襲，②放射線のような被曝がなく安全，③臓器の動きをリアルタイムで観察可能，④軟部組織の描出に優れる，⑤任意の断面が設定可能，⑥ドプラ法により血流情報が得られる，⑦装置が小型で移動が容易，などがあげられる．

超音波の問題点としては，①骨や空気により画像が得られない部位あり，②超音波特有のアーチファクト，③視野が限られる，④検者の技量により情報量，診断能に差がある，などがあげられる．

#### 3 走査方法と発信周波数（図1，図2）

検査部位に応じた適切な探触子選択が必要となる．血管領域で使用する探触子はリニアやコンベックス，セクタなどがある．

また発信周波数は血管の深さに応じて選択する．一般に高周波になるほど距離分解能が向上するのでより微細な構造がわかるが，減衰が大きくなるために深い部分が観察できなくなる．臨床で主に使用される探触子は，2〜15 MHz程度である．

#### 4 走査方法

A mode（Amplitude mode）：エコーの強さ（振幅）を縦軸，距離を横軸にした表示方法．初期の超音波診断装置で用いられたが近年は日常臨床で用いられることはまれである．

B mode（Brigtness mode）：エコーの強さを明るさの強弱に変換（輝度変調）し，画像に表示したもので，現在の超音波検査の基本となるもの．

M mode（Motion mode）：動いているエコー源の経時的変化を表示する．縦軸を距離，横軸を時間にした表示法．心臓のような動きの大きな臓器で用いるが，血管領域では，プラークの可動性や，動脈解離の解離膜の可動性を表すときなどに用いる．

#### 5 ドプラ法

(a) ドプラ法の原理

遠ざかる物体から反射（または発生）した音は，

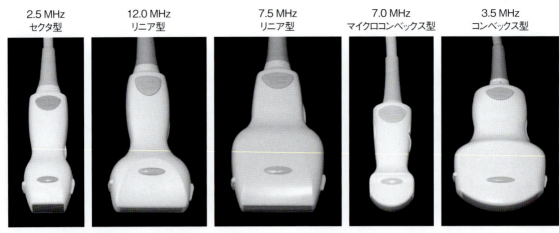

図1 血管超音波検査で用いる探触子

図2 超音波検査のスキャン方法

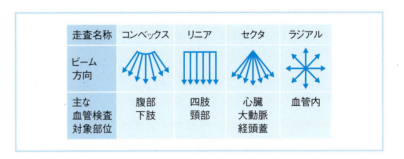

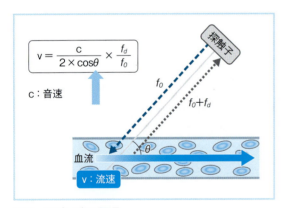

図3 ドプラ法の原理

元の音よりも低く,または近づく物体から反射(または発生)した音は,元の音よりも高くなる現象.この効果を用いて超音波診断装置では,反射体(赤血球)がどちらの方向にどの程度の速さで移動しているかを捉らえることができる(図3).

(b) ドプラ法の角度依存性

ドプラ法は原理上,ドプラ入射角度($\theta$)によりドプラシフトが異なるため角度補正を行う必要がある.ただし$\theta$が大きいほど角度補正誤差が大きくなる.特に60°を越えると誤差が急に大きくなる.また血流波形も大きく変化する.検査では$\theta$を常に小さくする努力が必要である.探触子の圧迫方法の工夫や探触子を変更する.ただし表在血管で一般的なリニア型探触子では,ドプラビームを斜め(スラント)走査して$\theta$を小さくすることが可能である.

(c) ドプラの種類

ドプラ法の種類を**表1**にまとめた.

(d) カラードプラ表示法

①**速度表示**:血管エコーでは速度表示で検査することが多い.探触子に近づく血流は暖色(赤)系,遠ざかる血流は寒色(青)系で表示される.

表1 ドプラ法の種類

| | 送受信 | 特徴 |
|---|---|---|
| 連続波ドプラ法 | 別々の素子<br>一方向に連続的に送信・受信 | 位置情報なし<br>高速な異常の流れの測定に向く<br>Bモード（断層像）に重ねてリアルタイム表示はできない |
| カラードプラ法 | 同一の素子<br>一方向に間欠的に送信・受信 | 位置情報あり<br>低流速の測定に向く<br>Bモード（断層像）に重ねてリアルタイム表示 |
| カラーフローマッピング法 | 同一の素子<br>多方向に間欠的に送信・受信 | 位置情報あり（面の情報）<br>異常な流れの発見に向く<br>Bモード（断層像）に重ねてリアルタイム表示 |

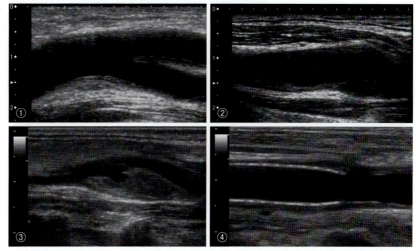

図4 頸動脈病変（プラーク）の評価（Bモード）
①高輝度均質病変
②不均質病変
③潰瘍性病変
④ステント留置例
画像は左側が心臓側．

②**速度分散表示**：心エコーでよく用いる速度分散表示であるが血管検査では，血流シグナルの描出を優先するためにあまり用いることはない．

③**パワー表示**：ドプラ信号のパワーをカラー表示したパワー表示法は血流検出感度に優れるものの，血流方向がわからないという特徴を持つ．末梢血管や遅い血流部位での血管開存性評価に用いられる．

近年の超音波診断装置は，容易に綺麗な画像が出せるようになった．しかしいくら臨床的な知識が豊富でも超音波の特性を理解しないで検査すると，正確な結果を導き出すことはできないので，超音波の基礎知識も習得して検査に望んでほしい．

## b 超音波検査の適応

超音波検査は，検査対象が全身に及ぶ．適切な探触子を選択して種々の血管疾患の評価に対して用いられている．また血管のみならず血管周囲の臓器との関連性も評価できる．

### 1 形態の評価（Bモード）―血管内病変の評価

動脈：粥状硬化によるプラーク評価（狭窄の程度，プラーク性状，潰瘍の有無）やステントや人工血管の評価など（図4），大動脈瘤の評価，解離

図5 カラードプラ法の有用性(大腿動脈縦断像)
①浅大腿動脈起始部狭窄例
②浅大腿動脈起始部閉塞例
③外腸骨動脈〜総大腿動脈閉塞例 (大腿深動脈が側副血行路となり浅大腿動脈に灌流している)

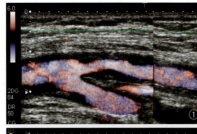
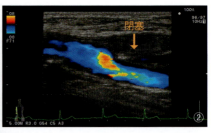
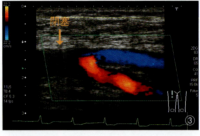

の有無

静脈:深部静脈血栓症の評価

血管外の病変:腹水や胸水,リンパ節,腫瘤(腫瘍,血腫,囊胞など)

## 2 血流の評価

### (a) カラードプラ法

動脈:血管狭窄や閉塞部位の特定ができる.また閉塞により生じた側副血行路の評価もできる(図5).また動静脈瘻の評価も可能である(図5).

静脈:血栓閉塞や静脈弁不全の評価ができる(図6).

### (b) パルスドプラ法(および連続波ドプラ法)

動脈:血流波形の解析により様々な血管内病変の評価ができる.閉塞部の推定,狭窄病変の狭窄率の推定,末梢血管抵抗の推定(図7).

静脈:弁不全の評価(逆流の評価),中枢側血流障害(心不全,血栓や腫瘍による下大静脈閉塞)の評価

## 3 弾性の評価

動脈の拍動による血管径の口径変化と血圧(最高血圧,最低血圧)がわかれば,動脈の弾性(硬さ)が評価ができる.

超音波検査の臨床応用の概論を述べた.詳細は各論の参照されたい.

● 文献
1) 甲子乃人:超音波の基礎と装置,ベクトルコア,1994
2) 佐藤 洋ほか:血管超音波検査のテクニック.Medical Technology 25:385-427, 1997
3) 入江喬介,佐藤 洋:血管エコーにおける血流の基礎知識.インナービジョン 18(11):56-63, 2003
4) 佐藤 洋: 血管超音波検査における装置設定と基本走査,アーチファクト.Medical Technology別冊 超音波エキスパート1,医歯薬出版,p.10-42, 2004
5) 佐藤 洋:装置の基本(設定,条件など).血管エコーABC,メジカルビュー社,p.34-44, 2006

C 超音波検査／1. 概説

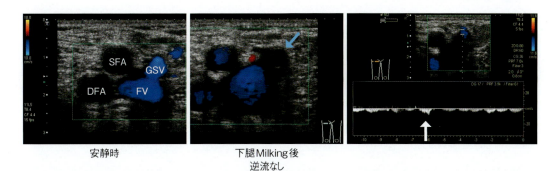

**図6** 静脈弁不全の評価（カラードプラ法，パルスドプラ法の有用性）
左下肢静脈瘤
上段：右大伏在－大腿静脈接合部　横断像　　逆流なし
下段：左大伏在－大腿静脈接合部　横断像　　逆流あり
白矢印：下腿milking（立位での検査）

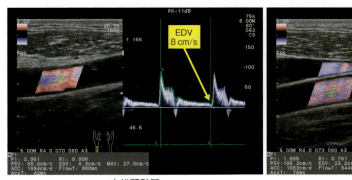
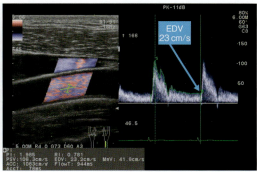

$$\text{ED ratio} = \frac{23}{8} \fallingdotseq 2.88$$

**図7** 血流波形の左右差からわかる異常所見（パルスドプラ法の有用性）
右内頸動脈閉塞
総頸動脈　拡張末期血流速（EDV）　右；8 cm/s，左；23 cm/s
ED ratio＝23/8≒2.88（ED ratio　正常値＜1.35）
画像は左側が心臓側

93

# 1章 脈管疾患の診断

## C 超音波検査
## 2. 各論

### a 頸部の血管

本項は日本超音波医学会の頸動脈超音波診断ガイドライン委員会が作成した「超音波による頸動脈病変の標準的評価法2017」[1] (以下,「標準的評価法2017」) を基本とした評価法を記載する. また, 用語などに関しても「標準的評価法2017」を参照していただきたい.

### 1 頸動脈エコーのアプローチ

#### (a) 血管断面像の表示

「標準的評価法2017」では, 頸動脈短軸断面の表示方法は, 仰臥位の被検者を足側から俯瞰する像 (図1上段) を基本としている. 長軸断面の表示方法は規定されていないが施設内で統一し, 他施設での画像閲覧を考慮して記録画像にコメントやボディマークなどを表示することを推奨している. 本項では, 血管の長軸断面は右側に血管の末梢側 (頭側) が描出される像を用いる (図1下段).

#### (b) 観察範囲

頸動脈エコーの観察領域は, 左右ともに総頸動脈 (common carotid artery: CCA), 頸動脈洞 (carotid bulb: CB), 内頸動脈 (internal carotid artery: ICA), および椎骨動脈 (vertebral artery: VA) で観察可能な領域とする. また, 必要に応じて外頸動脈 (external carotid artery: ECA), 鎖骨下動脈 (subclavian artery: SCA), 腕頭動脈 (brachiocephalic artery: BCA), およびそれらの分枝血管も含む. ただし, 血管壁厚の計測範囲やプラーク病変の観察領域は, 総頸動脈, 頸動脈洞および内頸動脈を必須とし, 腕頭動脈や椎骨動脈は必要に応じて行う.

#### (c) 内頸動脈と外頸動脈の同定

多くの症例で内頸動脈の起始部は, 外頸動脈の外側後方を走行し, 遠位部は外頸動脈の背側で交叉し深部方向に走行する. しかし, 起始部での内頸動脈と外頸動脈の位置関係では鑑別が困難な症例も多い.

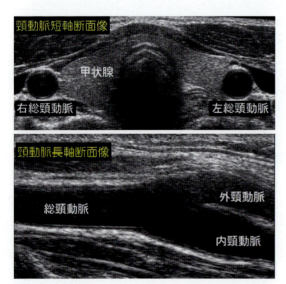

**図1** 超音波検査による頸部血管断面像の表示方法
上段:短軸断面像は被検者の尾側からの俯瞰像.
下段:長軸断面像は規定されていないが, 本項では, 血管の長軸断面は右側に血管の末梢側 (頭側) が描出される像を用いる.

**図2 内頸動脈と外頸動脈の鑑別点**
2D断層像で鑑別が困難な場合は，パルスドプラ血流波形を比較することで鑑別可能である．

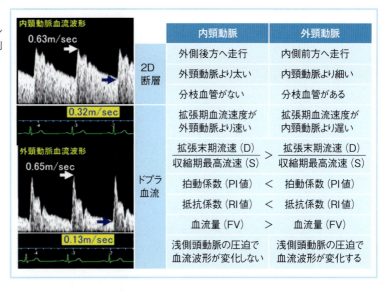

**図3 病理組織と超音波長軸断面のシェーマ図による比較**
遠位壁の内中膜複合体の計測ポイントは病理組織と一致するが，近位壁は病理組織と一致した計測は不可能である．
(尾崎俊也："検査-頸部"．保存版！血管診療図解テキスト．Vascular Lab別冊．松尾汎(監修)．メディカ出版，p.154-168，2015[3]を参考に作成)

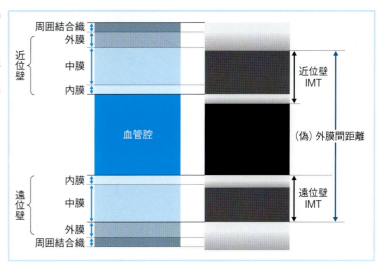

　超音波断層像では，多くの症例が内頸動脈は外頸動脈に比べ起始部が太く，分枝血管(上甲状腺動脈など)が存在しない点で鑑別可能である．また，超音波断層像で鑑別が困難な場合は，カラードプラ法で分枝血管の有無を観察するか，パルスドプラ血流波形を比較し鑑別する(図2)．

## 2 血管の走行と形態

### (a) 血管走行の観察

　頸動脈系，椎骨脳底動脈系，およびその分枝血管の発生学的な異常(normal variations)の有無を観察する．次に，内頸動脈と外頸動脈の分岐部の高さ(多くは第4頸椎付近)，椎骨動脈の頸椎横突孔への入口部(通常は第6頸椎)，血管径など左右を比較して観察する．さらに，血管の蛇行，旋回，および屈曲などの有無をカラードプラ法も併用して観察する．

### (b) 血管径の計測

　血管径の計測は，近位壁(near wall)と遠位壁(far wall)の内中膜複合体と外膜との境界間を計

測する（偽）外膜間距離を用いる（**図3**）．また，頸動脈は血管拍動に伴い血管径が変化するため，血管の収縮後期（心室の拡張後期）の時相で次に記載する部位で計測する．

① 総頸動脈は，遠位壁の頸動脈洞との境界から1 cm中枢側で計測する．

② 内頸動脈は，起始部が頸動脈洞から連続して膨隆し，その後は徐々に細くなり，一定の径となる形状のため，起始部より数cm末梢で血管径の安定した部位で計測する．

③ 椎骨動脈は，描出が可能で同定が容易な第3から第6頸椎の頸椎横突起間を計測部位とする．

血管の拡張形態は，限局性と広汎性，紡錘状と囊状に分類されるが，特に拡張が疑われた場合は血管内腔も詳細に観察し，解離所見であるflapの有無に注意する．その際，カラードプラによる観察が有効である．

## 3　内中膜複合体の評価

### （a）内中膜複合体・内中膜厚

健常者の頸動脈の長軸断像は，近位壁，遠位壁ともに高エコー，低エコー，高エコーの3層構造を示す．その内側2層が内膜中膜複合体（intima-media complex：IMC），その合計の厚みが内中膜厚（intima-media thickness：IMT）と称される．

超音波断面像と病理標本との比較[3]では，近位壁の中膜と外膜との境界が同定し得ない．ただし，近位壁のIMTの計測は，内膜と血管内腔とで生じた内側高エコー層の下縁（trailing edge）と，外膜と中膜間で生じた外側高エコー層の下縁（trailing edge）間との計測で代用することが可能である（**図3**）．

### （b）最大内中膜厚

最大内中膜厚（maximum intima-media thickness：max IMT）は，「左右の総頸動脈（CCA），頸動脈洞（CB），および内頸動脈（ICA）の近位壁と遠位壁，および内側壁（medial wall）と外側壁（lateral wall）の観察可能な領域における最大の内中膜厚」と記載され，その部位がプラーク病変の範疇に入るかは問わずに，最大肥厚部位を計測する．また，各領域のmax IMTは，総頸動脈が"IMT-Cmax"，頸動脈洞が"IMT-Bmax"，内頸動脈が"IMT-Imax"と表記され，さらに左右で評価する場合，右側は"rt-"，左側は"lt-"を付記して表現する．ただし，閉塞または石灰化に伴い計測困難な場合には"評価（計測）不能"とする．

max IMTの計測精度に関しては，最小単位の0.1 mmを考慮し，計測誤差を最小限にするため画像サイズを最大深度3 cm以内とし，必要に応じてズーム機能を用いて計測する．

IMTの加齢変化は健常者では0.009 mm/年前後と記載されているが，「標準的評価法2017」ではmax IMTの基準値が記載されていない．10歳代毎の加齢変化を0.1 mm増減する基準値（**図4**）を参考データとして掲載[2]するが，現状では各施設で基準値を設定する必要がある．

### （c）IMT-C10

総頸動脈と頸動脈洞の移行部より中枢側1 cmの遠位壁におけるIMTは，"IMT-C10"（**図5上段**）といわれ，固定部位の経過観察に有効であるとの報告がある．

### （d）平均内中膜厚

総頸動脈の血管長軸像における複数点のIMTの平均値を平均内中膜厚（mean intima-media thickness：mean IMT）という．ただし，「標準的評価法2017」では計測方法は標準化されておらずオプションの計測項目とされている．また，欧米での計測方法である，総頸動脈の遠位端から少なくとも0.5 cm中枢側の遠位壁（far wall）で，プラーク病変を含まず，明瞭な2重エコーラインが確認できる1 cm幅の領域で100点以上の計測を行う自動トレース法（**図5下段**）が，参考として記載されている．

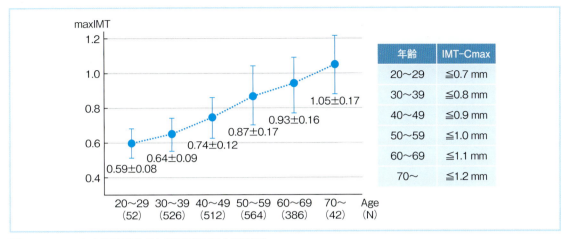

**図4　max IMT の加齢変化の年代別グラフと基準値**
早期動脈硬化研究会の総頸動脈 max IMT の年代別分布と，10歳代毎の加齢変化基準値を示す．
（http://www.imt-ca.com[2]）を参考に作成）

## 4 プラーク病変の評価

### (a) 頸動脈プラークの定義

「1.1 mm 以上の限局した隆起性病変（血管長軸または短軸断面で隆起と認知できる血管腔へのIMCの突出像）」を総称するが，欧米での検討をもとに，評価対象とするのは"最大厚が1.5 mm 超のプラーク"とすることが提案されている．また，血管外膜側に隆起する"vascular remodeling"の症例は，血管腔への隆起の有無に関係なく，IMC の最大厚が1.5 mm を超えたプラークはすべて評価対象とする．

### (b) プラークのサイズ

プラークのサイズは，最大厚，血管長軸方向へのプラークの伸展範囲，血管短軸断面のプラークの面積（占有率）などの計測方法が用いられている．

プラークの最大厚の計測ポイントは，IMT の計測と同様に隆起部の頂点から IMC と外膜との境界面までとする．

### (c) プラークの分類

プラークの分類は，エコー輝度と均質性によるプラーク内部の性状，プラーク表面の形態，プラークの可動性などが用いられているが，評価対象は最大厚が1.5 mm を超えたものとしている．

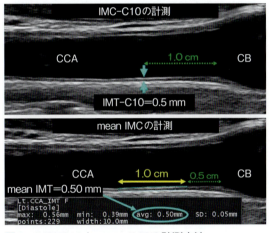

**図5　IMT-C10とmean IMTの計測方法**
上段：総頸動脈と頸動脈洞の境界より1 cm 中枢側の遠位壁のIMTをIMC-C10として測定する．
下段：総頸動脈と頸動脈洞の境界より0.5 cm 中枢側までの遠位壁1 cm の領域を自動トレースし，100点以上のIMTを平均してmean IMTを測定する．

また，脳梗塞再発などとの関連が指摘されているプラークを"注意すべきプラーク"と称し別途に扱われている．

"注意すべきプラーク"は，可動性プラーク，急速な進行および形態変化を示すプラーク，低輝度プラーク，線維性被膜の薄いプラーク，潰瘍形成を伴うプラークなどが含まれる．特に，可動性プ

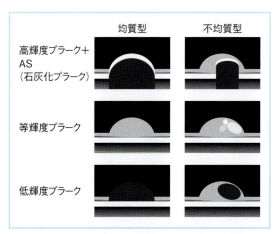

**図6 輝度と均質性によるプラーク性状の6分類**
プラーク周囲の非病変部IMCの輝度と比較し，さらにプラーク全体の均質性を評価して，プラークの性状を6分類とする．
(日本超音波医学会用語・診断基準委員会，頸動脈超音波診断ガイドライン小委員会：超音波による頸動脈病変の標準的評価法2017　https://www.jsum.or.jp/committe/diagnostic/pdf/jsum0515-guideline.pdf[1])を参考に作成)

ラークや急速な進行および形態変化を示すプラークは，速やかな報告を行うことと記載されている．

### (d) プラークの性状分類

プラーク内部のエコー輝度を評価する際の対象構造物は，プラーク周囲の非病変部のIMCとし，同一断面の画像で比較して判定する．また，観察深度や記録条件によってエコー輝度が変化するため，可能な限りプラーク病変と同側（近位壁側または遠位壁側）の非病変部のIMCを対象構造物とする．

「標準的評価法2017」では以下の①～③の輝度と均質性で6つに分類されている（図6）．ただし，多方向からのアプローチでも描出が不良で，内部エコーの評価が困難な場合は，無理には性状分類をせず「内部性状不明」と記載する．

① 対象構造物のIMCと比べ低輝度領域を含むものを"低輝度プラーク：low echo plaque，hypoechoic plaque またはecholucent plaque"とし，プラーク全体が低輝度で均質なものを「低輝度均質型プラーク」，また，プラークの一部が低輝度で不均質なものを「低輝度不均質型プラーク」と分類する．

② 対象構造物のIMCと比べ等輝度からやや高輝度なものは"等輝度プラーク：isoechoic plaque またはechogenic plaque"とし，輝度の分布が均質なものを「等輝度均質型プラーク」，また，不均質なものを「等輝度不均質型プラーク」と分類する．

③ 対象構造物のIMCと比較して高輝度で，かつ音響陰影（acoustic shadow：AS）を伴うものは"高輝度プラーク：high echo plaqueまたはhyperechoic plaque"とし，石灰化を伴う病変から"石灰化プラーク：calcifid plaque"とも称される．また，プラーク全体が高輝度病変として観察されるものを「高輝度均質型プラーク」，プラークの一部が高輝度に観察される場合は「高輝度不均質型プラーク」と分類する．

### (e) プラーク表面の形態分類

プラーク表面の形態は，平滑（smooth），不整（irregular），および潰瘍（ulcer）に分類される．

① 平滑とは，表面がほぼスムーズなラインとして表現されるもので，隆起の形態は判断基準に含めない．

② 不整とは，表面に不規則な凹凸を認め，潰瘍形成を伴わないものとする．

③ 潰瘍とは，明らかな陥凹の形成を認めるものとする．陥凹の定義は，陥凹部のサイズに関係なく，カラードプラ法での観察も含め，血管短軸および長軸の両断面にて「明らかな陥凹の形成」を確認した場合とする．

### (f) プラークの可動性分類

プローブのスキャン操作を停止し，リアルタイムにプラークを観察すると，プラーク全体や，プラーク内部を含めたその一部が，動脈拍動とともに可動性に伴う形態変化を示す場合がある．これらのプラークを"可動性プラーク：mobile plaque"と呼び，表面の可動性型，内部の可動性型，およびプラーク全体または付着物の可動性型

の3つに大きく分類されている.
① 表面の一部または全体が動脈拍動とともに変形するプラークを"Jellyfish plaque"と称する.
② 内部に可動性を示すものとして,プラーク内の一部に可動性を認めるプラークを"plaque with fluctuating contents",また,潰瘍底が一部液状化したような動きがみられ,動脈拍動とともに変形するプラークを"fluctuating ulcer plaque"と称する.
③ プラーク全体または表面に付着した構造物が血流により可動(振動)するプラークを"floating plaque"と称する.

可動性プラークは,塞栓源として注意すべきプラークで,短時間の経過観察中にプラークの可動性部分が剥離し,形態変化を示すこともある.可動性プラークを検出した場合は,プラークの剥離を引き起こさないように,プローブでの圧迫操作などに注意して,可動性の状態を動画で記録することを推奨する.

## 5 狭窄病変の評価

### (a) 狭窄病変の評価対象

血管短軸断面にてプラークの占有率が50%以上(図7)の場合は,ドプラ血流法にて狭窄部の収縮期最大血流速度(PSV)を測定する.特に,内頸動脈起始部の狭窄はPSVによるNASCET狭窄率の推定評価を必須とする.また,超音波断層法にて狭窄部の評価が可能な場合は,血管短軸断面による面積狭窄率を求め,ドプラ血流所見と比較して総合的に狭窄病変を評価する.

### (b) 狭窄部のドプラ血流波形の記録方法

頸動脈や内頸静脈の拍動,さらに呼吸などによるサンプルポイントのズレを考慮し,PSVを求める際は狭窄内腔径よりサンプルボリュームを大きく設定する(図8).

ドプラ入射角補正は,"60°以内"を条件とし,可能な範囲で小さい値に設定できるアプローチが

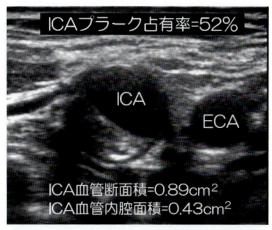

**図7** プラークの占有率による狭窄病変の有無を診断
プラーク占有率は,外膜内輪面積(血管断面積)と内膜内輪面積(内腔断面積)を計測し,その差を血管断面積で除して求めるが,eyeballで50%を超えると判断できれば狭窄病変を疑いPSVを求める.

望まれる.リニア型プローブはスラント機能を用いてもドプラ入射角補正が60°を超える場合があり,その際は,コンベックス型やセクタ型のプローブを用いる.また,経過観察を必要とする場合には,前回検査と同程度のドプラ入射角補正値で記録することを推奨する.

### (c) 内頸動脈起始部狭窄の評価

内頸動脈起始部狭窄の収縮期最大血流速度($PSV_{ICA}$)が130 cm/s以上はNASCET狭窄率50%以上に相当し,さらに$PSV_{ICA}$が200 cm/s以上はNASCET狭窄率70%以上の有意狭窄に相当すると診断されている.また,$PSV_{ICA}$と同側の総頸動脈(CCA)の収縮期最大血流速度($PSV_{CCA}$)の比($PSV_{ICA}/PSV_{CCA}$)が2以上の場合もNASCET狭窄率50%以上に相当し,さらに$PSV_{ICA}/PSV_{CCA}$が4以上の場合もNASCET狭窄率70%以上に相当すると診断される.さらに,参考データとして$PSV_{ICA}$が400 cm/s以上,または$PSV_{ICA}/PSV_{CCA}$が5以上でNASCET狭窄率90%以上が疑われる.ただし,near occlusionの症例は,$PSV_{ICA}$が低下している場合があり注意が必要である.

ドプラ血流法による問題点として,狭窄部が広

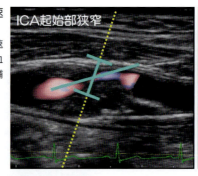
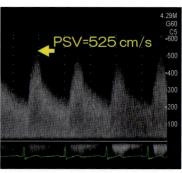

図8 狭窄部位の収縮期最大血流速度の計測
カラードプラ血流をガイドに，最大流速を捉えるようにサンプルボリュームを血管径より大きく設定し，ドプラ入射角補正も60°以内で記録する．

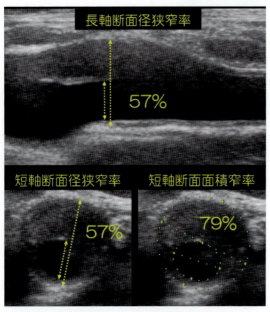

図9 超音波断層法による狭窄率の定量評価
上段：血管長軸断面による径狭窄率の計測
下段左：血管短軸断面による径狭窄率の計測
下段右：血管短軸断面による面積狭窄率の計測

範囲に及ぶ"砂時計型"狭窄病変，ステント挿入後，さらにCEAの術後などは，収縮期最大血流速度が過小または過大評価されることに注意が必要である．また，内頸動脈狭窄症のステント挿入治療後の評価は，収縮期最大血流速度（$PSV_{stent}$）が300 cm/s以上で狭窄率70％以上のステント内再狭窄と診断される．

(d) 椎骨動脈起始部狭窄（閉塞）の評価

頸椎横突起間の椎骨動脈血流波形を記録することにより，好発部位である椎骨動脈起始部や鎖骨下動脈の狭窄病変を推定することが可能である．

椎骨動脈起始部の軽度狭窄の症例は，収縮早期に切痕（ノッチ）がみられ，さらに狭窄が進行すると，収縮早期の切痕に連続する収縮中期の加速（勾配）がゆるやかとなる．また，高度の狭窄病変では収縮期開始から加速勾配がゆるやかとなり，収縮期最大流速の時相が収縮後期に移行し，収縮期加速時間（acceleration time：ACT）が延長する．また，横突起間の椎骨動脈血流波形が検出されない場合は，椎骨動脈起始部での閉塞が疑われる．これらの血流波形が記録された場合は，椎骨動脈起始部側をカラードプラ血流シグナルで観察し，パルスドプラ血流波形を記録し，有意な収縮期最大流速（PSV）の増加や，対側の同部位と比較し，有意な左右差をもって椎骨動脈起始部狭窄を診断する．

(e) 超音波断層法による頸部血管狭窄率の評価

超音波断層法による狭窄率の定量評価は，狭窄部長軸断面による径狭窄率，短軸断面による径狭窄率，短軸断面による面積狭窄率の3通りの計測（図9）が可能である．ただし，頸動脈の狭窄断面は楕円形や半月状などの不整形を呈することも多く，血管短軸断面による面積狭窄率が基本とされている．また，面積狭窄率と径狭窄率（NASCET法やECST法も含め）は，同一病変においても狭窄率が異なるので計測法を明記して報告する必要がある．

(f) 血管短軸断面による面積狭窄率の計測方法

狭窄部断面が不整形の場合はトレース法（図10

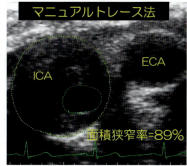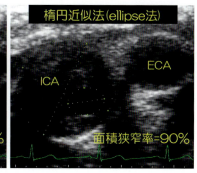

図10　面積狭窄率の計測方法
左：トラックボールを用いたマニュアル方式によるトレース法.
右：装置に内蔵されたポイント指定方式による楕円近似法.

左)が基本となる．しかし，円形や楕円形に近似する場合は装置に内蔵された楕円近似法(ellipse法)で面積を求める方が簡便で再現性も良好である(図10右)．その際の計測部位は，遠位壁側は内膜と血管腔の境界線の上を，近位壁側は内膜と血管腔の境界線の下を通過するトレースラインの面積(a)を求める．また，狭窄率のリファレンスとなる血管断面積は，血管外膜と内中膜の境界で，遠位壁側は境界線の上を，近位壁側は境界線の下を通過するトレースラインの外膜内輪面積(b)を計測し，(b)と(a)の差を(b)で除して面積狭窄率を求める．

## 6　閉塞病変の評価

### (a) 頸動脈閉塞病変の検出

血管内腔に充実エコーを検出し，同部位の動脈拍動の低下および消失を認めた場合は，カラードプラ血流シグナルの有無を観察する．さらに，血流シグナルが検出されない場合は，パルスドプラにて血流波形の有無を評価する．全ての観察で，動脈血流が検出されない場合は動脈閉塞を強く疑う．また，閉塞部直前でearly systolic spike やto and froの血流波形の記録も閉塞診断の参考となる．

### (b) 内頸動脈遠位部(頭蓋内)の閉塞

脳梗塞急性期に，左右の総頸動脈および患側の内頸動脈血流を記録することで，内頸動脈の遠位部の頭蓋内閉塞が推定できる[4]．

左右の総頸動脈の拡張末期血流速度(EDV)を計測し，EDVの速いほうの値をEDVの遅いほうの値で除した左右の拡張末期流速の比(ED ratio)を求める．ED ratioが1.4以上の場合はEDVの遅いほうの内頸動脈の遠位側に高度狭窄もしくは閉塞病変の存在が疑われる．さらに，ED ratioが4.0以上の場合は，総頸動脈EDVが遅いほうの内頸動脈血流を記録し，拡張期血流成分の有無を確認し，拡張後期まで観察された場合は後交通動脈分岐後の閉塞が，観察されなかった場合は後交通動脈分岐前の閉塞が疑われる(図11)．繰り返すが，ED ratioによる診断は，慢性期の閉塞病変の評価ではなく，急性期脳梗塞の閉塞部位評価に有効とされている．

### (c) 椎骨動脈末梢(頭蓋内)の閉塞

左右の頭蓋外の椎骨動脈血流および椎骨動脈径を記録することで，椎骨動脈遠位部(頭蓋内)の急性期の閉塞が推定できる[5]．

頸椎横突起間の椎骨動脈血流を記録し，拡張末期血流速度が測定できない場合は，後下小脳動脈(posterior inferior cerebellar artery：PICA)分岐部より中枢側での閉塞が疑われる．また，拡張末期血流が検出された場合は平均血流速度(Vmean)を求め，18 cm/s未満で，かつ左右のVmeanの比(mean ratio)が1.4以上であればPICA分岐後の閉塞が疑われる．ただし，PICA分岐後の閉塞が疑われる症例で，左右の椎骨動脈径の比を求め1.4以上であれば，先天性に後下小

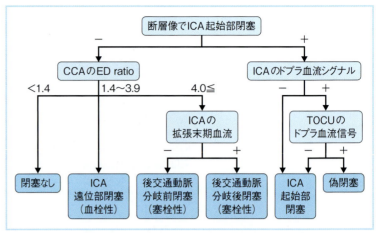

**図11** 内頸動脈の閉塞部位推定診断のフローチャート
ED ratio：左右の拡張末期血流速度比
TOCU：経口腔頸部血管超音波検査

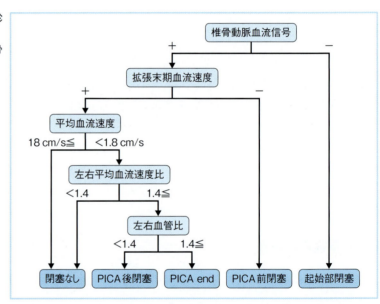

**図12** 椎骨動脈の閉塞部位推定診断のフローチャート
PICA end：先天性に後小脳動脈が椎骨動脈の終動脈となる形成異常．

脳動脈が椎骨動脈の終動脈となる PICA-end が疑われる（図12）．

## 7 その他の頸動脈病変の評価

### (a) 鎖骨下動脈盗血現象・鎖骨下動脈盗血症候群

椎骨動脈の中枢側での狭窄または閉塞病変は，頻度として左鎖骨下動脈病変（図13上段）が最も多く，次いで右鎖骨下動脈，腕頭動脈病変の順となる．これらの領域で軽度の狭窄があれば，椎骨動脈血流は収縮早期のnotchや収縮中期の楔状の血流低下（図13下段）を記録する．しかし，狭窄の重症化に伴い収縮期の逆流性波形（to and fro pattern）が，さらに，全時相の逆流性波形と変化する．また，血流波形の変化が不明瞭な場合（図14上段）は，患側肢に運動負荷を加えると，ダイナミックに血流波形が重症化することで診断が可能である（図14下段）．

重症の狭窄病変に伴う椎骨動脈の逆流性血流波形は，反対側（健側）の椎骨動脈から脳底動脈を介して患側の椎骨動脈に逆行性に流入する現象をとらえており，鎖骨下動脈盗血現象（subclavian

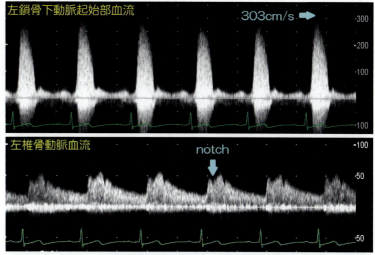

図13 左鎖骨下動脈狭窄症の狭窄部および椎骨動脈のパルスドプラ血流波形

上段：左鎖骨下動脈狭窄部の血流波形で，最高流速が303 cm/sと有意な流速増加を示す．
下段：左椎骨動脈の血流波形で，収縮早期のnotch（楔状の減速）を記録する．

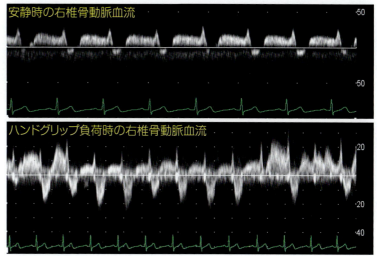

図14 鎖骨下動脈盗血現象のハンドグリップ負荷による血流波形の変化

上段：安静時の椎骨動脈血流波形で，収縮期にわずかな逆流性波形を観察する．
下段：患側のハンドグリップ負荷時の椎骨動脈血流波形で，全収縮期の逆流波形が明瞭に観察される．

steal phenomenon：SSP）と呼ばれる．さらに，患側上肢への逆流性血流が増加することにより，脳底動脈血流が相対的に低下し，めまいや失神などの症状が出現する場合は，鎖骨下動脈盗血症候群（subclavian steal syndrome：SSS）と診断される．

### （b）高安動脈炎

高安動脈炎（aortitis）は基本的に弾性動脈を障害するため，多くが総頸動脈洞までの病変であるが，一部の症例では，弾性動脈と筋性動脈の境界が内頸動脈起始部まで及び，注意が必要である．

特徴的な超音波所見は，総頸動脈の全周性のびまん性肥厚で"マカロニサイン"と呼ばれている．その他の所見は，血管周囲の低輝度，外膜の不明瞭化，血管の縮窄および閉塞，拡張などが観察されることもある．また，鎖骨下動脈の狭窄および閉塞を合併した場合は，上肢血圧の左右差を伴い，ドプラ血流検査にて上腕動脈の狭窄後血流波形や鎖骨下動脈盗血現象が観察される．

### （c）頸動脈解離・椎骨動脈解離

頸動脈解離は，大動脈から解離が波及する場合と，外傷性や特発性に発症する頸動脈原発性解離がある．また，頸動脈原発の解離は，分岐部の

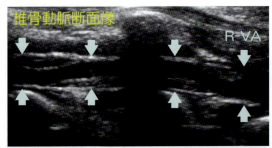

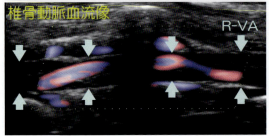

**図15　右椎骨動脈解離の偽腔血栓閉塞の症例**
上段：右椎骨動脈（矢印）の断層像で，蛇行を示すに二腔像を観察する．
下段：上段と同一断面のドプラ血流像で，真腔内の血流と偽腔内の血栓性閉塞を観察する．

1～2cm末梢の内頸動脈で発症する症例が多い．

　頸動脈解離の超音波検査は，flapによる真腔および偽腔の二層構造を検出し，さらに，カラードプラ法を併用して偽腔内血流や血栓の状態，entryやre-entryの部位などを観察する．

　めまいや頭痛および頸部痛の訴えがある場合は，頭蓋外椎骨動脈解離を疑う．特に，椎骨動脈に限局性拡張や，やや広範囲なプラーク病変を検出した場合は，同様にカラードプラ法でダブルルーメン像を検出し，偽腔内血流や血栓の状態（図15），entryやre-entryの部位などを観察する．

### (d) 巨細胞性動脈炎（側頭動脈炎）

　巨細胞性動脈炎（giant cell arteritis：GCA）は，側頭動脈炎（temporal arteritis）とも呼ばれ，主に頸動脈の分枝（特に浅側頭動脈）を障害するが，大動脈やその分枝も障害される．また，側頭部痛で発見されることが多く，リウマチ性多発筋痛症を合併することが多い．また，男女比では女性にやや多い．

　超音波所見として，浅側頭動脈短軸断面でエコー輝度の低下した壁肥厚"hypoechoic halo"が特徴的で，高い感度と特異度を有している．他に動脈壁の拡張および蛇行，瘤形成，内腔の狭小化や閉塞などが観察される．

### (e) もやもや病

　もやもや病は，内頸動脈終末部の進行性狭窄および閉塞をきたす病態である．

　超音波所見は，内頸動脈遠位部の血管径が細く，総頸動脈径の半分以下の狭小化を示す"ボトルネックサイン"と，内頸動脈の径が外頸動脈の径より細くなる"diameter reversal sign"が特徴的である．

### (f) bow hunter症候群

　外部からの圧迫や頸部の過回旋で椎骨動脈が屈曲することなどが引き金となり，血流が低下し小脳症状をきたすことがある．特に，頭部の回旋による頸椎のC1～C2レベルでの圧迫で，旋回方向と対側の椎骨動脈血流が遮断され症状が出る場合が最も多く"bow hunter's syndrome"と呼ばれる．

　超音波検査では，正中位より徐々に対側へ回旋位をとることで椎骨動脈血流速度が低下し，拡張期血流の消失を観察する（図16）．

## b 末梢動脈

### 1 四肢末梢動脈エコーの役割

　四肢（末梢）動脈超音波検査（四肢動脈エコー）は，四肢の細い動脈を造影剤なしで無侵襲に検査できるため，血管疾患の病態把握や診断，術前後の経過観察などにおいて有用である．ただし，得られた画像のみから診断するのではなく，有用な所見を探し出し画像にして診断しなければならない．それには装置の性能はもちろんであるが，検者の知識と技術が診断精度を左右する．わずか4～7cmの探触子の視野幅に対し四肢動脈の観察範囲は広い．限られた時間内に効率よく検査を

C 超音波検査／2. 各論

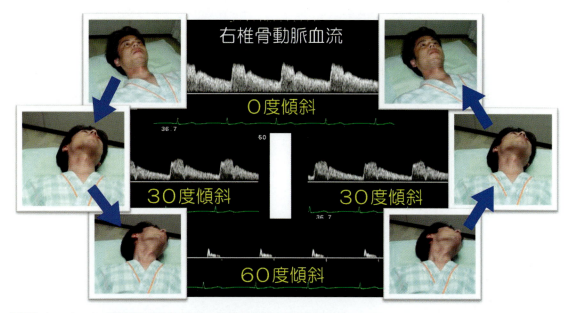

図16 bow hunter症候群の頭部回旋による椎骨動脈血流波形の変化
頭部の回旋方向と対側の椎骨動脈血流は，回旋角度を増すと流速が低下し，さらに拡張期血流が消失し，最終的には血流が消失するが，回旋をゆるめると血流が正常化する．

行うには，可能な限り多くの情報を事前に得ることが必要である．

## 2 身体所見を含めた血管エコー（p.57 図1参照）

四肢動脈エコーに限らず，血管エコーの診断にあたっては身体所見を参照にすることが大切である．身体所見を加味することで血管エコーの診断精度が向上するため，検査時間が短縮され患者の負担が軽減する．下肢血管病変における身体所見は，下肢痛やしびれ，冷感といった症状から，腫脹や浮腫，色調異常，潰瘍など多様である．患者に触れて問診することでコミュニケーションが図れ，検査に協力的となる患者を多く経験する．

## 3 四肢動脈エコーの目的

四肢動脈は上肢と下肢に大別出来る．下肢動脈エコーは，動脈硬化によって生じた狭窄や閉塞および拡張病変など，いわゆる末梢動脈疾患（peripheral arterial disease：PAD）の評価において多用される．また，PADに対するバイパス術や，経皮的血管形成術（percutaneous transluminal angioplasty：PTA）などの治療後の経過も評価可能である．その他，動脈瘤や動静脈瘻，膝窩動脈外膜嚢腫など，エコーで確定できる下肢動脈病変は多岐にわたる．一方，上肢動脈エコーの目的は，透析患者のアクセスルートの観察や血管異常の診断，急性動脈閉塞などの阻血の有無，経皮的カテーテル検査前後の観察や，動脈瘤や血腫，さらには，鎖骨下動脈や腕頭動脈などの狭窄や閉塞などの診断である．

## 4 PAD診断における下肢動脈エコーの位置づけ

PADは慢性動脈閉塞症が主であり，その本態は粥状硬化による動脈閉塞で下肢に多い．PADを含むASOのスクリーニングは，足首と上腕の血圧を測定しその比率（足首収縮期血圧÷上腕収縮期

105

# 各論
## 1章 脈管疾患の診断

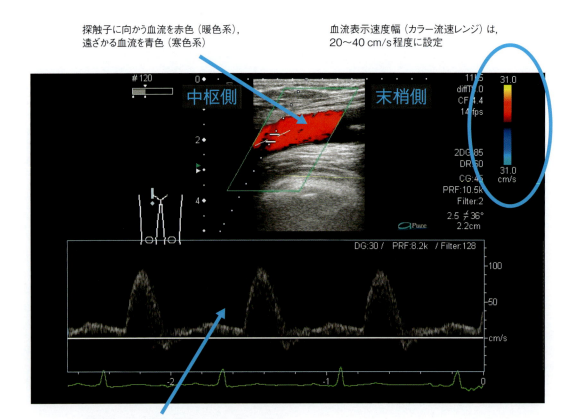

図17 四肢末梢動脈エコー検査の血流波形の表示と設定

血圧)を計算する足関節上腕血圧比(ankle brachial pressure index：ABI)によって行われる．日本循環器学会ガイドラインにおける日本のABI標準値は，1.00～1.40が正常値で，0.91～0.99がボーダーラインとされており，ABI≧1.4の場合に超音波検査を含む血管検査の追加が提案されている．日本循環器学会ガイドラインによる画像検査におけるPADに対するスクリーニング検査および治療前の推奨事項は，①MDCTによるCTAおよび造影MRAを行う，②腎機能が低下した患者では，非造影MRAを含めた他の検査法で代替する，との記載がある[6]．血行再建術を予定している患者には画像検査が必須であり，超音波検査，CTA，MRA，血管造影検査などのなかから複数行い，動脈病変をより詳細に把握する場合もある．

このように，下肢動脈エコーの位置付けは，PADの治療前，あるいはABI検査で異常と診断された場合などが主となることが想定される．

## 5 探触子の選択

血管の深さが5～6 cm以下の場合は高周波リニア型探触子，中心周波数7～8 MHz程度が適当である．さらに周波数が高い10 MHz以上のリニア型探触子は，3～4 cmまでの浅部血管に用いる．骨盤内や高度肥満，四肢腫脹を有する被験者の場合はコンベックス型探触子への変更を試みる．血管用としては中心周波数6 MHz前後の探触子が望ましい．血管狭窄部の速い流速を捕らえるため，連続波ドプラが使用可能な中心周波数3～5 MHzのセクタ型探触子も必要となる[7]．

C　超音波検査／2. 各論

## 6 ┃ 画像の表示法（図17）

　断層像は，被検者の右側，および尾側（足側）から眺めた像で表示する（ただし表示画面にその方向を表示すればその限りではない）．カラードプラ法の表示色相は，原則的には探触子に向かう血流を赤色（暖色系），遠ざかる血流を青色（寒色系）とする（ただし，画面にカラーバーを表示すればその限りではない）．ドプラ血流波形の基線に対する血流方向の表示は，探触子に向かう血流を基線より上方（正の方向），遠ざかる血流を基線より下方（負の方向）に表示する（ただし，血流方向を記載すればその限りではない）．また，動脈と静脈との鑑別や，血流波形の評価を必要とする場合は，心電図の同時記録が有用である[8]．

## 7 ┃ 超音波装置の設定（図17）

　四肢動脈では血流速度が部位毎に異なるため超音波装置の設定を変更する必要がある．カラードプラ法の血流表示速度幅（カラー流速レンジ）は，四肢動脈エコーで20〜40 cm/s程度に設定する．流速レンジを高く設定した場合，遅い血流が暗い表示となったり，フィルター値が高くなりカラーシグナルがカットされ偽陰性となるので注意が必要である[7]．

## 8 ┃ 四肢動脈エコーにおける評価の概要（表1）

　四肢動脈エコーは，断層法と血流情報（ドプラ法）から総合的に評価する．依頼目的や疑われる疾患によって検査の進め方が異なる．動脈瘤や動静脈瘻，急性動脈閉塞など病変部位が特定できる場合はその近傍を検査する．一方，（下肢）閉塞性動脈硬化症（arteriosclerosis obliterans：ASO）は，検査前に病変部位が特定できないことから，血流波形を用いた検査方法が行われている[9]．

### （a）断層法での評価

　四肢動脈エコーにおける断層法の評価は，血管径や血管壁の病変とその拡がり，狭窄や拡張の程

表1　四肢末梢動脈エコー検査の評価項目

```
断層法
     血管径
     血管壁の状態（プラーク性状，血栓，石灰化）
     血管病変の程度（長さ，狭窄率）
ドプラ法（血流情報）
・カラードプラ法
     乱流によるモザイクシグナル（狭窄病変，動静脈
     シャント）
     側副血行路の存在
     血流の欠損（血管閉塞）
・パルスドプラ法
     血流波形変化（左右を比較）
     収縮期最大血流速度（peask systolic velocity：
     PSV）
     収縮期加速時間（acceleration time：AT）
```

度，エコー性状などを観察し横断面（短軸像）と縦断面（長軸像）の両方で判定する．横断面（短軸像）は近傍の骨や伴走する静脈などを目印にして標的血管の空間的位置を決定するのに向いている．血管径の計測や，血管壁の病変を評価する．血管病変の長軸方向への拡がりを観察するには縦断面（長軸像）が有効である．PADの治療指針であるTASCガイドライン[10]では，下肢動脈の狭窄および閉塞病変の長軸方向への長さが治療方針の選択に関与する．腹部大動脈・腸骨動脈領域では，腹部大動脈の拡張の程度，腸骨動脈の片側および両側の病変の長さや分枝血管への波及状態，対側の開存性や病変の有無などが評価の対象となるためこれらを計測する（図18a）．大腿動脈・膝窩動脈では病変の長さ，石灰化の有無，側副血行路の存在などを評価する（図18b）．動脈瘤などの拡張病変は血管径を計測することで判定する（表2）．動脈壁の外膜から外膜までの外径を血管径とする．動脈瘤は様々な走行を示し，縦横に拡大し蛇行を伴うことが多いため最大膨瘤部の最大短径を計測することが重要である（図19）．動脈径の計測は心電図と同時記録ができる場合の動脈径計測の時相は，動脈の最小径，すなわち心拡張後

107

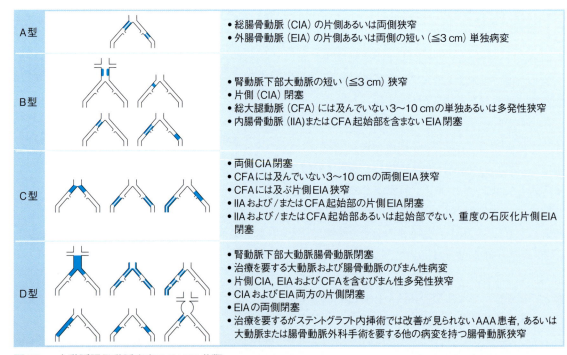

図18a　大動脈腸骨動脈病変のTASC分類
(Norgren L et al：J Vasc Surg **45**(Suppl S)：S5–S67, 2007[10])を参考に作成)

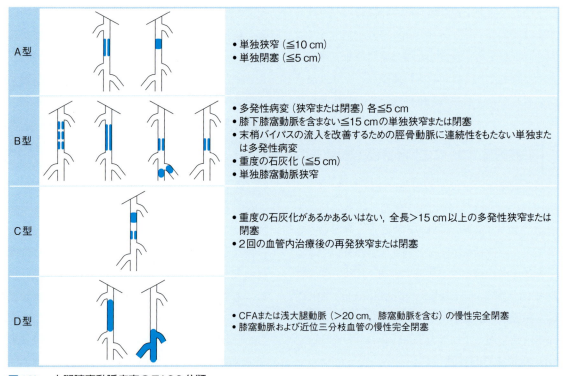

図18b　大腿膝窩動脈病変のTASC分類
(Norgren L et al：J Vasc Surg **45**(Suppl S)：S5–S67, 2007[10])を参考に作成)

表2 動脈径と血流速度の基準値

| | 血管内径(mm) | 最高流速(cm/s) |
|---|---|---|
| 腸骨大動脈 | 13〜17 | |
| 大腿動脈 | 7〜10 | 80〜120 |
| 膝窩動脈 | 5〜7 | 60 |
| 後脛骨動脈 | 2〜3 | 30 |
| 足背動脈 | | |

(文献8, 11を参考に作成)

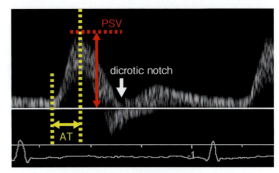

図20 四肢動脈の基本血流波形(パルスドプラ法)
PSV：収縮期最大血流速度
AT：収縮期加速時間
dicrotic notch：収縮期と拡張期の切痕

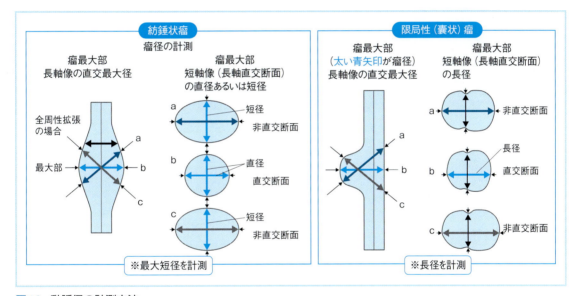

図19 動脈径の計測方法
長軸像：瘤が最大と推測される断面の長軸直交最大径
短軸像(推奨)：瘤が最大と推測される部位における長軸直交断面の直径(円形)あるいは短径(楕円形)
※大動脈は外膜間で計測

期：心電図QRS波相とする[8]．その他，特殊な形態として，有茎性の可動性プラーク(mobile plaque)が描出される場合がある．このプラークは血栓性プラークが疑われ，血流に伴う可動性を示し，塞栓症に注意が必要とされている[9]．

(b) 血流波形(ドプラ法)での評価

健常者の動脈からは，心拍動に由来した左右差のない拍動性の血流が得られる．四肢動脈の血流波形は，収縮期と拡張期の特徴的な波形により構成される(図20)．

① 収縮期波形(図20)

パルスドプラ法の記録から収縮期最大血流速度(peak systolic velocity：PSV) PSVに到達する時間を計測する．この到達時間のことを収縮期加速時間(acceleration time：AT)と呼ぶ．観察部位より中枢側に狭窄がある場合ATは延長する．

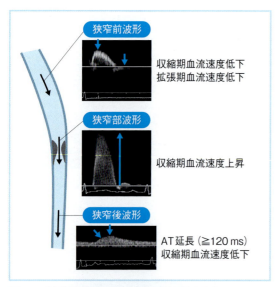

図21　狭窄病変による動脈血流波形の変化

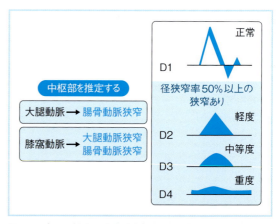

図22　大腿動脈・膝窩動脈における中枢部狭窄病変による動脈血流波形の変化
（平井都始子ほか：脈管学 **33**：27-32，1993[12]を参考に作成）

② 拡張期波形（図20）

　切痕から以降の拡張期波形は，収縮期波形より低い順行性波形を示す．健常者では，切痕（dicrotic notch）を形成し，収縮期と拡張期を合わせた三相性波となる場合が多い．切痕の消失は中枢側あるいは末梢側の狭窄または閉塞を疑う．拡張期順行性血流波形は狭窄の程度により変化する．観察部位より末梢側に高度狭窄の狭窄または閉塞が存在する場合，血管抵抗が増大して拡張期順行性血流の低下が生じることがある．しかし，側副血行があったり，狭窄より中枢側に別の狭窄があれば拡張期血流波形が修飾されて変化するので，拡張期血流のみでの狭窄の評価は困難である．

　したがって狭窄の有無や重症度診断は，最大血流速度だけでなく収縮期・拡張期血流波形の変化を総合的に判断する必要がある．

## 9　PAD診断における下肢動脈エコーの評価基準

　下肢動脈エコーにおけるドプラ法による血流評価は，動脈拍動の触診部位である腹部大動脈，総大腿動脈，膝窩動脈，後脛骨動脈，足背動脈の血流波形をパルスドプラ法で計測し評価を行う．血流波形のPSV，および収縮期加速時間ATを計測する．血流速度の低下は観察部より中枢側もしくは末梢側の狭窄を示唆する所見である（図21上，下）．記録部位の中枢側に狭窄または閉塞がある場合，血流波形は狭窄後波形となりATは120 ms以上に延長する（図21下）．特に，大腿動脈や膝窩動脈においては平井らの分類（図22）のように血流波形が変化することが知られており，左右同部位で血流波形が異なる場合には中枢側の病変の検出を行う．その際，カラードプラ法をガイドに観察すると検出しやすい．狭窄部では血流は乱流となりカラードプラ法では赤色と青色が混在したモザイク色として表示されることから，カラードプラ法でのモザイク血流の存在は狭窄病変を示唆する．一方，血流が途絶えた閉塞病変ではカラードプラ法による表示はされない．PSVの増大は計測部位に内腔の狭窄があることを示唆する（図21中）．下肢動脈においてPSVが1.5～2.0 m/s以上では50％以上の狭窄が疑われる．また，狭窄部のPSVと狭窄部より中枢部のPSVの比（peak systolic velocity ratio：PSVR）が2：1

**図23** PSVR(Peak systolic velocity ratio)の求め方

(大動脈・末梢動脈超音波診断ガイドライン小委員会(委員長 松尾 汎):超音波による大動脈・末梢動脈病変の標準的評価法.Jpn J Med Ultrasonics 41:405-414, 2014[8]を参考に作成)

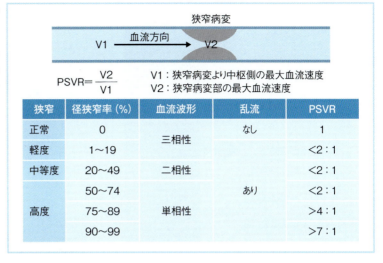

より大きければ50％以上の狭窄，さらに4:1より大きければ75％以上，7:1より大きければ90％以上の狭窄が疑われる(図23)．ただし，下腿以遠の動脈は大腿部の動脈に比べ血管径が細く血流量も少ないため，体動や病変の進行程度により血流が容易に変化する．したがって，下腿以遠における動脈血流波形の評価は，より慎重に行う必要がある．必ず左右の同部位を比較し評価することを忘れてはならない．

その他，ドプラ法を用いたPAD病変の評価として注意しなければいけないことは，①閉塞性動脈硬化症では狭窄病変が複数存在する可能性があるため，診断部位の中枢側だけでなく末梢側にも狭窄があること，②病変が存在した場合には，カラードプラ法をガイドに中枢側から末梢側まで血流を連続的に観察し，パルスドプラ法の血流波形と併せて総合的に評価すること，③中枢側の狭窄の程度や，被検者の状態(脈拍や心収縮性)などでATは偽正常化する場合があること，④径狭窄率50％以下の軽症狭窄や，内部に血栓狭窄のない腹部大動脈瘤などを末梢側で記録すると正常波形を示す場合があること，などを念頭に置き検査することが大切である．

## 10 検査手順

### (a) 体位

被験者の体位を仰臥位とし，被験者は検者の右側で被験者に正対する位置とする．

### (b) 方法

横断像(短軸像)で標的動脈を描出し，血管径や血管壁病変の有無を観察する．次に，そのまま探触子を時計方向に90°回転させ縦断像(長軸像)を描出する．動脈の血管壁病変の有無を観察し，カラードプラ法をガイドに走査し，パルスドプラ法を用いて血流波形を記録する．

### (c) PAD診断における下肢動脈エコーの検査の進め方

健常者の動脈は，超音波で観察できる四肢のどの部分においても心拍動に由来した左右差のない一定の血流が得られることから，末梢動脈エコーのスクリーニングではカラードプラをガイドに走査しパルスドプラで血流評価を行うことが一般的である．図24に示す部位の血流波形を観察し，異常血流波形が得られれば疑われる部位を直接描出し病変部の特定を行う．

### (d) 標的血管の描出

①総大腿動脈〜大腿動脈(図25):中心周波数

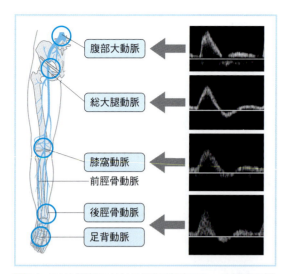

図24 PAD診断における下肢動脈エコーの検査の進め方
◯の血流波形を記録し評価する.

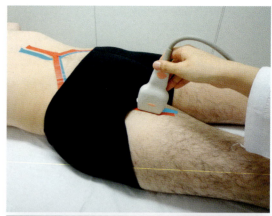

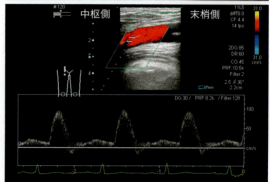

図25 総大腿動脈アプローチと血流波形

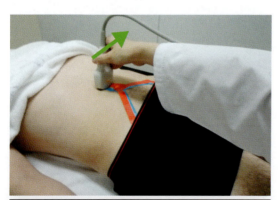

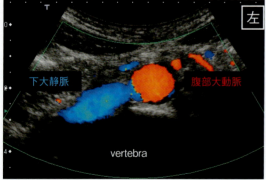

図26 腹部大動脈の描出

7〜8MHzのリニア型探触子を用い，鼠径部の大腿動脈拍動部位に探触子を置く．横断像（短軸像）画面では大腿骨のやや内側に伴走する大腿静脈とともに描出される．鼠径部よりやや以遠では浅大腿動脈と深大腿動脈に分岐する．縦断像（長軸像）で総大腿動脈の分岐がみえれば体表に近く浅いほうが浅大腿動脈，深いほうが深大腿動脈である．血流波形が正常なら，続いて探触子を膝窩動脈に移す．総大腿動脈の血流波形に異常がみられる場合は，コンベックス型探触子に切り替えて，鼠径靭帯より中枢側の腸骨動脈領域の異常を検索する．

②総腸骨動脈領域の観察：臍部のやや上（心臓側）での横断像（短軸像）方向にコンベックス型探触子を置く．画面の右側を走行するのが腹部大動脈で，左側を走行するのが下大静脈である（図26）．臍部から末梢側に横断像（短軸像）を連続的に描出していくと腹部大動脈が分岐し左右の総腸骨動脈となる．同様に下大静脈も左右の

C 超音波検査／2. 各論

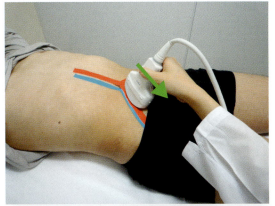

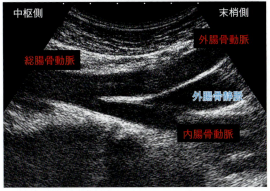

図27 腸骨動脈の描出

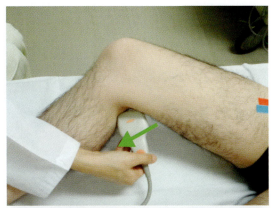

図28 膝窩動脈アプローチと血流波形

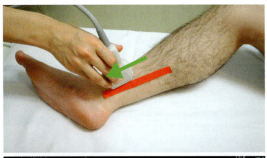

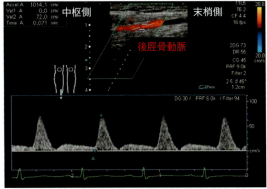

図29 後脛骨動脈アプローチと血流波形

総腸骨静脈に分岐し，総腸骨動脈より深部を走行する．分岐部以遠では左右同時に描出し難くなるので片側ずつ検査する．総腸骨動脈から深部へ分岐するのが内腸骨動脈，体表に向けて末梢側へ走行するのが外腸骨動脈である．縦断像（長軸像）で総腸骨動脈から外腸骨動脈まで連続して描出可能である（図27）．その際，腸骨静脈が描出不良になることが多くカラードプラ法を併用し，動脈を伴走する静脈と見間違えないよう注意する．大腿動脈の場合と同様に横断像（短軸像）の両方で縦断像（長軸像）病変を検索する．総腸骨動脈の狭窄の存在を疑うならパルスドプラ法で血流速度を計測する．速い流速に対応できるように連続波ドプラが使用可能な中心周波数3〜5 MHzのセクタ型探触子を用いる．

③**膝窩動脈**（図28）：仰臥位のまま膝を軽く屈曲外転させた体位で膝窩動脈拍動部位に探触子を

113

図30 足背動脈アプローチと血流波形

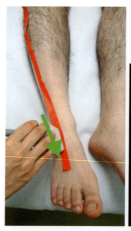
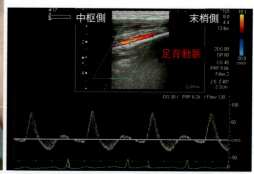

置く．横断像（短軸像）では膝背面からのアプローチのために先ほどの前面アプローチの場合と左右が逆転する．大腿動脈の観察と同様に血流波形を記録する．

④後脛骨動脈（図29），足背動脈（図30）：両者は浅い部位を走行するため，10 MHz以上のリニア型探触子の使用が計測に有利である．後脛骨動脈の場合，内果後面の動脈の拍動部位か，それよりやや中枢側に探触子を置く（図29）．足背動脈の場合，足背部に探触子を置く（図30）．他の部位と同様に検査する．

PADの診断と治療のガイドラインであるTrans Atlantic Inter-Society Consensus（TASC Ⅱ）では，PAD，冠動脈疾患，脳血管疾患はすべてアテローム性動脈硬化症の発現形態でありこれらが同時に進行するとしている．重症虚血肢の場合，1年後の生存率が75％と低いことからPAD早期発見の意義は大きい．下肢動脈エコーは，AHA/ACCガイドラインでは第一に行う検査として，TASC Ⅱでは血管造影前に行う検査として推奨されていることからも，無侵襲で繰り返し検査できる利点は大きい．

## c IVUS

### 1 IVUSの役割

血管内超音波（intravascular ultrasound：IVUS）はカテーテル先端に小型化された超音波プローブが装着されたもので，1980年代に冠動脈インターベンションの分野で臨床応用された．IVUSを使用することで，血管の内面から血管壁の構造や血管径などの情報が得られ，血管性状の理解に役立っている．現在では冠動脈以外にも，頸動脈・末梢血管インターベンションの際に必要不可欠となっている．IVUSカテーテルの先端プローブから20/40 MHzの超音波が放射され，血管壁から反射されたエコーをプローブが受信し，画像化される．IVUSは動脈硬化性病変に対する術前の血管性状の把握のみではなく，バルーン拡張やステント留置後の治療効果判定にも有用である．血管造影は二次元の情報であり，撮影角度によっては狭窄病変の評価が困難な場合があるが，IVUSを使用することで正確に病変の狭窄程度や範囲が把握できる．

### 2 IVUS使用法

血管狭窄・閉塞病変を0.014インチガイドワイヤーで突破した後に，IVUSをガイドワイヤーに

図31 血管造影とIVUSの相関
a：血管造影で腸骨動脈の閉塞がみられる．
b：IVUSを行い，ステントサイズを決定する．白丸で囲まれた領域：外弾性板内，青丸で囲まれた領域：血管内腔．

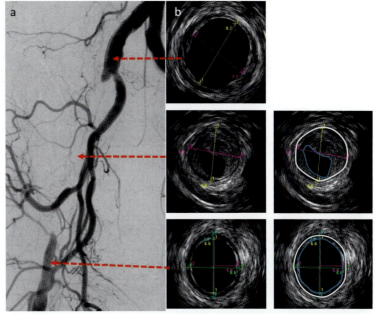

追従させて使用する．良好な画像を得るためには，トランスデューサー周囲の気泡を除去する必要があり，生理食塩水でできるだけ時間をかけてフラッシュする必要がある．

### (a) 治療前のIVUS観察ポイント

① 血管径（病変部位前後の健常部の血管径および狭窄部位の内腔径）
② 病変の性質（プラーク量・線維化の程度・石灰化の有無など）
③ 病変の長さ

血管径の情報から，至適なバルーンやステントサイズを決定する．アンダーサイズのステントを使用すると，ステントと血管壁の密着が不良となる．特にステント近位端の密着不良はステント血栓症のリスクが上昇する．他方でオーバーサイズのバルーンを使用すると過拡張による動脈解離や血管破裂のリスクとなり，IVUSでの慎重なサイズ選択が治療リスクの軽減やステント開存率の向上に役立っている．当院では健常部での血管内腔径＋1 mm，もしくは外弾性板径のステント径を選択している（図31）．また減衰エコー（attenuated

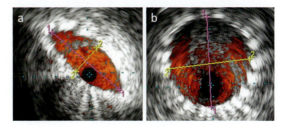

図32 ステント留置後の残存狭窄
a：ステント留置後，ステントの拡張不良がみられる．
b：ステントを追加留置し，良好な拡張が得られた

plaque）がみられた場合には，プラーク内に豊富な脂質の存在が示唆され，バルーン拡張後にslow flowやno flowの可能性が高くなる．頸動脈でみられた場合には脳梗塞のリスクが高く，頸動脈ステント留置の際には控えめなバルーン拡張が求められる．また動脈石灰化が強い場合には，バルーン拡張後のステント拡張不良がみられることが多い．

### (b) 治療後のIVUS観察ポイント

① 病変部位の残存狭窄の有無
② ステント留置後のステント内プラーク突出の有無・血栓付着の有無

### 図33 ステント留置後のプラーク突出

a：MRI Black blood法でプラークは高信号を呈しており（丸印），不安定プラークが示唆される．
b：ステント留置，バルーン拡張後，ステント内部に造影欠損がみられ（丸印），プラークの突出（plaque protrusion）が疑われる．
c：IVUSで明瞭なplaque protrusionが確認できる（矢印）．

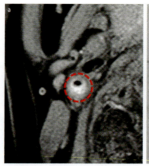
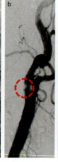
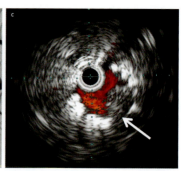

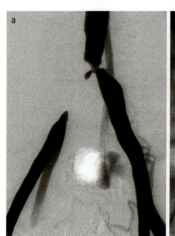
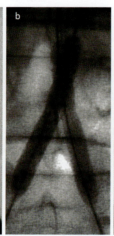
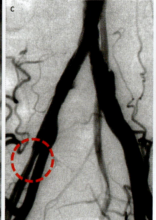
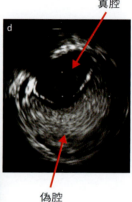

### 図34 ステント留置後のステントエッジでの動脈解離

a：右総腸骨動脈閉塞がみられる．
b：ステント留置，バルーン拡張を施行．
c：ステントに隣接した遠位の外腸骨動脈に狭窄が出現（丸印）．
d：IVUSで動脈解離が認められる．

### ③ ステントエッジ部分での解離の有無

　残存狭窄の有無を確認することは，ステント留置後のステント血栓症を予防するために重要である（図32）．二次元の投影像である血管造影では明らかにならない場合もあり，IVUSでの評価が有用である．動脈壁石灰化が強い場合には，バルーン拡張後のステント拡張不良がみられることが多い．脂質の多い不安定プラークではステント留置，バルーン拡張後にステントの間隙（ストラット）からプラークがステント内腔に突出することがあり（plaque protrusion），見落とさない

ことが重要である（図33）．ステントエッジでの解離の評価もIVUSでは容易であり，血流を妨げるような解離の場合にはステント追加を考慮する必要がある（図34）．

　近年，末梢動脈疾患（peripheral arterial disease：PAD）に対して血管内治療（endovascular treatment：EVT）が第一選択となり，IVUSが腸骨，大腿動脈などで施行される機会が増加している．上記ステント留置前後の病変評価のみでなく，閉塞病変のワイヤー通過にIVUSを積極的に活用する施設も増加している．具体的には閉塞病

表3 腎動脈狭窄を疑う臨床所見

- 30歳以下発症の高血圧，または55歳以上発症の重症高血圧
- 増悪する高血圧，利尿薬を含む3剤以上を投与しても抵抗性の高血圧，悪性高血圧
- ACE阻害薬またはARB開始後の腎機能の増悪
- 説明のつかない腎萎縮または腎サイズの左右差（1.5 cm以上）
- 突然の説明のつかない肺水腫
- 腎代替療法患者を含む説明のつかない腎機能障害
- 腹部の血管雑音
- 末梢動脈疾患などの他の血管疾患
- 低カリウム血症

（Hirsch AT et al：Circulation 113：e463-e654, 2006を参考に作成）

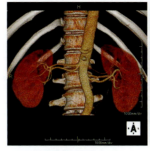
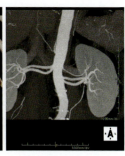

図35 複数腎動脈：20～30％に複数腎動脈が存在する

この例では，右腎動脈1本（腹部大動脈から分岐直後で2本に分かれている）
左腎動脈3本が確認できる．

変で両方向性にワイヤー突破を行う際に，片側のワイヤーにIVUSを待機させておき，そのIVUSに近づけるように他方のワイヤーを操作することで，病変突破を行おうとするものである．またワイヤーをIVUS内に格納し，ワイヤレスでIVUSカテーテルを閉塞病変内を押し進める方法も考案されている．閉塞病変突破時のIVUS使用の長所はIVUSで常時閉塞病変内の通過位置をモニターできる点であり，安全性の向上かつ手技時間の短縮に貢献できるが，硬い閉塞病変内を押し進めることはIVUSの断線にもつながり，注意を要する．

## d 腎動脈

### 1 腎動脈エコーの役割

二次性高血圧のひとつである腎血管性高血圧（renovascular hypertension：RVH）の主な原因は腎動脈狭窄（renal artery stenosis：RAS）である．腎動脈狭窄が高血圧を引き起こす機序としては，狭窄により腎への灌流圧が低下すると血圧を維持するためにレニンが分泌される．レニンは肝臓より分泌されたアンジオテンシノーゲンやアンジオテンシン変換酵素（ACE）によりアンジオテンシンⅡとなり，血圧を上昇させる．

腎動脈狭窄のスクリーニング検査として，超音波検査は重要である．超音波検査は，非侵襲的に，腎臓や血管の形態的変化と詳細な血流情報を得ることができる．造影剤を用いずにリアルタイムに血流情報が把握できるため，腎機能障害が疑われる症例でも安全に実施できる．血流速度から狭窄の程度が推定でき，腎臓内の詳細な血流評価や治療後の経過観察など，繰り返し検査を行うことができる．したがって，腎動脈狭窄の検査以外にも腎動脈瘤，腎動脈解離，腎梗塞，動静脈シャント，移植腎の評価などに用いられている．

### 2 腎動脈狭窄

腎動脈狭窄の主な原因は，中高年者では動脈硬化であり，腹部大動脈からの腎動脈起始部に狭窄を認める．動脈硬化による腎動脈狭窄は，動脈硬化性腎動脈狭窄（atherosclerotic renal artery stenosis：ARAS）であり，人口の高齢化，脂質異常症や糖尿病性腎症の増加に伴い，ARASを有する患者も増加している．透析を開始した45歳以上の患者の41％でRASがみつかり，16％は両腎にRASがみつかったという報告[13]もあり，ARASは腎機能不全の原因のひとつとして大きなリスクであると考えられる．腎動脈狭窄を疑う臨床所見を表3に示す．若年で発症する高血圧の

原因として，線維筋性異形成や大動脈炎症候群などがあげられる．これらはいずれも女性に多い．線維筋性異形成は，ARASと異なり片側性で，腎動脈の中部から末梢に腎動脈狭窄を認める．線維筋性異形成の腎動脈狭窄は，非炎性，非動脈硬化性の動脈変化によるものとされており，約10％に数珠状病変と呼ばれる特徴的な病変をみる．大動脈炎症候群による腎動脈狭窄は，腹部大動脈の炎症が腎動脈起始部に波及したことにより引き起こされるため，狭窄は腎動脈起始部に認められる．以上のように，病態によって腎動脈狭窄の起こる部位が推定されるので，検査の際は留意する．

腎動脈の約20～30％に複数腎動脈が存在することが知られている（図35）．比較的太い複数腎動脈の1本に狭窄が存在すれば，狭窄部末梢の腎臓灌流圧が低下し，血圧が上昇する可能性がある．

## 3 | 腎動脈瘤

腎動脈瘤は，無症状で偶然発見されることが多いが，サイズの変化を経過観察するのにエコーは有用である．形態は嚢状が紡錘状より多い．腎灌流障害や高血圧が存在する場合，解離性動脈瘤，側腹部痛や血尿などの自覚症状を伴う場合，出産可能年齢の女性，画像による経過観察にて増大傾向がみられる場合，血栓による遠位側の閉塞が認められる場合などは動脈瘤のサイズにかかわりなく，切除の適応となる．最近ではコイルなどによる塞栓術や血管内ステント留置による治療も行われる．直径2cm以下で無症状かつ正常血圧の症例では治療は不要とされている[14]．

## 4 | 腎梗塞

腎動脈が閉塞し，腎組織に虚血が生じる病態であり，全身の血栓塞栓症を起こしうる原因がある場合や手術やカテーテル手技などに起因して発症する．急性期にはBモードのみでは診断できず，カラードプラ法でカラー表示の欠損として描出さ

れる．近年の超音波装置では，低流速の表示が可能なものが多く検出感度が向上している．

## 5 | 超音波検査の実際

### （a）検査前の準備

腹部大動脈から分岐する腎動脈の起始部は，消化管ガスの影響を受けやすいため，可能であれば絶食状態で検査すると描出率が向上する．しかし，食後であっても適度な圧迫やアプローチ方向を変えるなどのテクニックで観察することは可能である．

### （b）超音波装置の設定

通常，腎動脈の観察にはコンベックス型探触子（中心周波数3.5～5MHz）が用いられる．

腹部大動脈が深い位置にある場合や高度な狭窄があり血流速度が高速な場合は，セクタ型探触子（中心周波数2.5～3.5MHz）に切り替えることで描出が容易になる場合もある．

画像の設定は，腎動脈用のプリセットを使用するが，ゲイン，フォーカス，ダイナミックレンジ，視野深度，周波数，フレームレートなどの微調整が必要である．また，検査中も観察する血管に合わせてカラードプラの流速レンジを調整する．起始部の観察には30～50cm/sec程度，腎内動脈の血流観察には10～20cm/sec程度に設定する．

### （c）腎動脈超音波の検査手順

①腹部大動脈の観察：心窩部縦走査にて，腹部大動脈を描出し，血管壁の性状，動脈瘤の有無，解離の有無などを観察する．

②腹部大動脈の血流測定：腎動脈狭窄の程度を推定するために，腹部大動脈の血流（peak systolic velocity：PSV）を測定する．このとき，PSVを計測する場所は上腸間膜動脈分岐のやや下方（腎動脈の分岐部付近）とし，ドプラの入射角度が60°以内（腎動脈の補正角度と同等だと流速比を計算する場合に精度がよくなる）で測定する．

③腎動脈起始部の観察：心窩部横走査で，腎動脈

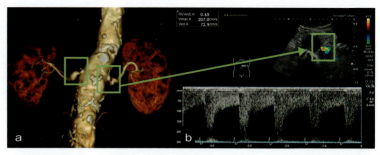

図36 両側腎動脈狭窄症例
a：3DCT（腹部大動脈からの分岐部で狭窄が認められる：緑四角）
b：左腎動脈狭窄部　超音波での流速測定（最大血流速度 207 cm/s）

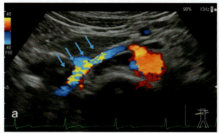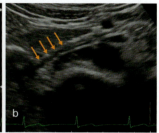

図37 線維筋性異形成症例：右腎動脈中部狭窄
a：腹部大動脈分岐部から3 cmほど遠位にてモザイク血流を認める（青矢印）．
b：Bモード画像でも血管壁が不整であることがわかる（オレンジ矢印）．

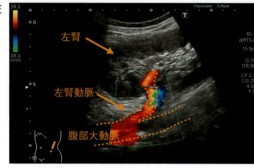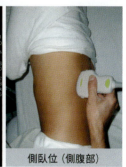

図38 側腹部アプローチによる左腎動脈の描出

起始部を同定し，カラードプラにて観察する．高速血流を示唆するモザイク血流の有無を観察し，血流速度を測定する．狭窄が疑われた場合，最高血流速度が測定できるように，複数箇所測定する．腎動脈起始部の狭窄は，分岐から2 cm以内に好発するため（図36），探触子を丁寧に回転，Tilting Scanを併せて，腎動脈起始部を長く描出するように工夫し，観察する．比較的若年で，動脈硬化ではなく線維筋性異形成による腎動脈狭窄を疑う場合は，腎動脈の中部から末梢に狭窄病変が起こるので，その点を意識して観察を行う（図37）．動脈硬化があるかどうかは，腹部大動脈の観察時にある程度の推測ができる．

心窩部横走査にて，腎動脈起始部が同定できない場合，圧迫不足が考えられるので，呼気に合わせて少し強く圧迫し，探触子と腎動脈の距離が短くなるように調節する．また，側腹部からの描出（図38）やセクタ型探触子に切り替えることで腎動脈の描出率があがる場合もある．描出困難な場合は，腎摘や腎動脈閉塞の可能性も念頭に検査を行う．

④**腎臓の形態測定**：側腹部アプローチで，腎臓の形態を観察する．腎臓の大きさは，長軸で上極から下極の長径を測定し，左右差（1.5 cm以上）

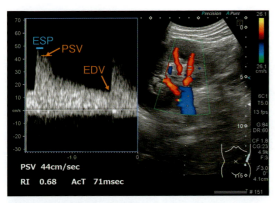

図39 腎区域動脈血流波形
early systolic peak(ESP)がない場合もあるが，ESPをPSVとして計測しない．
ESPが認められる場合，中枢部に有意な狭窄は存在しない．
RI：resistance index＝(PSV－EDV)/PSV

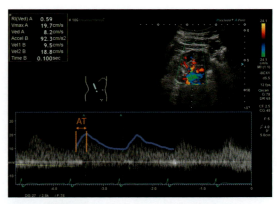

図40 腎動脈狭窄がある場合の腎内動脈血流
AT 100 ms

表4 腎動脈狭窄の超音波所見

①直接所見
　腎動脈　Peak systolic velocity＞180 cm/s
　RAR(腎動脈PSV/大動脈PSV)＞3.5
　狭窄後乱流
②間接所見(腎内の動脈血流)
　収縮早期ピーク波(ESP)の欠如
　AT(収縮期加速時間)＞70 ms
　平坦な血流波形
　RIの左右差　0.15＜

の有無，萎縮，腫大などを判定する．腎臓全体を観察し，皮質の菲薄化，腫瘤の有無など形態的異常所見がないかを観察する．

⑤**腎内動脈の血流計測**：腎実質の動脈血流を測定する．腎内動脈は腎門部より腹側枝，背側枝と分岐し5本程度の区域動脈に分岐する．さらに腎杯から腎錐体を囲むように葉間動脈が走行し，弓状動脈，小葉間動脈と分岐する．腎実質の血流は，RI(resistive index)(図39)とAT (acceleration time)を計測する．狭窄の度合いによっては明瞭ではない場合もあるが，腎動脈に高度な狭窄があると腎内動脈の波形は，ATが延長する狭窄後パターンとして捉えられる(図40)．

(d) 腎動脈狭窄の超音波所見
腎動脈狭窄の超音波所見を**表4**にまとめた[15]．
(e) 経皮的腎動脈形成術(PTRA)
経皮的腎動脈形成術(percutaneous transluminal renal angioplasty：PTRA)は，血行動態的に有意な腎動脈狭窄症を有し，利尿剤を含む3種類以上の降圧薬を使用しても目標の降圧を得られない治療抵抗性高血圧や増悪する高血圧，原因不明の片側萎縮腎を伴う高血圧，線維筋性異形成(FMD)や両側のRAS，機能している単腎のRASを伴う進行性慢性腎疾患などに適応が考慮される．ステントを留置した場合，ステント内の血流もカラードプラで評価可能であり，再狭窄の有無などのフォローアップに用いられている(図41)．

## e 末梢静脈

### 1 末梢静脈エコーの役割

末梢静脈において超音波検査は静脈血栓の検索や下肢静脈瘤の検索などを目的として行われるが，静脈疾患は病因別ではなく，病変別(閉塞性と拡張性)に検査を進めることが大切である．一般に閉塞性と拡張性病変では好発部位に違いがあ

**図41** 腎動脈狭窄の治療：経皮的腎動脈形成術＋ステント留置（PTRA-S）

a：ステントは，腹部大動脈に少し突出する場所に留置され，2本の線状エコーで確認できる．
b：内腔の血流はカラードプラで確認できる．

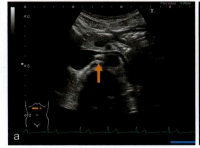
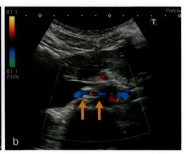

**表5** Pretest Clinical Probability Score（PTPスコア）

| 臨床所見 | score |
|---|---|
| 担癌状態（6ヵ月以内の診断または姑息的） | 1 |
| 完全・不全麻痺，下肢ギプス固定 | 1 |
| 3日以上のベッド上安静，4週間以内の大手術 | 1 |
| 静脈血栓に沿う圧痛 | 1 |
| 下肢全体の腫脹 | 1 |
| 下腿の周径差3cm以上 | 1 |
| 圧痕を残す浮腫 | 1 |
| 側副静脈の発達（下肢静脈瘤以外） | 1 |
| 深部静脈血栓症以外の診断 | −2 |
| **DVTリスク** | **PTP score** |
| 低リスク（DVTの確率＝3％） | 0 |
| 中リスク（DVTの確率＝17％） | 1～2 |
| 高リスク（DVTの確率＝75％） | 3以上 |

（Wells PS et al：Lancet **350**：1795-1798, 1997[19]）を参考に作成）

---

り，また各病変の検査に適した手順や描出法なども異なっている．本項では，超音波検査の臨床的意義が高いとされている深部静脈血栓と下肢静脈瘤について解説する．

## 2 超音波診断装置と条件設定[17,18]

### （a）画像表示方法

画面表示は，被験者仰臥位時の右側および足側からみた像とする[20]．

### （b）探触子と周波数

上肢，下肢ともに5～12 MHzのリニア型探触子を用いる．特に表在静脈では高周波が適している．また，腸骨部や下腿部の深部領域では，低周波（3.5～5.0 MHz）のコンベックス型探触子を用いると視野が広く観察しやすい．

### （c）装置の設定

①Bモード：フォーカスを対象血管の深度に合わせ，ゲインを高く，ダイナミックレンジを広く調節し，静脈内部に流動エコー（可動する微細な点状エコー）[17,18]が描出されるように設定する．

②カラードプラ法：Bモードゲインを低めに調整し，ノイズが出現しない程度にカラーゲインを高めに調整する．静脈の血流速度は遅いため，流速レンジ（10～20 cm/s程度）やドプラフィルターを低めに設定し，超音波ビームを血管に対し斜めに入射させるようスラント機能を調整する．

図42 深部静脈の描出
a：大腿静脈横断面カラードプラ像
b：大腿静脈縦断面カラードプラ像

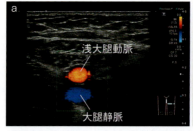
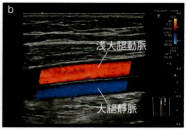

③パルスドプラ法：血流速度の呼吸性変動や弁逆流時間を精度よく測定するには，低流速血流を検出できるようなドプラフィルターやドプラゲインの調整が必要である．またsweep speedを遅く設定すると，計測が容易になる．

## 3 検査体位

被検者の全身状態に応じて選択する．深部静脈血栓（deep vein thrombosis：DVT）検査では仰臥位，静脈瘤（Varix）検査では立位が基本体位となる．ただし，いずれにおいても下腿部の観察は座位の方が評価しやすい．

## 4 身体所見の診かた[17,18]

(a) 深部静脈血栓症検査

被検者の四肢を観察し腫脹，疼痛，色調変化の有無と範囲，肺塞栓症の既往歴や血液凝固線溶系検査データを確認する．特にDダイマーは血栓除外診断として有用である．すぐに検査が実施できない場合，深部静脈血栓症の臨床確率[19]（表5）によるリスクレベルの把握が有効である．

(b) 静脈瘤検査

瘤部の範囲や色素沈着，潰瘍の有無などを観察し，検者の指で静脈の走行や圧痛，腫瘤の有無を大まかに把握する．表在静脈の血栓は硬い構造物として触知される．穿通枝の部位は，筋膜欠損部が丸く穴が開いているように触診できる．

## 5 検査の進め方

(a) 深部静脈血栓症（DVT）検査
[下肢領域]
①描出方法[17]

一般に，深部静脈は動脈と併走している．そのため動脈を目印にすると描出しやすい（図42）．血管内部をより鮮明に描出させるために超音波ビームと血管壁を直交させるような断面を設定する．その際，探触子で静脈を潰さない程度に力を加えて観察すると，対象血管が近づき明瞭な画像が得られる．また，動脈や筋肉など音響窓の工夫も必要である．血管内を詳細に観察するには縦断面で走査し，血栓の描出に適した条件設定を行う．

②観察評価方法

静脈血栓の超音波所見には直接所見（静脈内血栓エコーと静脈非圧縮性）と間接所見（静脈内血流欠損と血流誘発法での反応不良所見）がある．直接所見を認めれば静脈血栓の確定診断となる．間接所見のみの場合は静脈血栓疑いとする．直接所見を有する場合，血栓の中枢端を確認し，血栓の性状や形態，血管壁との固定性，血流情報を確認する．得られた情報から総合的に病期（急性期か慢性期），病型（中枢型か末梢型）を判断する（表6）．

ⅰ) 安静時評価（静脈内血栓像の確認）：横断像，縦断像の順に描出し，静脈内を観察する．血栓を有する場合，性状や形態，エコー輝度を評価する．なお静脈径の拡張の有無は対側の静脈，あるいは同名動脈と比較して判定する．

表6 急性期と慢性期血栓の診断

| 判定指標 | | 急性期 | 慢性期 |
|---|---|---|---|
| 静脈 | 狭窄度（圧縮性） | 閉塞（非圧縮） | 狭窄（部分圧縮） |
| | 拡大度 | 拡大 | 縮小 |
| 血栓 | 浮遊 | 移動 | 固定 |
| | 退縮 | 無・中等度 | 高度 |
| | 硬度 | 軟 | 硬 |
| | 表面 | 平滑 | 不整 |
| | 輝度 | 低・中 | 高・中 |
| | 内容 | 均一 | 不均一 |
| 血流 | 欠損 | 全 | 部分 |
| | 疎通（血栓内） | 無 | 有 |
| | 側副（分枝内） | 無 | 有 |

（Meisnner MH et al：J Vasc Surg **46**：4S-24S, 2007を参考に作成）

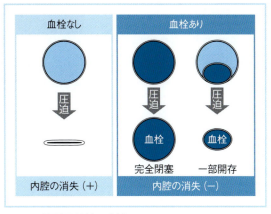

図43 静脈圧迫法の判定

図44 深呼吸による大腿静脈血流変化
a（健常例）：吸気時に消失，呼気時に増大する血流速変動を示す．
b（DVT例）：吸気と呼気で血流速度の差が小さい．腸骨静脈領域のDVTが疑われる．

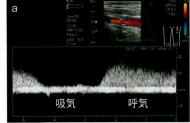 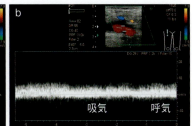

ⅱ）**静脈圧迫法**：compression ultrasonography（CUS）：横断面にて探触子で静脈を圧迫し，静脈の圧縮性を判定する（図43）．その際，探触子を持っていない方の手で，被験者の下肢をしっかり固定し，挟み込むように圧迫すると効率がよい．最も信頼性の高い方法ではあるが，圧迫により血栓を遊離させる危険性もあり注意して行う．

ⅲ）**血流誘発法**：呼吸負荷法とミルキング法がある．血栓の存在が疑われる場合，負荷は禁忌である．呼吸負荷法は腸骨静脈領域が観察できない症例では有効性高く，間接所見として利用される．パルスドプラ法を用いて，大腿静脈血流速度の呼吸性変動を確認する．これは静脈還流が呼吸により変動することを利用した方法で，観察部位より中枢側病変の推測に用いられる．

健常例では吸気時に減少，呼気時に増加する呼吸性変動を認めるが，急性期腸骨静脈閉塞例ではこの変動は低下する（図44）．一方，ミルキング法は超音波装置性能が向上した現在では，安全面を考慮し使用頻度は減っている．

③検査範囲と手順

超音波による深部静脈血栓症の標準的評価法[20]では，whole leg ultrasonography（whole-leg US）と proximal compression ultrasonography（proximal CUS）を推奨している．

ⅰ）whole leg ultrasonography（whole-leg US）：下肢を近位側から遠位側まで，一度にすべて検索する全下肢静脈エコーで，従来から行われている方法．総大腿静脈から検査を開始し大腿静脈，膝窩静脈，下腿静脈の順に血栓を検索する．

**図45** 浮遊型血栓
a：大腿静脈に棒状の血栓が観察されている．血栓の中枢端は血管壁と固着していない．（*は血栓を示す）
b：血栓の周囲に血流シグナルが検出されている．（*は血栓を示す）

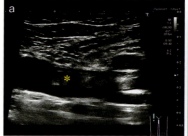
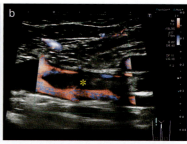

**図46** 大伏在静脈－大腿静脈合流部(SFJ)の描出

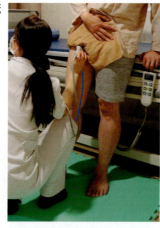
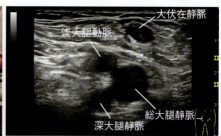

ⅱ) proximal compression ultrasonography (proximal CUS)：中枢側静脈（大腿から膝窩まで）を圧迫でみる方法で，救急診療などでは鼠径部の総大腿静脈と膝窩部の膝窩静脈の2箇所（2 point compression ultrasonography：2 point CUS），大腿静脈を含めた3箇所（3 point compression ultrasonography：3 point CUS）に限定して行われる．ただし，陰性であった際には，検索していない下腿限局型DVTの近位部進展を見逃さないために1週間後の再検が必要であることに留意する．

④診断のポイント

血栓を有する場合，①部位診断（血栓範囲），②性状診断（血栓形態，血栓性状），③血流診断（還流障害）の検査が必要である．また総大腿静脈あるいは膝窩静脈において過去のエコー所見と比較して新たな圧迫不可部位の出現や，圧迫時4 mm以上の残存血管内腔の増加を認めれば，深部静脈血栓症の再発とし治療を開始すべきである．

①**部位診断**：血栓部位および中枢端と末梢端から血栓範囲を確定する．

②**性状診断**：静脈血栓の形態（閉塞型，非閉塞型，浮遊型），経時変化（退縮，器質化，石灰化）を判定する．留意すべき血栓形態は浮遊血栓である（図45）．浮遊血栓は，血栓の末梢の部分は血管壁に固着し，それより中枢の部分（5 cm以上）が静脈壁に固着せず，内腔に浮遊している形態と定義される[21]．

③**血流診断**：静脈血栓周囲や血栓内部の血流について，カラードプラを用いて評価する．慢性期のDVTでは，静脈逆流により，静脈弁不全の有無を評価する．

[上肢領域]

下肢に比べて発生頻度は極めて少ないが，静脈カテーテル（中心静脈圧測定，ペースメーカーのリードワイヤー，非経口栄養など）による内膜損

**図47** 弁不全の判定（不全穿通枝例）

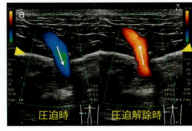 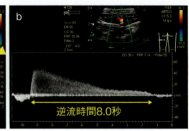

a：筋膜は高輝度線状エコー像として描出される（矢頭）．筋膜エコーが一部途切れ，表在と深部を交通する穿通枝が観察される．カラードプラを併用し，観察部位の末梢側を探触子の保持していない手で圧迫（ミルキング）すると表在から深部へ向かう血流（矢印）が確認できる．圧迫解除後，深部から表在に逆行する血流（矢印）が確認される．
b：パルスドプラ法による逆流時間は8.0秒あり，不全穿通枝と判定される．

傷例で多く認められる．また鎖骨下静脈が第1肋骨と鎖骨に圧迫され血流が停滞する胸郭出口症候群でも，時に観察される．血栓の評価方法は下肢と同様であるが，鎖骨下静脈の描出に苦慮することが多い．鎖骨下静脈中枢側は鎖骨上窩より，末梢側は鎖骨下アプローチで観察される．

(b) 静脈瘤検査
①描出方法[17]
ⅰ）大伏在静脈−大腿静脈合流部（sapheno-femoral junction：SFJ）（図46）：鼠径靱帯部で総大腿動脈と総大腿静脈を同定し，やや末梢側に走査すると大伏在静脈の大腿静脈合流部が描出される．縦断面では総大腿動脈を描出した後，超音波ビームを内側に傾けると描出される．

ⅱ）小伏在静脈−膝窩静脈合流部（sapheno-popliteal junction：SPJ）：小伏在静脈の合流形式は異型が多く存在する．そのため小伏在静脈を遠位側から近位側へと走査したほうが，小伏在静脈−膝窩静脈合流部は同定しやすい．もしも近位側からアプローチしたい場合，膝関節背部より約10cm上方の位置から横断像で走査する．膝窩静脈を描出させ，徐々に末梢側に走査すると，膝関節約5cm上方に小伏在静脈の合流部が通常，観察される．このあたりには，腓腹静脈の合流部もありSPJと誤らないように留意したい．

②観察評価方法[17]
　静脈瘤の超音波診断は，拡張した静脈を検索し，弁に血流負荷をかけ逆流を確認することで行われる．また，大伏在静脈や小伏在静脈，穿通枝などの由来静脈の確認も必要である．

ⅰ）静脈拡張の有無：断層法により血管の走行を確認し，拡張した静脈を検索する．静脈径は検査体位，圧迫により容易に変化するため，探触子を軽く皮膚に密着させ左右同一体位で計測することが望ましい．一般に，正常の大伏在静脈の太さは，通常3〜7mm程度，小伏在静脈は2〜4mm程度とされている[20]．

ⅱ）弁不全の有無：カラードプラ法で逆行血流を検出する．静脈瘤例でも安静状態では逆行血流を示さないことが多く，その検出には静脈還流を急速に増加させるミルキング操作が必要である．健常例では末梢側ミルキングで急速な順行性血流が生じ，解除後に血流が停止する．しかし静脈瘤例では，ミルキング解除で持続時間の長い逆行性血流を生じることで判定できる（図47）．ただし，健常例でも静脈弁が閉鎖するまでの短い時間，生理学的な逆流が存在する．一般に，パルスドプラ法で逆流時間を測定する場合，表在静脈では0.5秒超，深部静脈では1.0秒超を有意逆流と判定する[20]．

ⅲ）不全穿通枝の有無：横断面像で静脈瘤に沿って探触子を走査し，表在静脈が筋膜を穿通し，

深部静脈と交通する穿通枝を観察する．代表的な穿通枝（大腿部内側にある Dodd 穿通枝，膝窩部の Boyd 穿通枝，下腿下部の Cockett 穿通枝）が存在する部位や，静脈瘤が消失する部位を中心に検索すると効率的である．通常，健常人の穿通枝は観察されないことが多い．筋膜穿通部位の血管径が 3〜3.5 mm 以上有するもの，ミルキング後，深部から表在に向かう 0.5 秒以上の逆行血流を伴うものを不全穿通枝としている（図47）．

## f リンパ管疾患

### 1 リンパ管疾患におけるエコーの役割

リンパ管を超音波検査で直接確認することはできない．したがって超音波検査によるリンパ浮腫の確定診断は困難である．現時点では浮腫の早期発見と治療効果の判定，および静脈疾患や心不全などの浮腫の除外診断に超音波検査が有効である[22]．リンパ系の疾患にはいくつかの病態があるが，本項では誌面の関係上，リンパ浮腫に言及する．

### 2 超音波診断装置と条件設定

上肢，下肢ともに高周波数（12 MHz 以上）のリニア型探触子を使用すると皮膚や皮下組織などが明瞭に描出され評価しやすい．また，静脈性浮腫や全身性浮腫の除外診断にはコンベックス型探触子やセクタ型探触子が有効である．表在や静脈検査用のプリセットを利用する．

### 3 検査体位

被検者の全身状態に応じて選択する．ただし，治療効果の判定など前回所見と比較する際は，同一体位で行わなければならない．

### 4 身体所見の診かた[22]

#### （a）「全身性浮腫」と「局所性浮腫」

浮腫の存在部位により両者を区別する．一般に，心不全や腎不全などでみられる全身性の浮腫は，重力の影響を受け体の低い部位に顕著に生じる．そのため，臥床時の体位によって浮腫が移動することに留意したい．また，局所性浮腫の場合，両側性か片側性を確認する．通常，症状のある下肢自体に原因がある．

#### （b）「圧痕性浮腫（pitting edema）」と「非圧痕性浮腫（non-pitting edema）」

指で 10 秒間皮膚を圧迫すると皮下組織に水分が豊富であれば，指を離したあとも圧迫痕が残る圧痕性浮腫（pitting edema）と圧迫痕が残らない非圧痕性浮腫（non-pitting edema）に区別される．

#### （c）「fast edema」と「slow edema」

上記の圧痕性浮腫は，その回復時間により 40 秒未満の fast edema と 40 秒以上の slow edema に分類される．一般に fast edema を呈するのは肝不全やネフローゼ症候群，蛋白漏出性胃腸症，栄養失調などの低アルブミン血症に伴う浮腫を疑う．

#### （d）皮膚の色調

炎症と関連する発赤の有無を確認する．一般に，浮腫では皮膚の色調変化はないとされるが，発症早期や急激に増悪した場合には炎症所見はなくても暗赤色やピンク色になることがある．

#### （e）発赤・熱感の有無

局所の発熱や疼痛を伴う場合，蜂窩織炎や血栓性静脈炎を疑う．

### 5 検査の進め方[22]

検査に先立って，前述した身体所見などから浮腫の特徴や存在部位を把握しておきたい．検査する際，両下肢の任意の部位を施設内で決めておくと経過観察する際，有効である．検査時，大切なことは患肢だけでなく健常肢も必ず確認すること

C 超音波検査／2. 各論

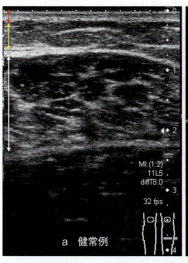
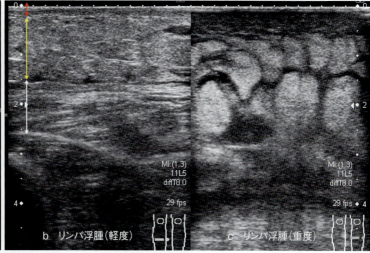

**図48 健常例とリンパ浮腫の超音波所見**
a：健常例では皮膚・皮下組織は明瞭な層状に観察される．
b：リンパ浮腫（軽度）例では，表皮・真皮層のエコー輝度低下，皮下組織のエコー輝度上昇，層状構造の不明瞭化がみられる．
c：リンパ浮腫（重度）例では，皮下組織は著明に肥厚し，液体成分の貯留がみられる．
（赤矢印は表皮・真皮層，黄矢印は皮下組織，白矢印は筋層を示す．）

である．その際，左右同一部位を交互に観察すると比較しやすく浮腫の状態を把握しやすい．

超音波による主な観察評価項目は，浮腫の存在範囲と表皮・真皮層，皮下組織層の厚さやエコー輝度，また皮下組織層や筋層では層状構造の変化と水分貯留層の有無を確認する（図48）．一般に，発症早期は表皮・真皮層の厚さとエコー輝度の低下が特徴的所見である．浮腫が強い症例では，皮下脂肪組織周囲に液体成分が著明になり，敷石状所見がみられることがある．この敷石状所見は心不全など様々な浮腫でもみられ，リンパ浮腫だけに特徴的な超音波所見ではなく，圧痕性が著明な浮腫に見られることが多い．通常，皮下組織に液体成分の多いFluidタイプでは，良好な治療効果が期待される（図49）．また，リンパ管は皮下組織中心に存在するため，筋膜下や筋肉間に水分貯留層が見られれば，リンパ浮腫以外の原因が考えられる[23]．

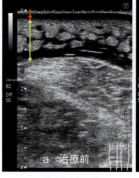
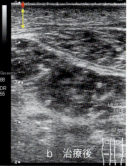

**図49 浮腫治療効果の判定（慢性心不全例）**
a：治療前は表皮・真皮層のエコー輝度は無エコーであり，皮下組織に液体成分が多くみられ敷石状エコーが観察される．
b：治療後は皮下組織の液体成分は消失し，層構造がみられる．
（赤矢印は表皮・真皮層，黄矢印は皮下組織を示す．）

## g バスキュラーアクセス（vascular access：VA）

### 1 VA評価の目的

血流の程度を把握するための機能評価と狭窄や

**図50** パルスドプラ法による血流量とRIの計測

上腕中央部付近または肘部付近の上腕動脈を長軸で描出し，パルスドプラ法を施行する．サンプルボリュームの幅は，血管内径からはみ出さない最大径，または血管内径の2/3以上に設定する．パルスドプラのステアリングを調整しながら，超音波ビームと血流のなす角度を60°以内に調整する．血流速波形が表示範囲内に入りきるようベースラインや流速レンジを調節する．

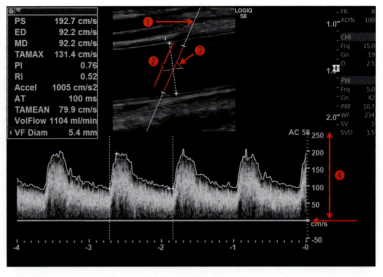

閉塞病変を観察する形態評価がある．必ず両者で評価し，血行動態を把握する．これらの指標から総合的にVAの良否を判断する．

## 2 装置の設定

汎用機で検査可能である．プローブは中心周波数が8 MHz程度のリニア型が必要であるが，さらに周波数が高いプローブを用いれば，より明瞭な画像が得られる．

主に浅い部位を走行する静脈が検査対象になるため，フォーカスは浅部に設定する．また，Bモード断層法のゲインは少し高めに設定しておくと，血栓や内膜肥厚，弁が観察しやすくなる．Bモード断層法に加えて，カラードプラ法を併用して観察すると狭窄病変を検出しやすくなる．ブルーミングが少ない手法のドプラを使用することで血流の詳細が観察できる．パルスドプラ法では，ステアリングが30°まで調整できる機能があれば，血流量を計測する際の角度補正が容易に調整できる（図50）．

## 3 プローブの持ち方

圧迫しない走査を行う．指で支えをつくり，プローブの素子面を少し浮かせるような感覚で走査を行う．

## 4 機能評価

自己血管内シャント（arteriovenous fistula：AVF）では，上腕動脈における血流量および末梢血管抵抗指数（resistance index：RI）を機能評価の指標とするのが一般的である．最近では，人工血管内シャント（arteriovenous graft：AVG）においても，この部位で計測する施設が増えてきている．

①血流量（mL/min）は次式を用いて算出する．

$TAV \times Area \times 60 \div 100$

$TAV$（time averaged flow velocity）＝平均血流速度の時間積分値

$Area$＝血管を正円と仮定した断面積

なお，TAVを最高平均血流速度（time averaged maximum flow velocity：TAMV）で計算すると過大に評価するため注意が必要である．

②RIは次式を用いて算出する．

$(PSV - EDV)/PSV$

$PSV$（peak systolic velocity）＝収縮期最高血流速度

$EDV$（end diastolic velocity）＝拡張末期血流速度

**図51　AVFの吻合部直上における狭窄病変**

吻合部直上に内膜肥厚を伴う血管内径約1 mm，狭窄長約20 mmの狭窄病変を認める．

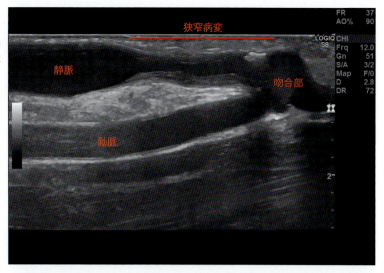

**図52　AVGの流出路静脈の画像**

人工血管の流出路静脈に内膜肥厚を伴う血管内径1.4 mmの狭窄病変を認める．

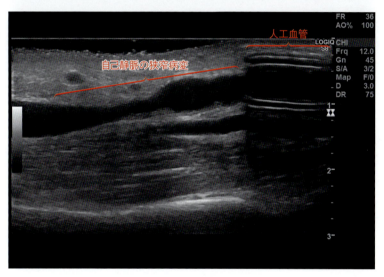

③上腕動脈血流量の基準値は，500〜1,000 mL/minを良好とする[24]．約350 mL/min未満になると脱血不良が出現するという報告がある[25, 26]．RIの基準値は，0.6をカットオフとし，それ以上であれば，何らかの狭窄病変の存在が示唆される[24]．

## 5　形態評価

Bモード断層法およびカラードプラ法を用いて，短軸と長軸の2方向から観察する．特に狭窄や閉塞の有無を検索する．

狭窄病変においては，その形態（内膜肥厚，血管収縮，弁など）や狭窄部の血管内径，部位，狭窄長を評価する．閉塞病変においては，その形態（血栓性または非血栓性）や部位，閉塞長を評価する．AVFでは動静脈吻合部直上（図51）が，AVGでは静脈側吻合部の流出路静脈が狭窄（図52）の好発部位である．狭窄が進行すれば，血栓を形成し閉塞する（図53）．

## 6　総合評価

シャントが一本道である場合，高度の狭窄病変が存在すれば，血流量は低下する．一方で，同じ

### 図53 AVFの閉塞
閉塞部位はパワードプラ法で血流を認めない．

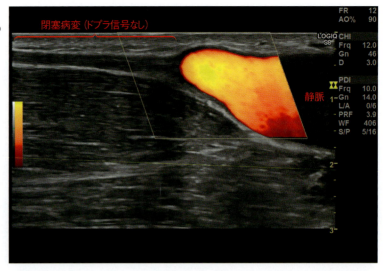

部位に同程度の狭窄病変が存在しても，それより末梢側に発達した側副血行路（分枝）が存在すると血流量は低下しない．このように機能と形態を正しく評価し血行動態を読み取ったうえで評価することが重要である．臨床症状や身体所見の異常を説明できる検査所見を作成するよう心がける．

## h 経食道エコー

### 1 経食道エコーの役割

血管のなかで胸部大動脈に関しては，詳細な評価に経食道エコー（transesophageal echo：TEE）が用いられる．特に，血流や大動脈壁の性状を観察するのに適している．脳塞栓症の塞栓源検索では，卵円孔開存の評価にも用いられる．さらに，手術中のモニタリングとしても重要な役割を果たしている．

### 2 装置

TEEの探触子の進歩は，水平断のmonoplaneから始まり，水平断と垂直断のbiplane，さらに現在では360°の評価が可能なmultiplaneと移行している．さらに三次元構築と発展している．周波数は通常5MHz前後であり，分解能は0.3mmと言われている．

### 3 禁忌

TEEは咽頭から食道・胃に挿入して観察することから，禁忌となる状態がある[27]．

①食道疾患：食道狭窄，静脈瘤，腫瘍，憩室，食道裂孔ヘルニア，

②胃・食道手術後，

③頸椎の可動性低下が認められる状態，

④頸部への放射線治療後，

⑤コントロールできない重症な高血圧，

⑥鎮静を行わないで急性胸部大動脈瘤または急性胸部大動脈解離へ適用すること，

⑦脳出血または脳動脈瘤や腹部大動脈解離（急性期）の合併があるとき，

⑧呼吸機能障害，

⑨検査に協力が得られない場合，検査への理解・同意が得られない場合

などがあげられる．その他，ⓐ出血傾向のある時，ⓑ不安定狭心症や最近生じた心筋梗塞，ⓒ嚥下障害や検査後の誤嚥の可能性の高いときも一般にTEEの適応にはならない．

## 4 準備

 咽頭麻酔は覚醒または中等度鎮静で施行する場合は必須である．キシロカインアレルギーに注意する．さらに，鎮静剤使用では，呼吸抑制の可能性があるため，拮抗薬の備えが望ましい．また，$SpO_2$を含めて血圧・心拍数モニタリングが必要である．スタッフは心肺蘇生のトレーニングを受けていることが望ましい．経食道探触子は，感染を考慮して，洗浄消毒またはカバーの装着が一般的である．

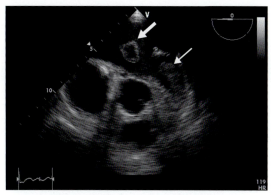

図54 水平断での左房および左心耳の描出
左心耳の血栓（➡）と浮遊する左房内血栓（→）が認められる．

## 5 大動脈の描出

 TEEによる胸部大動脈の描出は，通常，頭側から，しかも食道から描出した断面となる．すなわち，通常の尾側からの画像とは左右が逆になるが，食道は背側に位置するので胸壁は下となり，たとえば上行大動脈を観察する際は，上下は逆になるものの，左右は経胸壁エコーと同様となる．

【大動脈各部位の描出】

① **上行大動脈**：中枢側の長軸像は120〜150°，短軸像は30〜60°が通常用いられる．上行大動脈の中間部までは，探触子の引き抜きで観察可能であるが，上行大動脈遠位部は右主気管支が食道を横切るため，描出困難である．上行大動脈中間部付近では基部に比べて，やや角度小さくなり，長軸像は100〜130°，短軸像は10〜40°程度で描出される．

② **下行大動脈**：食道を挟んで心臓とはおよそ対側に存在し，短軸像は0°で，長軸像は90°で一般に描出される．蛇行している場合は，角度の修正が必要となり，時に描出が困難な場合もある．一般に食道の遠位側が下行大動脈の遠位部に相当するため，一度深く挿入して，遠位部より描出していくのが一般的である．下行大動脈近位側は蛇行により食道から離れて描出困難な症例もある．

③ **大動脈弓部**：胸部を横断するように走行するため，短軸像は90°で，長軸像は0°で描出される．一般に下行大動脈の短軸像（0°）を描出しながら，探触子を引き抜いていくと大動脈弓部の長軸像が描出される．大動脈弓部の中枢側は時計方向に探触子を回転させると描出される．同様に，90°では下行大動脈の長軸像が描出されたあと，探触子は時計方向に回転させると大動脈弓部遠位側の短軸像が描出され，さらに時計回転させると左鎖骨下動脈分岐部，続いて左総頸動脈分岐部が描出される．右腕頭動脈分岐部付近は食道からやや離れているため，約半数症例の描出にとどまる．

## 6 脈管疾患とTEE評価

① **心原性脳塞栓症**（図54）：多くが左房内血栓，特に左心耳血栓に起因するため，その検出にはTEEが用いられる．有意な血栓が認められない場合も，左房内のモヤエコーや左心耳の流速低下がみられるときは，左房内血栓を完全に否定することは困難である．また，左心耳の櫛状筋も血栓との鑑別が困難な場合がある．奇異性脳塞栓症が疑われる場合は，コントラストエコーを用いて，バルサルバ負荷を行い，卵円孔開存と右左シャントの存在を確認する．卵円孔開存はカラードプラで検出されることもまれではない．特に，心房中隔瘤を有している場合は，

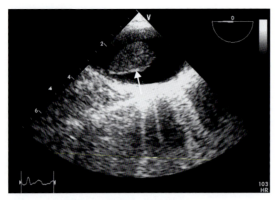

図55 水平断での大動脈弓部の描出
プラークに付着する血栓（→）が認められる．

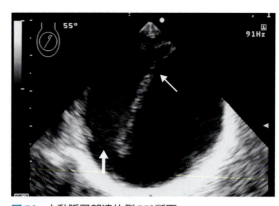

図56 大動脈弓部遠位側55°断面
フラップ（→）と大弯側のエントリー（亀裂）（➡）が認められる．

卵円孔開存が多くみられる．その他，感染性心内膜炎の疣贅による塞栓症，左室内血栓による塞栓症，乳頭線維弾性腫や粘液腫など，他の心原性塞栓症を併発する可能性のある疾患も併せて評価を行う．

②アテローム血栓性脳梗塞：通常は頸動脈のアテローム病変に起因するが，大動脈弓部のアテローム病変が原因となる場合もある．アテロームの可動性については詳細な評価が求められる．

③急性動脈閉塞：下肢動脈が最も多いが，上腸間膜動脈や上肢動脈にも認められる．左房内血栓によるものがほとんどであるが，時に大動脈のプラーク破綻部位に可動性血栓（図55）が形成され，塞栓症を誘発する場合もある．

④急性大動脈解離：従来，TEEは急性大動脈解離の診断と評価に大きな役割を果たしてきた．特に，偽腔開存型大動脈解離のエントリー（図56）検出に有用であった[28]．しかしながら，CTの進歩と経胸壁エコーの役割が拡大し，緊急手術の術中モニターとしての役割に近年，限定される傾向にある．術中モニターとしては，心臓血管外科手術はもとよりTAVI（trans-catheter aortic valve implantation）などのカテーテル治療にもTEEは頻繁に使用される．

● 文献

1) 日本超音波医学会用語・診断基準委員会，頸動脈超音波診断ガイドライン小委員会：超音波による頸動脈病変の標準的評価法2017 https://www.jsum.or.jp/committee/diagnostic/pdf/jsum0515-guideline.pdf
2) 山﨑義光代表幹事・尾崎俊也（編）：「早期動脈硬化研究会」ホームページ http://www.imt-ca.com
3) 尾崎俊也："検査−頸部"．保存版！血管診療図解テキスト．Vascular Lab別冊．松尾汎（監修）．メディカ出版，p.154-168，2015
4) Yasaka M et al：Ultrasonic evaluation of the site of carotid axis occlusion in patient with acute cardioembolic stroke. Stroke 23：420-422, 1992
5) Saito K et al：Vartebral artery occlusion in duplex color-coded ultrasonography. Stroke 35：1068-1072, 2004
6) 宮田哲朗ほか：末梢閉塞性動脈疾患の治療ガイドライン（2015年改訂版）：2015合同研究班報告，日本循環器学会，2015
7) 小谷敦志：末梢血管超音波検査の設定とアーチファクト．Medical technology別冊　超音波エキスパート9「末梢動脈疾患と超音波検査の進め方・評価」，松尾　汎，佐藤　洋（編），医歯薬出版，p.53-70, 2008
8) 大動脈・末梢動脈超音波診断ガイドライン小委員会（委員長　松尾　汎）：超音波による大動脈・末梢動脈病変の標準的評価法．Jpn J Med Ultrasonics 41：405-414, 2014.
9) 小谷敦志：血管超音波のテクニック 末梢動脈．血管無侵襲診断テキスト，血管診療技師認定機構・血管無侵襲診断法研究会（編），南江堂，p.124-134, 2007
10) Norgren L et al：Inter-Society Consensus for the Management of Peripheral Arterial Disease (TASC Ⅱ). J Vasc Surg 45（Suppl S）：S5-S67, 2007

11) 重松　宏，松尾　汎（編）：下肢動静脈エコー実践テキスト，南江堂，2008

12) 平井都始子ほか：超音波検査による骨盤・下肢閉塞性動脈疾患の診断―特にPTA術前診断と効果判定．脈管学 **33**：27-32，1993

13) van Ampting JM：Prevalence of atherosclerotic renal artery stenosis in patients starting dialysis. Nephrol Dial Transplant **18**：1147-1151, 2003

14) 乾　政志，田邊一成：腎血管疾患（腎血管性高血圧，腎動脈瘤，腎動静脈瘻，nut-cracker症候群）．泌尿器外科 **26**：391-398，2013

15) Guidelines for the Reporting of Renal Artery Revascularization in Clinical Trials Circulation **106**：1572-1585, 2002

16) 松尾　汎：超音波による腎動脈病変の標準的評価法，日本超音波医学会 Jpn J Med Ultrasonics **42**：2015

17) 山本哲也：下肢静脈，めざせ！血管エコー職人，中外医学社，p.150-192，2013

18) 山本哲也：基礎理論の臨床応用技術　血管領域，超音波基礎技術テキスト，超音波検査技術　特別号，Vol.37 No.7，日本超音波検査学会，p.229-250，2012

19) Wells PS et al：Value of assessment of pretest probability of deep-vein thrombosis in clinical management. Lancet **50**：1795-1798, 1997

20) 日本超音波医学会・診断基準委員会：超音波による深部静脈血栓症・下肢静脈瘤の標準的評価法　https://www.jsum.or.jp/committee/diagnostic/pdf/deep_vein_thrombosis.pdf

21) Voet D, Afschrift M：Floating thrombi：diagnosis and follow-up by duplex ultrasound. Br J Radiol **64**：1010-1014, 1991

22) 山本哲也：ベッドサイド検査　下肢浮腫で依頼された時のポイント，Medical Technology 別冊　超音波エキスパート 16　心エコーベッドサイド検査，医歯薬出版，p.92-101，2015

23) 小川佳宏：リンパ浮腫，超音波検査テクニックマスター，Vascular Lab増刊，メディカ出版，p.250-258，2013

24) 日本透析医学会：慢性血液透析用バスキュラーアクセスの作製および修復に関するガイドライン．透析会誌 **44**：855-937，2011

25) Ogawa T et al：Brachial artery blood flow measurement：A simple and noninvasive method to evaluate the need for arteriovenous fistula repair. Dialysis & transplantation 206-210：2011

26) 山本裕也ほか：自己血管内シャントにおける脱血不良発生と超音波検査における機能評価および形態評価の関連性．透析会誌 **45**：1021-1026, 2012

27) 吉川純一ほか：循環器超音波検査の適応と判読ガイドライン．Circ J **69**（Suppl IV）：1343-1408，2005

28) 西上和宏ほか：経食道心エコー法による急性大動脈解離のエントリーおよび分枝解離の評価．日本救急医学会雑誌 **10**：348-355，1999

各論

1章 脈管疾患の診断

# D CT

## 1. 概説

### a　CTの原理と特徴

　X線が物体を通過すると，その一部が吸収されるために減弱する．CTにおける断面画像はこの吸収量の分布を表している．物体を通過したX線はこの吸収量の値に応じて減衰し，検出器によってX線の強度差として記録される．図1のようなX線吸収量（A，B，C，D）を持つ物体を仮定する．①～⑥の様々な方向からX線を照射し，検出器でそれぞれのX線吸収量（X1～X6）を測定する．たとえば①の方向からX線を照射したときに検出器で検出できるX線吸収量X1は下記のようになる[1]．

　　$X1 = A + C$

　同様に下記の式が得られ，これらの連立方程式を解くことで物体内のX線吸収量の分布（A，B，C，D）が求められる．

　　$X2 = B + D$
　　$X3 = B + C$
　　$X4 = A + B$
　　$X5 = C + D$
　　$X6 = A + D$

　こうして得られた物体内のX線吸収量の大小をグレイスケールで濃淡をつけて画像化したものがCTの断面画像となる．物体内のX線吸収量は，物質の密度，原子番号のおよそ3乗に比例すると

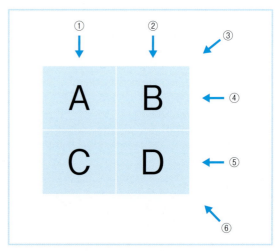

図1　CT画像再構成の基本

ともに，X線のエネルギー（線質）によっても変化する．

　CTは比較的簡便で侵襲が低く，短時間で広範囲の領域を客観的に評価できることから，脈管疾患における日常診療において必要不可欠な検査である．近年，多列検出器型CT（multi detector-row computed tornography：MDCT）の進歩により，その重要性はさらに増している．MDCTは体軸方向に複数のX線検出器列を配置しX線管球が1回転する間に複数の画像情報を取得することができる．従来のCTでは1列しか装備されていなかったX線検出器が，MDCTでは64～320列にまで多列化されたことで体軸方向の空間分解能が上がり，より高精細な画像を取得することが可能となった．また，X線管球の回転速度が上がり，検査時間が短縮し，時間分解能が向上し

た[1].

　造影剤を経静脈的に急速注入後，血管内の造影が最も濃いタイミングでCT撮影を行い，ワークステーションなどを用いて画像再構成を行って表示する手法はCTA（Computer tomography angiography）と呼ばれる．再構成方法としてはvolume rendering（VR），血管造影に類似した投影像である maximum intensity projection（MIP），冠状断像や矢状断像などの multiplanar reformation（MPR），血管の中心軸に沿った長軸方向の断面像である curved planar reformation（CPR）などがあり，全体像の容易な把握や，より正確な評価が可能となる．

## b　CTの適応

　脈管疾患におけるCTの適応はスクリーニング，血管解剖や破格の評価，瘤，解離，狭窄，閉塞などの脈管疾患の診断やその程度に基づく治療適応・治療方針の決定，合併症の評価，治療後のフォローアップなど多岐にわたる．胸腹部・四肢の脈管においては診断の第一選択として行われることが多い．MRAと比較し，空間分解能が高いが，血管内腔の評価には造影剤の使用が必要であり，造影剤アレルギーや腎機能不良の症例には不向きである．CTでの血管の石灰化の検出は他のモダリティと比べて鋭敏であるが，血管の石灰化が強い場合は内腔の評価が時に困難となる．

### ●文献
1) 陣崎雅弘（監訳）：MDCTの基本パワーテキスト—CTの基礎からデュアルソース320列CTまで，メディカル・サイエンス・インターナショナル，p.5-8, p.17-30

# 1章 脈管疾患の診断

## D CT
## 2. 各論

### a 頸部の血管

頸動脈疾患としては内頸動脈狭窄症の頻度が高く，動脈硬化によって内頸動脈壁が肥厚し，内腔狭窄による血流低下や内膜破綻に起因する脳梗塞をきたす．治療方法としては頸動脈内膜剥離術（cartoid endarterectomy：CEA）や頸動脈ステント留置術（cartoid artery stenting：CAS）がある．

頸部のCTAでは①内頸動脈狭窄の程度，②動脈壁の石灰化の評価，③治療前評価，④CAS/CEA施行後の内腔評価が重要である．

狭窄の評価はNASCET法やECST法により狭窄率の測定を行うのが一般的である．動脈壁石灰化の検出は，各種画像モダリティのなかでCTが最も鋭敏である．石灰化の程度や存在部位は，CASにおけるステントの拡張のしやすさや術後の血行動態不安定の起こりやすさと関連することが多いといわれ，また全周性高度石灰化はCAS禁忌とされている．CEAの術前CTAでは頸動脈分岐部の高さやプラークの部位および範囲，頸椎や下顎骨などとの位置関係の評価が重要である（図1）．CASにおいては大動脈弓～頸動脈の蛇行の程度，解剖学的変異の有無の把握が重要である．

動脈原性塞栓症の原因となる，不安定プラークの診断はMRIの有用性が多く報告されており，CTAの役割は小さく，石灰化の分布や潰瘍形成の描出などを中心にMRIの補助的な役割にとどまる[1]．

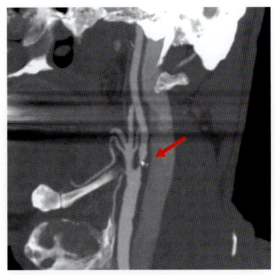

**図1** 頸動脈CTA（矢状断MIP像）
内頸動脈に狭窄を認める．

### b 大動脈瘤

大動脈瘤は「大動脈の一部の壁が，全周性，または局所性に（径）拡大または突出した状態」と定義され，大動脈が全周性に拡張し，直径が正常径の1.5倍（胸部で4.5 cm，腹部で3 cm）を超えた場合（紡錘状瘤），または大動脈壁の一部が局所的に拡張して瘤状に変化している場合（囊状瘤）に大動脈瘤と診断する．大動脈瘤におけるCTの役割は①大動脈破裂の有無の評価，②経過観察と形状の評価による破裂リスクの予測，③治療前のプランニング，④治療後の合併症評価がある．

## 1 大動脈破裂の有無の評価

大動脈瘤破裂は，動脈壁が完全に断裂したfrank(open) rupture，動脈壁が完全に破綻したものの血腫や周囲臓器で被包化されているcontained(sealed) rupture，破裂の危機があるが破裂はしていないimpending rupture(切迫破裂)に分けられる．Frank ruptureでは，胸部大動脈瘤の場合には縦隔内や胸腔内へ，腹部大動脈瘤破裂の場合には後腹膜から腹腔内に血腫がみられる．造影CTでは，破裂部近傍に造影剤の漏出像(extravasation)が同定されることもあるが，破裂部が同定困難なことも多い．contained ruptureでは，大動脈瘤と瘤を取り囲む血腫を示唆する高吸収域が典型的であり，その境界は不明瞭なことも多い．Impending ruptureでは単純CTにて大動脈瘤の瘤壁や壁在血栓内に三日月型の高吸収域(high attenuating crescent sign)がしばしばみられる．これは動脈壁の全層破綻はないものの動脈壁の亀裂の内部に新しい血腫が出現した状態を示しており，動脈瘤破裂を示唆する重要なサインとされる(図2)．この所見は造影CTでは不明瞭となるため，単純CTで確認することが重要である．特に，疼痛を伴う症例にこのサインを認めれば切迫破裂を積極的に疑うべきである[2](図3)．

## 2 経過観察と形状の評価による破裂リスク予測

経過観察中の大動脈瘤においては，瘤径とその拡大スピードを評価し，治療適応を判断する．瘤径は最も瘤が拡大したスライスの短径(最大短径)を用いて評価する．

## 3 治療前のプランニングと治療後の合併症評価

大動脈瘤に対する治療として近年増加しているステントグラフトにおける治療前のプランニングと治療後のエンドリークなどの合併症評価も，

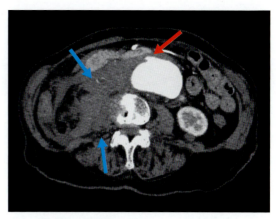

図2　腹部動脈瘤破裂(CTA)
腹部大動脈瘤前方に仮性瘤(赤矢印)，周囲の後腹膜に血種を認める(青矢印)．

CTを用いて行われる．ステントグラフトを行うためには解剖学的条件を満たさなければならないが，適応基準は各企業のステントグラフトごとに異なる．CTで評価すべき主な解剖学的特徴はまず，アクセスルートである総腸骨動脈から外腸骨動脈および大腿動脈径および形態(壁在血栓，石灰化，屈曲)の評価が重要である(各論-2章-C-3(p.208)参照)．

胸腹部大動脈瘤の手術あるいは血管内治療における合併症として下肢対麻痺が生じることがあり，その原因として脊髄を栄養するAdamkiewicz動脈の血流障害が考えられている．近年のMDCTの進歩によりAdamkiewicz動脈の描出が可能となり，術前にMDCTを用いて同定を行うことで術後の対麻痺を回避しようとする試みがなされている．Adamkiewicz動脈は肋間または腰動脈から分枝し脊柱管内で特異的なヘアピンカーブを描く(図4)．

ステントグラフト術後にはエンドリークや瘤径増大の有無，ステントの開存性の評価や破損，移動の有無といった合併症の評価に有用である．エンドリークはtypeⅠ～Ⅴに分類される(p.211図3参照)．typeⅠとⅢは瘤壁に大動脈の圧がかかるため，リスクが高く，追加治療が必要となる．

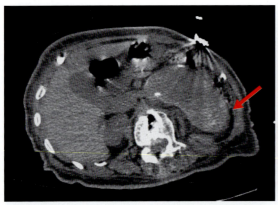
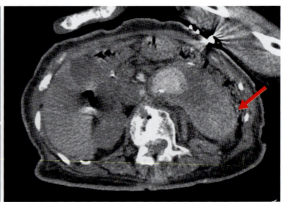

**図3** 腹部動脈瘤切迫破裂（左：単純CT，右：CTA，左と同一断面）
腹部大動脈瘤の壁在血栓が高吸収に描出されている（赤矢印）．

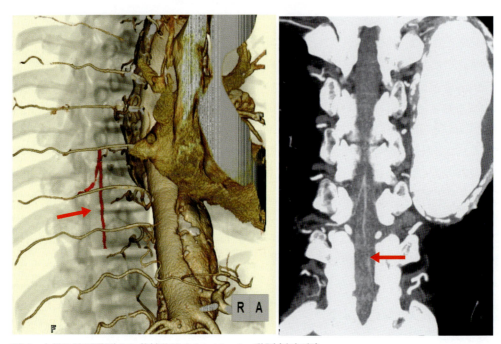

**図4** 右第8肋間動脈より分岐するAdamkiewicz動脈（赤矢印）
左：CTAのvolume rendering像
右：CTAの冠状断のMIP像

typeⅡエンドリークはまずは経過観察が行われるが，6ヵ月以上認められ，かつ5mm以上の瘤径増大がみられると追加治療の適応となる（図5）．typeⅣエンドリークはそのまま経過観察可能である．typeⅤエンドリークは画像では捉えきれないtypeⅠ～Ⅲエンドリークや感染，vasa vasorumからの出血，ステントのmigrationなどが原因になっていることが多いと考えられている．経過中にそれらが顕在化してくることもあるが，原因が不明な場合は人工血管に置換せざるを得ない場合も多い[3]．

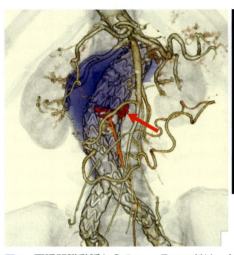
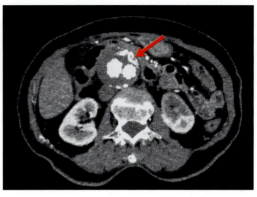

図5 下腸間膜動脈からのtype IIエンドリーク(赤矢印)
左:CTAのvolume rendering像
右:CTAの横断像

## C 大動脈解離

　大動脈は内膜, 中膜, 外膜の3層から成っており各層の間を弾性板が隔てている. 大動脈解離は「何らかの要因によって生じた内膜面の損傷(entryあるいはprimary intimal tear)によって中膜を境に内層, 外層の剥離が生じ, 本来の血管内腔(真腔)に加えて別の血流腔(偽腔)が生じる状態」を指す.

　急性期の大動脈解離の診断では, 造影剤投与の禁忌がない限り, 造影CTが第一選択となる. 急性期大動脈解離におけるCT診断のポイントは, ①解離の存在診断②病型分類(解離形態および進展範囲, entry/re-entryの同定), ③合併症(破裂, 心タンポナーデ, 大動脈の主要分枝閉塞による臓器虚血など)の有無に関する評価を行い, 緊急手術の適応があるかどうかの判断をすることである.

### 1 解離の存在診断

　解離の存在診断において, 単純CTでは内膜石灰化の内方偏位が解離により剥離したflapを示唆する重要な所見となる. また, 偽腔閉塞型解離の急性期には凝血塊・血腫によって満たされた偽腔が三日月状の高吸収域として認められる. 造影CTでは, 偽腔開存型では造影される二腔構造を, 偽腔閉塞型では造影されない偽腔を偽明することにより診断が確定する.

### 2 病型分類の同定

　病型分類において, 解離の範囲による分類にはStanford分類とDeBakey分類がある(図6). 日本ではDeBakey分類が普及しているが, 世界的にはevidence蓄積が進むStanford分類(p.200　図3参照)が主流である. Stanford分類は, entryの位置にかかわらず解離が上行大動脈に及んでいるか否かでA型とB型に分けている. 上行大動脈に解離が及ぶStanford A型解離は極めて予後不良であり, 大動脈破裂, 心タンポナーデ, 全身の循環不全, 脳梗塞, 腸管虚血が主な死因とされる. 内科的治療の成績は1週間で13％の死亡率とされており, 緊急手術の適応となる[4]. Stanford B型解離(図7)は30日間の死亡率は内科的治療と外科的治療で同等とされているため, 降圧を中心とした

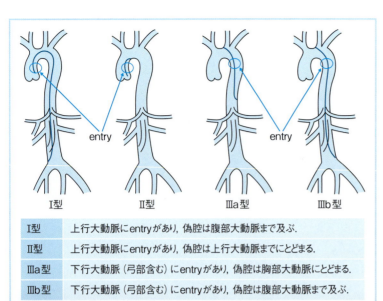

図6　DeBakey分類

| I型 | 上行大動脈にentryがあり，偽腔は腹部大動脈まで及ぶ． |
| --- | --- |
| II型 | 上行大動脈にentryがあり，偽腔は上行大動脈までにとどまる． |
| IIIa型 | 下行大動脈（弓部含む）にentryがあり，偽腔は胸部大動脈にとどまる． |
| IIIb型 | 下行大動脈（弓部含む）にentryがあり，偽腔は腹部大動脈まで及ぶ． |

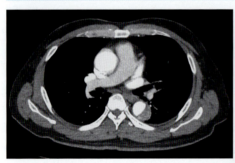
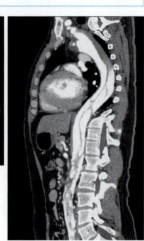

図7　Standford B型解離
左：CTAの横断像
右：CTAの矢状断像

内科的治療が原則であるが，ショックや血圧低下を伴う瘤破裂，治療抵抗性の疼痛を示す例，分枝血管灌流障害を示すStanford B型解離は外科治療や血管内治療を考慮する必要がある[5]．一方，DeBakey分類は解離の範囲とentryの位置によりI型，II型，III型（a, b）と分類している．解離範囲を具体的に示したものであり外科治療・血管内治療の際には有用である．

偽腔の血流状態による分類では，偽腔開存型，偽腔閉塞型，ULP（ulcer like projection）型に分けられる（図8）．造影CT上，偽腔が造影されれば偽腔開存型，されなければ偽腔閉塞型と判断する．一方，ULPとは血管造影や造影CTなどの画像診断においてみられる所見である「閉塞した偽腔内への造影剤の潰瘍様突出像」のことであり，ULPが存在する解離をULP型解離という．明らかなULP型解離は偽腔開存型解離に移行する可能性が高く，手術を考慮する[5]（図9）．

## 3　合併症の有無に関する評価

合併症の評価では，心タンポナーデの有無や大動脈弁閉鎖不全症の程度，心筋虚血の有無，分枝

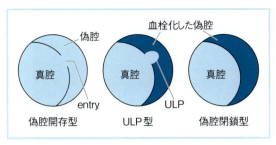

図8　偽腔の血流状態による大動脈解離の分類

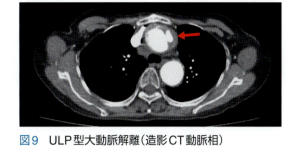

図9　ULP型大動脈解離（造影CT動脈相）

血流灌流障害の有無の評価重要である．特に，冠動脈や頸動脈，上腸間膜動脈への解離の波及は心筋梗塞や脳梗塞，腸管虚血などの重篤な合併症を引き起こす可能性が高く，注意を要する．解離により主要分枝の栄養臓器が虚血に陥るメカニズムとして，分枝自体に解離が及んで狭窄，閉塞をきたす場合（静的閉塞：static obstruction）と，解離は及ばないが真腔が偽腔に圧排されて分枝の血流が低下する場合（動的閉塞：dynamic obstruction）があり，解離が分枝に及ばなくても虚血が起こりうるため，画像所見のみではなく臨床所見と組み合わせて判断する必要がある．

## d 末梢動脈瘤

内臓動脈瘤より発生する真性動脈瘤の発生頻度は0.01～0.2％とするものが多い．腸骨動脈瘤は腹部大動脈瘤症例にしばしば合併し，その頻度は10～40％程度と考えられている．一方，単独で腸骨動脈瘤が発生する症例は0.008～0.03％とかなりまれである．内臓真性動脈瘤は脾動脈に最も高頻度に発生し，そのほか肝動脈，腹腔動脈，上腸間膜動脈，腎動脈が好発部位である[6]．真性動脈瘤の成因は動脈硬化，先天性疾患，分節性動脈中膜壊死（segmental arterial mediolysis：SAM），血管炎，自己免疫性疾患があげられる．仮性動脈瘤の成因は膵炎などの炎症や外傷／手術後，Behçet病などが報告されており，肝胆膵領域の外科手術や経内視鏡的，経皮的手技の普及や適応拡大により，腹腔動脈分枝領域に好発し，また外傷時に障害を受けやすい腸骨領域にも多くみられる[7,8]．仮性動脈瘤は造影CTや血管造影上，血管と連続した瘤状構造として描出されるため，便宜上動脈瘤と呼ばれているが，周囲を囲むのは血管壁ではなく，周囲の結合織や血腫であり，真性瘤とは別物である．仮性動脈瘤は動脈性出血に準じて可及的な処置を要する病態であるが，真性動脈瘤については，症状や動脈瘤の破裂する危険性が治療適応を決定づける重要な要因となる．真性動脈瘤の破裂率は，過去の報告では2～70％と幅がある[6]．破裂，症候性動脈瘤に関しては治療適応となる一方，無症候性の動脈瘤については適応のコンセンサスが不十分である．一般的に最大径が2cm以上の真性瘤を治療適応とするのが一般的となっているが，実際には個々の症例に応じた判断が必要である．また，経過観察での増大傾向，妊娠（あるいは妊娠可能年齢女性），非石灰化動脈瘤，動脈硬化，結合織の脆弱性の原因となる全身疾患，門脈圧亢進症（脾動脈瘤の場合），肝移植後などは破裂の危険因子とされ，治療適応となることが多い[6,7]．

MDCTを用いたCT angiographyは①親動脈の分岐形態，サイズ，②動脈瘤の形態とサイズ，③動脈瘤と親動脈や周囲の分枝との関係，④灌流臓器の側副血行路，⑤血管壁の石灰化や壁在血栓の状態，⑥塞栓術を行う際の最適なworking angleの把握に有用である（図10）[6]．

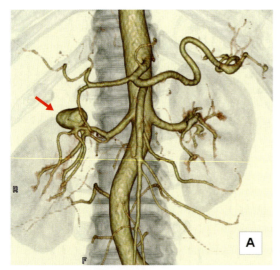

図10 大動脈CTAのVR像
右腎動脈瘤(赤矢印)を認める.

### e 末梢動脈閉塞性疾患

peripheral artery disease(PAD)は末梢の動脈疾患の総称である．そのうち最も頻度の高い疾患が閉塞性動脈硬化症(arteriosclerosis obliterans：ASO)であり，ほぼ同義語として用いられることも多いが，PADはバージャー病をはじめとするASO以外の病態も含んでいる[9]．本項ではASOついて述べる．

ASOは動脈硬化を原因とする下肢主幹動脈の慢性閉塞症である．症状は間欠性跛行が最も一般的であるが，進行すると安静時疼痛や虚血性皮膚潰瘍，壊死を特徴とする重症下肢虚血(critical limb ischemia：CLI)の状態になる[9]．

ASOのゴールドスタンダードは血管造影であるが，造影CTは血管造影と比較し，空間分解能が劣るもの低侵襲で血管壁の石灰化の程度や血管外の情報も得られる点で優れている．CTでは，①狭窄病変の局在と狭窄率，病変長の評価，②石灰化やプラークなどの血管壁性状の評価，③潰瘍病変，解離，動脈瘤の有無の評価，④側副路の有

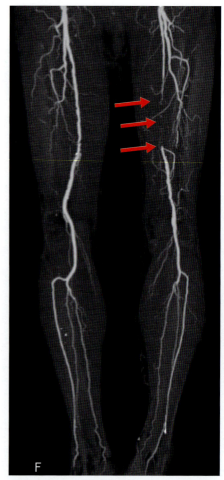

図11 下肢動脈CTAのMIP像
左浅大腿動脈に閉塞(赤矢印)を認める．左深大腿動脈からの側副路が発達している．

無と病変部末梢側のrun-offの評価．⑤血行再建術後のステントやバイパスグラフトの開存性評価などを行うことができる[10,11]．MIP(maximum intensity projection)で狭窄の評価を行うことが多い(図11)が，石灰化が強い場合には狭窄率を過大評価しやすく，元画像が有用である．VR (volume rendering)法を用いて骨を含めて動脈を再構成した画像は適切なworking angle決定やガイドワイヤーの進行方向の決定に役立つ[12]．

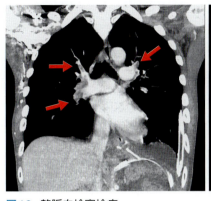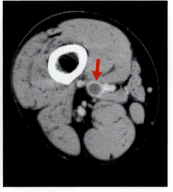

図12　静脈血栓塞栓症
左：肺動脈CTA．両側肺動脈に血栓を認める（赤矢印）．
右：静脈相の下肢CT．大腿静脈に血栓を認める（赤矢印）．

## f 深部静脈血栓症，肺塞栓症

　下肢静脈血栓症と肺血栓塞栓症は一連の病態と考えられ，併せて静脈血栓塞栓症と称される．従来は画像検査の方法としては胸部単純X線，心臓カテーテル検査，肺換気，血流シンチグラフィーが行われていたが，CTの普及と機器の進歩に伴い，造影CTで診断されるようになった．MDCTによる肺動脈CTAは肺動脈造影に匹敵する高い感度と特異度を有するだけでなく，陰性的中率も99.1％と高い[13,14]．

　肺動脈CTAで肺動脈内に造影欠損を認めた場合には本症と診断される．肺野条件から肺梗塞の有無，右室のサイズや肺動脈本幹の径から右心負荷の有無も評価できる．時にみられる右心内血栓の存在にも留意する必要がある．胸痛をきたす急性大動脈症候群や心タンポナーデなどの他疾患も同時に評価可能である．

　肺血栓塞栓症を疑って造影CTを行う場合には，同一検査時に骨盤・下肢まで撮像することにより原因追及や塞栓源検索が一連の検査として可能となる．下肢静脈血栓のCTでは静脈内の造影欠損を認めることにより診断するが，急性例では血管の拡張，静脈周囲の脂肪濃度の上昇，静脈壁のリング状濃染，患肢の腫脹などの変化がみられる（図12）．静脈に石灰化を認めた場合は陳旧性の血栓の存在が示唆される[15,16]．

## g 下肢静脈瘤

　静脈瘤は立位時に表在静脈が拡張し屈曲蛇行した状態である．これは静脈弁の機能異常により弁逆流が生じ，静脈圧の上昇に伴い，静脈が拡張し発生する．そのほとんどは下肢に発生し，血管疾患のなかで最も頻度が高い．来院理由は，美容上の悩みから血液うっ滞症状（倦怠感，重圧感，浮腫など），瘙痒感，筋肉の痙攣（こむら返り）など様々である．また，長期間にわたる症例では皮膚に色素沈着をきたし，さらに難治性潰瘍を形成する場合もある．

　静脈瘤の診断は身体所見で可能である．治療方針の決定のため，逆流部位と深部静脈の開存の確認が必要となる．CTでは血流動態に関する情報は得られないため，弁不全の有無に関してはUSで評価する必要がある．CTは静脈瘤の治療にあたって必ずしも必要ではなく，撮影目的はもっぱら全体像の確認である（図13）．一方CT venographyがUS前に行われていると静脈瘤の解剖が明瞭となり，USに要する時間が1/3に減少した

各論　1章　脈管疾患の診断

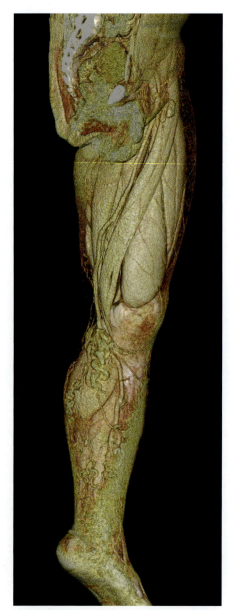

**図13　下肢単純CTのVR像**
表在の静脈瘤がよく描出されている．

という報告もある[17]．
　CTで下肢静脈を描出する方法として，①造影剤を全身投与して下肢静脈を描出する方法，②足の静脈を穿刺し，そこから造影剤を注入して描出する方法，③造影剤を用いない方法の3種類が報告されている[17〜21]．

● 文献

1) 梅津篤司ほか：頸部血管狭窄・閉塞—頸動脈CT angiography. Innervision **29**：65-68, 2014
2) 宇都宮大輔：大動脈瘤．これだけは知っておきたい心臓・血管疾患の画像診断，学研メディカル秀潤社，p.214-215，2016
3) 末吉英純：大動脈瘤に対するステントグラフト内挿術前のCT評価と内挿術後の典型的な経過．これだけは知っておきたい心臓・血管疾患の画像診断，学研メディカル秀潤社，p.240-243，2016
4) Hagan PG et al：The International Registry of Acute Aortic Dissection (IRAD)：new insights into an old disease. JAMA **283**：897-903, 2000
5) 循環器病の診断と治療に関するガイドライン（2010年度合同研究班報告）：大動脈瘤，大動脈解離診療ガイドライン（2011年改訂版）
6) 田上秀一ほか：内臓動脈瘤およびその他の動脈瘤．IVR会誌 Jpn J Intervent Radiol **26**：315-325, 2011
7) 塚田実郎ほか：内臓動脈瘤．画像診断 **35**：1094-1095, 2015
8) Pitton MB et al：Visceral artery aneurysms：incidence, management, and outcome analysis in a tertiary care center over one decade. Eur Radiol **25**：2004-2014, 2015
9) 宇都宮大輔：Peripheral artery disease：PAD．これだけは知っておきたい心臓・血管疾患の画像診断，学研メディカル秀潤社，p.326-329，2016
10) 上田達夫ほか：脈管疾患におけるCT検査の役割．Angiology Frontier **15**(1)：46-55, 2016
11) 三田祥寛：閉塞性動脈硬化症．画像診断 **35**：1126-1128, 2015
12) 上谷浩之：閉塞性動脈硬化症-腸骨領域．これだけは知っておきたい心臓・血管疾患の画像診断，学研メディカル秀潤社，p.330-335，2016
13) 山田祥岳ほか：肺血栓症と深部静脈血栓症．これだけは知っておきたい心臓・血管疾患の画像診断，学研メディカル秀潤社，p.306-307，2016
14) JCS Joint Working Group：guideline for the diagnosis, treatment and prevention of pulmonary thromboembolism and deep vein thrombosis (JCS 2009). Circ J **75**：1258-1281, 2011
15) Guidelines on diagnosis and management of acute pulmonary ambolism. Task force on pulmonary embolism, European Society of Cardiology. Eur Heart J **21**：1301-1336, 2000
16) Rene Quiroz et al：clinical validity of a negative computed tomography scan in patient with suspected pulmonary embolism. a systemic review JAMA **293**, 2005
17) Katsutoshi Sato et al：Three-dimensional CT venography：A Diagnostic Modality for the Preoperatie Assesment of Patients with Varicose Veins：Ann

Vasc Dis **4**：229-234, 2011

18）Katsutoshi Sato et al：Three-dimensional CT Venog-raphy：A Diagnostic Modality for the Preoperative Assessment of Patients with Varicose Veins. Ann Vasc Dis **4**：229-234, 2011

19）Whal Lee et al：Three-Dimensional CT Venography of Varicose Veins of the Lower Extremity：Image Quality and Comparison with Doppler Sonography

20）星　俊子：下肢静脈瘤．画像診断 **35**：1136-1137, 2015

21）緒方孝治ほか：静脈直接注入による下肢静脈造影，3D-CT．脈管学 **51**：469-472, 2011

## 1章 脈管疾患の診断

# E MR

## 1. 概説

### a MRの原理と特徴

　人体は大量の「水」から成り，水分子には水素原子(プロトン)が含まれている．そのプロトンは弱い磁場を持ち，軸の周りを回転するように運動している(歳差運動)．自然環境では回転軸の向きはバラバラであるが，強い磁場環境に置かれると回転軸の向きが揃う．MR撮像装置は強力な磁場環境(臨床で汎用される装置の磁場強度は1.5または3テスラ)をつくっており，このなかに被検者が入ることにより，プロトン歳差運動の向きが揃い，生体内に巨視的磁場が生じる(図1)．

　ここに電磁波(ラジオ波)をあてると，回転軸が傾くとともに，回転のタイミング(位相)が揃う．電波を切ると，再びもとの状態に戻っていくが，その過程で発せられる電波がMR画像の元情報となる．装置のアンテナ(コイル)で電波を受信して，その電波をコンピュータが解析することにより，MR画像がつくられる．実際に画像を作るためには，撮像断面や場所を同定するために，様々な電磁波が複雑に組み合わされて照射されている(グラディエント・エコー：そのため，連続的に大きな音が生じる)．つまり，MR検査では，強力な磁場のなかに身を置き，電磁波をあてた後に体から戻ってくる電磁波から，画像をつくっているわけである．

　MR画像では，①プロトン密度，②T1回復(縦緩和)，③T2減衰(横緩和)が画像のコントラストを決定する(図2)．そのため，通常の臨床に用いるMRI画像では，プロトンの密度の極めて少ない(水分に乏しい)骨皮質や石灰化は，無信号として表示される．また，T1回復は倒れた回転軸の回復過程を反映し，T2減衰は位相のばらつきが影響する．通常のMRIでは，これらを分離して表示することはできず，「T1強調画像」のように，どの要素を「強調」した画像であるか，という表記をする．

　MR画像によく，TR(繰り返し時間，repetition time)，TE(エコー時間，echo time)，フリップ角が表示されているが，これらが①〜③のいずれを強調するか，決める撮像パラメータである．MR撮像法は，スピン・エコー法とグラディエント・エコー法に分けられるが，前者は90°と180°

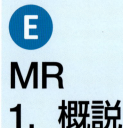

**図1** MRI装置中でのプロトン磁場のふるまい
B0：装置によりつくられる静磁場

プロトン回転軸を倒す電波（ラジオ波）の組合せ，後者は指定した角度に倒すラジオ波を利用する方法である（図3）．

スピン・エコー法では，長いTRとTEでT2強調像，短いTRとTEでT1強調像，長いTRと短いTEでプロトン密度強調像が得られる．グラディエント・エコー法では，スピン・エコー法より短いTR，TEの設定が可能となり，短時間撮像に結び付くが，そのコントラストはフリップ角も絡むため複雑であり，ここでは細かく述べない．

MR画像において，脂肪はT1およびT2強調像で高信号を示し，見たい対象が脂肪の高信号に埋もれてしまうことがよくある．そのため，特に体幹部・四肢領域では，脂肪からの信号を選択的に抑える脂肪抑制法を併用することが多い．また，画像データの収集方法として，二次元と三次元法（2D，3D）があり，3D撮像ではスライス厚が薄い画像を得ることができる．

MR検査のなかでも，血管の立体的描出を目的とした検査をMRA（MR Angiography）と呼ぶ．CT検査ではヨード造影剤を用いないと，腫瘍と正常組織，あるいは血管と周囲組織とのコントラストがつかないことが多いが，MRには優れた組織コントラストがあるため，造影剤を使わずとも病変や血管を描出することができる．特に，血管に関しては，「流れ」の情報そのものを画像に反映することができ，この特性を利用したものが非造影MRAである．非造影MRAとしては，time-of-flight（TOF）法，phase contrast（PC）法，差分T2強調像，steady-state free precession（SSFP）法などの方法があげられる．一方，MR検査では造影剤としてガドリニウム・キレート剤が用いられるが，ガドリニウム造影剤投与後にT1強調像を撮像すると，腫瘍と正常組織のコントラストは向上し，腫瘍血流の多寡を判断，あるいは，血管を強調することができる．造影剤を使った血管描出に関しては，造影MRAとして後述する．

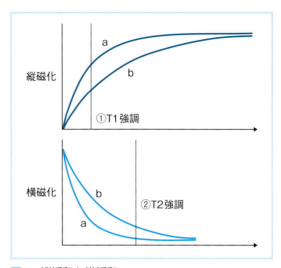

図2　縦緩和と横緩和
上：縦緩和（T1回復）
下：横緩和（T2減衰）

MRAというと，回転させて観察する立体像を思い浮かべるかもしれないが，臨床上は横断像などの平面像を連続的に観察することで十分な情報が得られることも多い．MR画像のスライスの厚みは，CTよりも厚いため立体構築に向かない場合もあり，平面内での観察を前提とした2D撮像法が行われることも多く，本稿では平面像による観察もMRAに含めて説明を続ける．装置のメーカーや機種により実行可能な撮像法が異なるので，その選択は各施設で異なる．

## 1 非造影MRA

### (a) TOF法

TOF法はMR検査の歴史上も古くから使われており，撮像断面に直行して走行する血管の描出に優れている．TRを短く，フリップ角を大きくすることにより撮像断面の信号を抑制しておき，そこに撮像断面の外から流れ込む血液の信号を捉えて画像化する方法である．2D法では，見たい血管に対して直行する断面を設定する．さらに，撮像断面の上流に信号を抑制するためのパルスを与えれば，反対方向の血流信号のみ描出される．

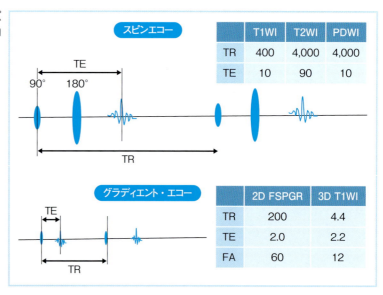

図3 MR検査における基本的なパルスと，TR, TE, フリップ角のパラメータ
上：スピン・エコー法
下：グラディエント・エコー法

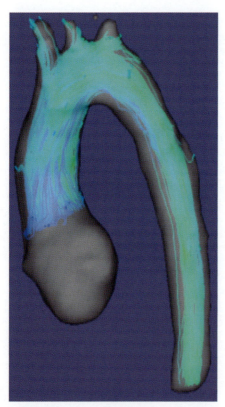

図4 大動脈の4D flow（流線図）

すなわち，動静脈分離をすることができる．

頭部は撮像範囲が限られているため3D TOF法が汎用されているが，体幹部や四肢の血管評価では心電図（または脈波）同期が必要となり，また，撮像範囲が広くなるため，血管が撮像断面ごとに段々となり画質が低下する．さらに，撮像断面の方向に沿って走行する血管や，流れの遅い血流では信号増強が得られないため，十分描出されないという欠点がある．頸動脈TOF-MRAでは，断面に沿って走行することになる鎖骨下動脈を描出しにくいことが，その一例としてあげられる．

(b) PC法

流れを検出するグラディエントを付加することにより，流れの情報を取得する撮像方法である．TOF法は比較的流れの早い血流の描出に優れるのに対して，PC法は遅い血流でも描出が可能である．また，流速や流量の計測も行うことができる．最近では，三次元的に流れの情報を獲得して表示する4D flowと呼ばれる方法も登場し，血流や壁剪断応力などの表示が試みられており，将来，普及するものと期待される（図4）．

(c) 差分T2強調像

宮崎らによりfresh blood imaging（FBI）とし

て提唱された動脈描出方法である[2]．静脈血と拡張期の動脈血は，T2強調像で高い信号に描出される．一方，収縮期の動脈血は血流が早くなるため，信号が消失する．したがって，拡張期から収縮期の血管像を引き算すれば，動脈信号のみ残って描出される．心電図同期下の拡張期，収縮期，2回の撮像が必要であり，それぞれの時相を的確にオペレータが選択する必要がある，などの注意点はあるが，四肢末梢の動脈を非造影で鮮明に描出することができる．

### (d) ラベリング法

血流にタグ付けを行い，目的とする血管のみ描出する方法である．血管選択に有用であるが，使用できる装置が限られている．

### (e) Balanced SSFP法

Balanced SSFP法（以下，SSFP法）は，T2/T1のコントラストを持つ撮像法である．流れのある血液を含め，液体を高信号に描出するため，動静脈とも高信号に描出される．3D法で撮像できるのは，撮像時間に制約がある以上，限られた範囲を対象とした場合のみであり，心電図同期と呼吸同期をかけた冠動脈MRAや，頸動脈，腎動脈描出がその例である．その他では，2D法による観察が主体となる．回転表示のような立体像にはならないが，血管断面の観察（たとえば，動脈瘤径の計測や，深部静脈血栓の検出など）で十分である場合に用いられる．

### (f) タグパルス法

撮像対象とする全断面に信号抑制パルスを与えたあと，そこに外から流入してくる血液の信号を使って血管像を構築する方法で，SSFP法と組み合わせて信号を収集することが多い．

### (g) ブラックブラッド(Blackblood)法

他の血管描出法はすべて血管内腔を高信号（白く）描出する手法であるが，本方法は血管内腔の信号を抑制して，内腔を低信号に（黒く）描出する手法である．これにより，血管壁の形状や性状が評価しやすくなり，特に頸動脈プラークイメージ

ングに利用される．

## 2 造影MRA

造影MRAでは，時間・空間分解能を高めた3D脂肪抑制T1強調画像を造影前後で撮像し，その差分画像（造影後－造影前）を用いることが多い．スライス厚を薄くして撮像することができるので，血管像を回転させて観察することもできる．また，従来の時間分解能は20秒程度で一時相を得る程度であったが，近年では3～5秒毎に一時相の画像を得ることもできるようになっている．CTの場合は被曝を伴うため多時相撮像には制限があるが，被曝のないMR検査では複数の撮像を行うこともできる．

## b MR検査の適応

## 1 MR検査禁忌

MR検査そのものに対する禁忌がある．ペースメーカや埋め込み型除細動器など，取り外すことのできない体内電子デバイスがある場合も検査不可である．近年は，これらの電子デバイスでは条件付きMRI対応型が利用されるようになっている．ただし，デバイス種類の確認やMR検査用の特別モードに設定することを含め事前準備が必要であり，関連学会によりMR対応型デバイスのMR検査に対する施設認定基準が定められている[3]．MRI対応型だといって，直ちに撮像ができるものではないこと注意を要する．また，閉所恐怖や大音量が苦手という方には，MR検査を行いにくい．

## 2 体内金属

最近の体内に埋め込まれる金属はMR検査に対応しているものが多いが，人工内耳，スワンガンツカテーテル，30年以上前の古い時期に挿入された脳動脈コイルなどは磁性体が含まれており，MRI検査は禁忌である．一方，血管内ステント，

各論 1章 脈管疾患の診断

表1 各領域におけるMR撮像法

| | TOF | PC | 差分T2 | SSFP | Blackblood | 造影MRA |
|---|---|---|---|---|---|---|
| 脳動脈 | ◎ | △ | − | △ | △ | △ |
| 頸動脈 | ◎ | − | − | ○ | ◎ | ○ |
| 大動脈瘤 | △ | − | − | ◎ | ○ | ○ |
| 大動脈解離 | △ | − | − | ◎ | △ | ◎ |
| 末梢動脈 | ○ | − | ◎ | ○ | △ | ◎ |
| 末梢静脈 | − | − | − | ◎ | △ | ○(横断) |
| 冠動脈 | − | − | − | ◎ | △ | − |
| 腎動脈 | − | − | − | ◎ | △ | ○ |
| 血流図 | − | ◎ | − | − | − | − |

◎：よく用いられる．○：時折，利用されることがある．△：まれに利用されることがある．−：まず，用いられない．

心臓人工弁，外科吻合金属，整形体内固定具などは，MRI検査を行えることが多いが，金属の周囲は磁場の乱れのため画像情報を得られない点に留意する必要がある．体内金属のMR検査適応については，その種類により微妙に異なるため，ひとつひとつの種類と適応を確認しながら慎重に検査適応を考える必要がある[4]．

## 3 ガドリニウム造影剤

造影MRAを行う場合は，ガドリニウム造影剤の禁忌がないか，確認する必要がある．これら薬剤のアレルギー既往がある場合は造影禁忌である．また，腎機能低下や気管支喘息も原則禁忌である．造影剤を用いなくとも非造影MRAは血管を描出できるので，このような場合にも非造影MRAを行うという選択肢がある．

## 4 領域で異なるMRA撮像法

対象血管に対してどの撮像法を用いるかは，領域ごとの特徴がありやや複雑である．各画像については各論を参照されたい．非造影MRAであるTOF法は脳動脈瘤の検出のために頻用されるが，頸動脈にも使われることがある．大動脈，頸動脈，腎動脈または末梢静脈に対しては造影MRAもしくはSSFP法，末梢動脈は造影MRAもしくは差分T2強調像，冠動脈は呼吸同期・心電図同期をかけたSSFP法が用いられることが多い（表1）．

## 5 超音波検査とMR検査

超音波検査は体表に近い血管を高い空間分解能で描出でき，また，ドプラ法で流速計測を行うこともできる長所がある．特に頸動脈や深部静脈の評価は超音波検査が第一選択となる．MR検査やCT検査のような横断画像は，エコーでは検査が難しい深部を走行する血管の評価に向いている．

## 6 CT検査とMR検査

造影CT angiographyは短い撮像時間の中で広範囲をカバーすることができるため，動脈硬化症など全身の動脈を対象とした検査には第一選択となる．しかし，造影が必須であるので，腎機能低下やアレルギー既往，気管支喘息などでヨード造影剤を使いにくい場合は，MR検査が考慮される．また，造影CTでは，造影された血管内腔と血管壁石灰化は両方とも高吸収となるため区別がしにくく，高度石灰化した動脈の内腔確認にはMRAの方が向いていることもある．また，MR検査は，一般的にCT検査よりも時間がかかるため，検査枠の確保をしにくいという側面もあり，検査適応については各施設のMR検査の混雑事情

も影響している.

### ● 文献

1) 百島祐貴, 押尾晃一(訳): 一目でわかるMRI超ベーシック, メディカルサイエンスインターナショナル, 2017
2) Miyazaki M et al: Non-contrast-enhanced MR angiography using 3D ECG-synchronized half-Fourier fast spin echo. J Magn Reson Imaging **12**: 776-783, 2000
3) 一般社団法人日本磁気共鳴医学会ガイドライン http://www.jsmrm.jp/modules/other/index.php?content_id=5(2019年4月閲覧)
4) 医療機器のMR適合性検索システム https://www.me-die.jp/solutions/mri(2019年4月閲覧)

# MR
## 2. 各論

### a 頸部の血管

頸部動脈はTOF法，SSFP法，造影MRAが使われる．頸動脈は表在を走行しており，超音波検査が第一選択となる．MR検査では血管内腔像を示すほかに，プラークの性状評価を行うこともできる．頸動脈のプラーク評価のためには，専用の受信コイルを用いて，3D脂肪抑制T1強調像を撮像するが，さらに，血管内腔の信号を抑制する方法が組み込まれることもある．本方法で高信号を呈するプラークは血腫などを反映していると考えられ，不安定と判断される[1]（図1）．

### b 大動脈瘤

大動脈瘤に対する画像検査としては，依頼内容により選択される撮像方法が異なる．一般的にCT検査における空間分解能がより高く，カバーできる範囲も広く，撮像時間も短いため，MR検査よりCT検査が優先して行われる．大動脈瘤の径のサイズを経過観察するだけであれば単純CTでもよいが，壁在血栓や分枝の状態まで情報を得たい場合は造影CTAが行われる．しかし，血管内腔を評価したいが，何らかの理由でヨード造影剤が使えない場合は，MR検査における造影MRA，非造影SSFP法が選択される．「回転する3D画像」としての観察が必要な場合には，造影MRAが必要であるが，大動脈の横断像で内径と内腔の性状評価を行えば十分である場合には，非造影SSFP法で十分な情報が得られる．

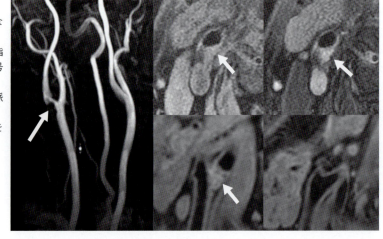

**図1 頸動脈MRAとプラーク描出**
左：TOF法．右内頸動脈起始部に高度な狭窄が認められる（長矢印）．
上中央：脂肪抑制T1強調像，上右：脂肪抑制T2強調像ではプラークが高信号に描出されている（短矢印）．
下中央：右頸動脈分岐，下右：左頸動脈分岐のブラックブラッド・T1強調像．右頸動脈分岐では，プラークが高信号を呈している（短矢印）．対側は正常．

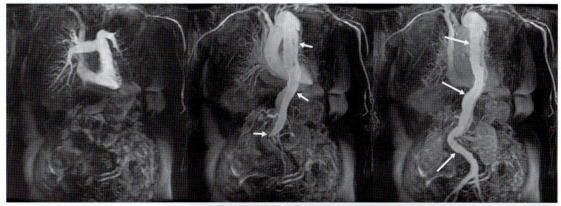

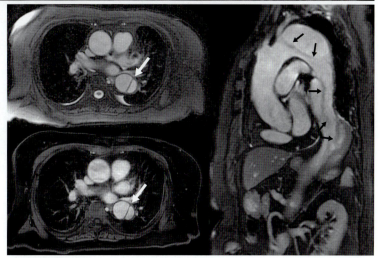

図2 造影MRAによる大動脈解離の描出

a：高時間分解能・ダイナミック造影MRA．先に真腔が造影されて(短矢印)，後から偽腔に造影剤が流入していることがわかる(長矢印)．
b：左上：脂肪抑制SSFP法・横断像，左下：造影後・脂肪抑制T1強調像，SSFP法では造影剤がなくとも，血流のある血管内腔は高信号に描出される．右：脂肪抑制SSFP法・斜矢状断像．剥離した内膜(フラップ)が描出されている(矢印)．

## c 大動脈解離

大動脈解離の症例では，CT検査のほうが空間分解能に優れ，また，検査にかかる時間も短いため，CT検査が優先されることが多い．

ただし，CT検査ではヨード造影剤を用いる必要があり，また，被曝を伴うため多時相撮像が行えない．これに対して，造影MRAはヨードアレルギーがあっても施行可能で，また，被曝がないため造影剤を入れてからいくつもの時相を撮像することができるという利点がある(図2)．比較的新しい血栓はT1強調像で高信号に描出されるので，血栓を検出する目的で，T1強調の横断像も十分観察する必要がある．

## d 末梢動脈疾患

造影MRAあるいは，非造影で差分T2強調像もしくはTOF法を用いて撮像を行う(図3)．石灰化が強い動脈硬化症例では，CTAでは内腔の評価が難しくなるが，MRAでは石灰化の影響を受けないため評価がしやすい場合がある．ただし，非造影MRA，特にTOF法では血液の信号は血流に依存するため，流速が低下している場合には十分に描出されないことがある．非造影MRAで末梢動脈が描出されていないからといって，実際に閉塞しているとは限らない点に注意が必要である．欧米では，コストパフォーマンスがよいのはTOF法，正確さでは造影MRAが優れ

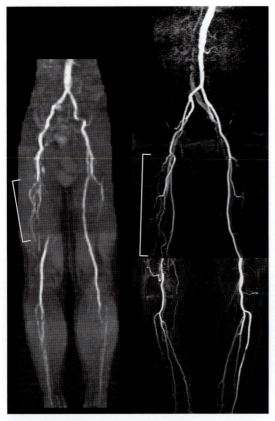

図3　下腿動脈の非造影MRA（別症例）
a：TOF法
b：差分T2強調像．
右浅大腿動脈が閉塞して周囲に側副路が発達している（爪つき線）．冠状断に再構成すると，TOF法では段々がみられ，ボケの多い画像であり，差分T2強調像のほうが鮮明な画像である．

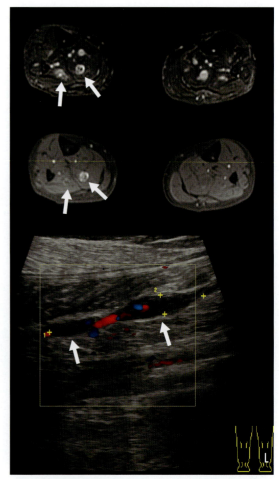

図4　深部静脈血栓
上：脂肪抑制T2強調像
中：造影後・脂肪抑制T1強調像
ヒラメ筋枝が拡張しており，右側では血栓が，信号欠損（上）あるいは造影欠損（中）として描出されている（矢印）．
下：下肢静脈エコーでも，ヒラメ筋枝内に血流のない低エコーがあり，血栓が示唆される（矢印）．

ているという検討結果があるが[2]，撮像装置など各施設の事情により検査の適応は異なる．

### e　末梢静脈疾患

　深部静脈血栓の描出のためには，脂肪抑制のSSFP法，あるいは造影MR検査が行われる（図4）．もともと血流が遅いため，血流に依存する他の非造影MRAは適応されない．深部静脈血栓の評価は肺動脈血栓塞栓の評価と合わせて行われることが多いので，造影CT検査が第一選択となる．また，深部静脈評価には超音波検査が行われることも多い．そのため，静脈評価でMR検査が選択されるのは，何らかの理由でヨード造影剤が使えず，また，超音波検査では描出が不良になるほど下腿浮腫が激しい，などの特殊な状況に限られる[3]．一方，血管奇形については，優れたコントラスト分解能や，多時相撮像の利点を活かして，造影MR検査が行われることがある．

## ●文献

1) Kerwin WS et al : Imaging of the high-risk carotid plaque : magnetic resonance imaging. Semin Vasc Surg **30** : 54-61, 2017
2) Collins R et al : A systematic review of duplex ultrasound, magnetic resonance angiography and computed tomography angiography for the diagnosis and assessment of symptomatic, lower limb peripheral arterial disease. Health Technol Assess **11** : iii-iv, xi-xiii, 1-184, 2007
3) Abdalla, G. et al : The diagnostic accuracy of magnetic resonance venography in the detection of deep venous thrombosis : a systematic review and meta-analysis. Clin Radiol **70** : 858-871, 2015

各論

# 1章 脈管疾患の診断

# 造影検査
## 1. 概説

### a 造影の原理と特徴

　放射線画像診断学における造影法は多岐にわたり，撮影方法や造影剤は目的により異なる．一般的な脈管の造影検査ではX線の吸収コントラストを利用するが，造影剤としてヨード造影剤や炭酸ガス[1]が用いられ，リンパ管においてはヨード化ケシ油脂肪酸エチルエステル注射液が用いられる．

　血管撮影で最も頻繁に利用されるヨード造影剤は，ヨードイオンの持つX線吸収の特性を利用し，ヨード造影剤が混和した血液のコントラストを向上させる．これにより造影剤の投与された部分の脈管構造や実質臓器の構造を明確にする．腎機能障害例やヨードアレルギー例では炭酸ガスが用いられる．炭酸ガスはヨード造影剤とは逆にX線吸収が少なく，陰性造影剤として使用される．ヨード造影剤は血液に対して比重が高く，重力に従って背側に分布する傾向がある．一方で炭酸ガスは比重が低く腹側に分布する．炭酸ガスは分散も早いため背側に分布する脈管構造が十分に描出されないことがあり，注意が必要である．また，ヨード造影剤も血流が停滞している場合や注入速度・総投与量が不十分な場合，重力に従い背側にのみ分布することがあり，腹側の脈管構造が描出されないことがある．同様に注意が必要である．

　実際の撮影には目的とする部位までカテーテルを挿入し，そこから血管内にヨード造影剤を注入し撮影する．カテーテルを用いた血管撮影の利点として，標的血管を選択的に描出できること，時間分解能に優れ血行動態を含めた観察ができること，標的血管あるいは標的臓器に対する経カテーテル的治療に応用できることがあげられる．

　通常の造影検査で使用されるX線は広範囲なエネルギースペクトルを持ち，エネルギースペクトルのピークは撮影時の管電圧に依存する．管電圧が変わるとエネルギーピークもシフトするため，同一の物質であってもX線の吸収値が変化しコントラストも変化する．

　ヨード造影剤の場合はヨードのX線吸収のピーク（k吸収端）が33.169 keVにあり，X線のエネルギーピークがこの値に近いほど吸収コントラストも向上する．つまり，低電圧での撮影のほうが造影コントラストは向上する．一方で，低電圧ではコンプトン散乱によるX線の組織吸収が多くなり，被曝が増える（表面線量の増加）．また，検出器に到達するフォトンは減少するため，低電圧のほうが信号雑音比の観点からは不利になる．そのため，血管造影検査など単純な投影像を得る場合には，あまり電圧を下げず，体表面で吸収される線量を少なくするために付加フィルタなどを用い軟線を除去するなどの対応が取られる．

　近年の装置は検出器レベルで信号をデジタル処理する．撮影方法は大きく2種類あり，デジタルアンギオグラフィー（digital angiography：DA）[2]と呼ばれる手法が基本になるが，DAはアナログ時代の撮影装置でみられた血管造影法と同様の画像が得られる（図1）．平たくいうと造影剤を注入している最中に単純X線写真を撮影したような

F 造影検査／1. 概説

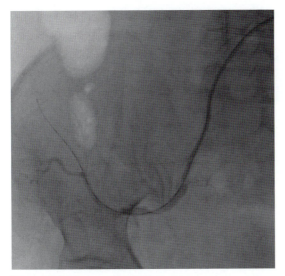

**図1 デジタルアンギオグラフィー**
上臀動脈の選択的造影のデジタルアンギオグラフィー像．挿入されたガイドワイヤーや背景の骨構造も造影された血管内腔とともに描出されている．全体の構造把握には適しているが，微細な血管構造や末梢の観察などは背景との重なりなどで把握しづらい．

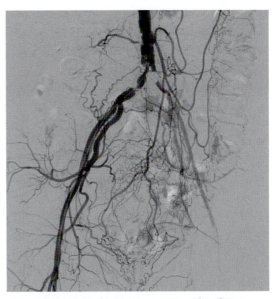

**図2 デジタルサブトラクションアンギオグラフィー**
骨盤動脈のデジタルサブトラクションアンギオグラフィー像．背景の骨構造は描出されず，血管構造が末梢まで把握しやすい．一方で消化管の蠕動によるミスレジストレーションアーチファクトがみられる．

画像となる．背景が単純な構造であれば問題ないが，骨構造など高吸収でかつ濃度が不均一な構造が背景にあると造影剤に満たされた部位の観察が難しくなることがある．また，細い血管の観察には通常のDAでは観察が難しくなることがある．そのため，デジタルサブトラクションアンギオグラフィー（digital subtraction angiography）[3]と呼ばれる手法があり，特に頭頸部や腹部領域では標準的な撮影方法である．DSAは造影剤投与後に撮影された画像から，造影剤投与前の画像を減算処理する方法で，背景が均一化され造影剤の存在する部位のみが選択的に描出される（図2）．ただし，造影剤投与前後の画像にズレが生じると背景の減算処理が適切に行われず，アーチファクトを生じる．これがミスレジストレーションアーチファクトと呼ばれるもので，代表的には体動，消化管の蠕動などによるズレがあげられる．また，しっかりとした呼吸停止が行われない場合も横隔膜の動きに伴い臓器の位置が変化するため，画像のクオリティは低下する．

近年は検出器がフラットパネル[4]（図3）に移行したことで，検出器が小型化されただけでなく，ダイナミックレンジが広がり，従来の装置でみられたハレーションは少なくなった．また，デジタル画像処理技術が発達し，DAでも背景構造を目立たなくする処理や，金属ステントのみを特徴抽出し強調して表示する処理が搭載されている機種が増えており，DAによる診断精度も向上している．このような機能を有効利用することは重要だが，これらの画像処理と画像取得のクオリティコントロールは相補的役割のみならず，相加相乗的役割もあるため，撮影環境や撮影条件についての配慮は重要である．

## b 造影検査の適応

近年はCTや超音波検査，MRIなどの低侵襲診断が発達し，単純な診断の目的で血管造影検査を行うことは少なくなった．一方で，カテーテルの細径化や，撮影装置の発達により，血管造影検査

### 図3 イメージインテンシファイアとフラットパネルの比較

イメージインテンシファイアは蛍光増幅管を用いて入力信号の増幅を図っていたため円筒状の比較的大きなシステムが必要であった（a：矢印）．フラットパネルでは素子から直接電気信号に変換しデジタル化しているため検出器がコンパクトになるとともに，ダイナミックレンジの向上が得られた（b：矢印）．また，フラットパネルではイメージインテンシファイアでみられた糸巻き型の画像の歪みはなく，視野の辺縁でも形状変形が少ないため，画像上での計測誤差が少なくなった．

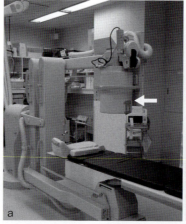
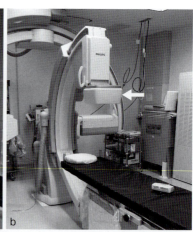

はより低侵襲にもなっている．関連して経カテーテル的治療が発達したことで，血管造影検査は治療のナビゲーションとして盛んに行われるようになっている．

血管に関連する疾患は腫瘍性病変の動注化学療法なども含めると多岐にわたるが，純粋な血管疾患に関連する経カテーテル的治療は血管内治療とも呼ばれる．血管内治療には大血管では大動脈瘤や解離に対するステントグラフト内挿術，末梢血管では閉塞性動脈硬化症の経皮的血管形成術や腎血管性高血圧に対する経皮的腎動脈形成術，透析シャントあるいは中枢静脈の狭窄性病変に対する血管形成術，内臓動脈瘤や腎動脈瘤，あるいは内腸骨動脈瘤に対する経カテーテル的塞栓術，頭頸部における動脈瘤塞栓術やステント留置術，血栓溶解術や血栓摘除術などがある．また，動脈管開存症，冠動脈肺動脈瘻，肺動静脈瘻なども径カテーテル的塞栓術による血管内治療の対象となる重要な血管疾患である．

いずれにおいても，造影検査の適応は血管内治療の適応とともに考えられることになる．治療においては局所に目が行きがちで，撮影もごく限られた範囲のみしか行われないこともしばしばあるが，治療前後に全体像を把握するために，適切な造影検査を心がけるべきである．

### ●文献

1) Hawkins IF et al：CO2 digital angiography：a safer contrast agent for renal vascular imaging? Am J Kidney Dis **24**：685-694, 1994
2) Mistretta CA et al：Digital angiography：a perspective. Radiology **139**：273-276, 1981
3) Harrington DP et al：Digital subtraction angiography: overview of technical principles. AJR Am J Roentgenol, 139：781-786, 1982
4) Okusako K et al：[An experience of the clinical study with angiography system using a Flat Panel Detector]. Igaku Butsuri **22**：255-263, 2002

# 1章 脈管疾患の診断

## F 造影検査
## 2. 各論

### a 動脈造影

血管造影検査のなかで最も頻繁に行われているものである．

#### 1 造形の手順

ほとんどの場合，局所麻酔下にカテーテルを動脈内に挿入し，カテーテルから造影剤を注入して撮影される．カテーテル挿入に際してはセルジンガー法による血管穿刺が行われ，カテーテル交換などを考慮しシースの留置が行われる．

カテーテルの挿入にはガイドワイヤーが用いられ，先端の柔らかいガイドワイヤーを先行させて動脈内にカテーテルが挿入される．

シースとカテーテルはフレンチサイズで太さが表記される．1 Frは1/3 mmである．カテーテルは通常外径で太さが示され，シースは内径である．したがって，5 Frのシースには5 Frのカテーテルが入るということになる．ガイドワイヤーはインチサイズでの表記となり，通常用いられるものとして0.035 inch，0.032 inch，0.025 inch，0.018 inch，0.014 inchがある．冠動脈用や脳血管用に0.010 inchのガイドワイヤーもあるがこれらは主に治療用に用いられる．また，特に治療用ガイドワイヤーでは先端の硬さが重要となり，病変により使い分ける．この際の先端の硬さは先端荷重としてグラムで表記される．グラム数が大きいほど先端が硬いワイヤーということになる．

使用するカテーテルは造影する部位や目的に応じて先端形状や側孔の有無を選択して使い分ける．典型的には大動脈造影には側孔のついたピッグテール型カテーテルが用いられ，造影剤の注入スピードは12〜15 mL/s程度の高速注入が行われる．

分枝の造影には分枝の位置や形状に合わせて先端カーブに違いがあり，形状を利用してカテーテル先端を分枝の入口部に置き造影が施行される．代表的なものとしては腹部分枝造影用としてはフック型やコブラ型，シェファードフック型などがあり，頭頸部血管用としてはシモンズ型やヘッドハンター型，ミカエルソン型などがある．造影剤の注入速度は分枝血管の太さや標的臓器の血流量に応じて調節されるが，分枝の起始部では3〜6 mL/s程度の注入速度で造影されることが多い．

造影剤の総量は注入速度の2.5〜3倍程度にすることが多い．血管全体を描出するとともに標的臓器の造影効果を評価するためである．血管のみを観察する場合や1回の検査で頻回に造影する必要がある場合は，検査全体で使用する造影剤の総量を意識する必要がある．たとえば1回の注入量を少なくしたり，高濃度の造影が必要ない場合は造影剤を希釈したりし，投与する総量を減らす工夫が必要となる．

#### 2 注意点

造影検査ではあくまでも内腔が描出されるため，壁在血栓など血管内腔を占拠する病変がある場合は血管の全体像を正しく描出できているとは限らない．また，血流方向により分枝血管や側副

路からの血流が入ってくる場合は，造影剤が混和していない血液の流入により部分的に造影欠損として描出されることや，目的とする分枝が描出されないこともあるため，造影する位置や全体的な血流方向に留意し診断する必要がある．

## b 静脈造影

### 1 造影の手順

　静脈血栓症における血栓溶解や，下大静脈フィルター留置の際に行う造影にはカテーテルを用いることもあるが，静脈造影は通常の輸液ルート確保と同じ方法で皮静脈に留置針を挿入し，そこから造影することが多い．

　下肢静脈造影はやや特殊な撮影方法で行われ，駆血帯の使用や，造影剤の比重と重力の関係を利用し，半立位で撮影し造影剤の分布を均等にするなど，多くの工夫が成された撮影法である．最近はCTやMRI，超音波検査で比較的容易に診断できるため，施行されることは少なくなったが，造影法あるいは診断法における先人の工夫が多く盛り込まれた手技であり，多くのことを学び取ることができる手技である．手技の詳細を記すことは本項の主旨から外れるため，ここでは割愛するが，機会があれば成書などで一読されることをお勧めする．

### 2 注意点

　下肢静脈造影に限らず，静脈造影では高浸透圧の造影剤を用い長く停滞させると，静脈炎を引き起こす可能性があるため，低浸透圧のものを使用するか，生理食塩水による十分なフラッシュを行うことが重要である．

## c リンパ管造影

　リンパ管造影は古くから行われている造影手技のひとつである[1~3]．主として悪性腫瘍のリンパ節転移を診断するのに利用されていたが，CTやMRIによる診断に次第に置き換わっていった．しかし，近年，リンパ瘻や乳び胸の診断や治療においてリンパ管造影が再び脚光を浴びている[4]．

### 1 造影の手順

　造影法はまず古典的方法として，足背のリンパ管からリピオドールをゆっくりと注入し，リンパ管を撮影する方法があげられる．具体的には足趾の間に色素（インジゴカルミン）を皮下に注入し，足背の皮膚を切開して色素が移行したリンパ管を同定したうえでリンパ管に30G注射針を留置し，持続注入器を用いて1mL/分程度のゆっくりとしたスピードで10mL程度を注入する．細いリンパ管を同定し穿刺する必要があり，注入持続時間も長いため，難易度の高い手技である．

　近年では鼠径リンパ節を穿刺し，同部よりリピオドールを注入することでリンパ管を造影する方法も考案され[5,6]，その他にも治療を目的として胸管を直接穿刺する方法[7]なども開発されている．リンパ瘻や乳び胸はリピオドールによるリンパ管造影施行後に改善した報告が多数なされており[4,8~12]，診断と治療を兼ねた手法として施行されている．一方で合併症としてリンパ浮腫をきたす可能性があり，適応には注意が必要である．

#### ● 文献

1) Love L, Kim SE：Clinical aspects of lymphangiography. Med Clin North Am **51**：227-248, 1967
2) Rigas A et al：Diagnostic and therapeutic applications of lymphangiography in clinical medicine. Am J Surg **120**：66-72, 1970
3) Jackson DC et al：An Introduction to Lymphangiography. Clin Radiol **15**：341-346, 1964
4) Kos S et al：Lymphangiography：forgotten tool or rising star in the diagnosis and therapy of postoperative lymphatic vessel leakage. Cardiovasc Intervent Radiol **30**：968-973, 2007
5) Nadolski GJ, Itkin M：Feasibility of ultrasound-guided intranodal lymphangiogram for thoracic duct em-

bolization. J Vasc Interv Radiol **23** : 613-616, 2012

6) Rajebi MR et al : Intranodal lymphangiography : feasibility and preliminary experience in children. J Vasc Interv Radiol **22** : 1300-1305, 2011

7) Guevara CJ et al : US-Guided, Direct Puncture Retrograde Thoracic Duct Access, Lymphangiography, and Embolization : Feasibility and Efficacy. J Vasc Interv Radiol **27** : 1890-1896, 2016

8) Ngan H et al : The role of lymphography in chylothorax following thoracic surgery. Br J Radiol **61** : 1032-1036, 1988

9) Hur S et al : Early Experience in the Management of Postoperative Lymphatic Leakage Using Lipiodol Lymphangiography and Adjunctive Glue Embolization. J Vasc Interv Radiol **27** : 1177-1186, e1, 2016

10) Juszczyk K et al : Lymphangiography as therapeutic management of chylothorax. J Med Imaging Radiat Oncol **57** : 460-461, 2013

11) Kariya S et al : Intranodal lymphangiogram : technical aspects and findings. Cardiovasc Intervent Radiol **37** : 1606-1610, 2014

12) Kitahara H et al : Management of Aortic Replacement-Induced Chylothorax by Lipiodol Lymphography. Ann Vasc Dis **8** : 110-112, 2015

# 1章 脈管疾患の診断

## G 核医学検査
## 1. 概説

### a 核医学検査の原理と特徴

　核医学検査は，微量の放射線（$\gamma$線）を放出する放射性同位元素（ラジオアイソトープ：RI）を含む放射性医薬品を体内に投与し，標的臓器への集積分布や体内組織における血流や代謝などの経時的な変化（動態）を画像化し，疾病の診断，病期や予後の確認，治療効果の判定などに用いられる検査である．

　一般的な画像検査であるCTやMRIは解剖学的に詳細な形態情報を評価できる点が大きな特徴のひとつであるが，核医学検査では詳細な形態情報に劣るものの，上記のごとく血流や代謝などの機能変化を画像情報として評価できるため，疾病による形態上の変化が現れる前の微妙な兆候をより早期に診断できる利点を有している．

### b 核医学検査の適応

　脈管系の評価には動脈・静脈・リンパ管があげられる．

　動脈系では大動脈瘤や閉塞性動脈硬化症などについては以前核医学を用いた評価法もあったが，現在はCT・MRIなどの発達によりその利用はほとんどなくなっている．静脈系については深部静脈血栓症の診断に用いられるベノグラムがあるが，こちらもCT・MRIに加え血管エコーの発達もあり，その価値は低下しつつある．しかし，リンパ管についてはCTやMRI，エコーなどでもその評価はいまだに不十分とされている一方，リンパシンチグラフィーは国際ガイドライン[1]においても推奨され，現在でも利用されている．

　また，CTやMRIなど造影を伴う検査が慢性腎臓病（CKD）やアレルギーなどに対してその適用が厳格化されている一方で，核医学検査の検査禁忌事項は非常に少なく，臓器障害の有無は適応の妨げにはならないことが多く，幅広い患者層を適応対象とできる点は長所のひとつである．

● 文献

1) International Society of L. The diagnosis and treatment of peripheral lymphedema. 2009 Concensus Document of the International Society of Lymphology. Lymphology **42**：51-60, 2009

# 1章 脈管疾患の診断

## G 核医学検査 2. 各論

### a 動脈疾患の診断

　大動脈瘤・大動脈解離・閉塞性動脈硬化症（ASO）などの動脈疾患の診断には瘤径・血管径や閉塞長などの形態情報を必要とするため，CT・MRIなどの画像診断が第一選択となる．それゆえ，空間分解能に劣る核医学検査はそれら動脈疾患の診断には現在ほとんど使われていないため，本項での詳細な記載は省略する．ここでは過去に臨床で利用されていた各医学検査の代表的な検査法を紹介する．

① RIアンギオグラフィー

　$^{99m}$Tc標識ヒト血清アルブミン（human serum albumin：HSA）や$^{99m}$Tc標識赤血球（red blood cell：RBC）を用いた血管造影法で心大血管や末梢動脈の形態異常や血流障害を描出する[2,3]．

② 筋肉血流イメージング

　局所血流量に応じて筋肉に摂取される$^{201}$Tlなどを利用して，主にASOに対して下肢筋肉の機能的な血流障害を診断する方法[4]．現在は通常検査として施行する施設はないが，血行再建の適応やその予後予測などに対する有用性を論ずる報告もあり，今後再注目される可能性もゼロではない．

### b 静脈疾患の診断（RIベノグラフィー）

　静脈の走行や形態の異常を診断する目的の核医学検査に「RIベノグラフィー」があり，特に「深部静脈血栓症（deep vein thrombosis：DVT）」の診断にも長らく重用されてきた．なお，このDVTは近年「エコノミー症候群」で知られる「急性肺血栓塞栓症（acute pulmonary thromboembolism：APTE）」の原因であることから注目を集めている．

　しかし，DVTの診断目的では近年CTベノグラフィーに加え，放射線被曝のない超音波検査やMRIベノグラフィーが発達し，これらの検査がDVT診断の第一選択となっているため本法の利用頻度は減少してきている．しかし，肺血流シンチグラフィーを同時に施行できる点や下肢静脈の側副血行路や新鮮血栓の存在などが検出できる点，さらにはCTなど造影検査がはばかられる腎障害やMRI検査が不適となる金属デバイス挿入患者などに関しても安全に検査が施行できる点などは本法の長所である．

#### 1 下肢RIベノグラフィーの検査方法

##### (a) RI薬剤の種類と投与量

　肺血流シンチグラフィーも併せて施行する場合は$^{99m}$Tc標識MAA（macro-aggregated human albumin：大凝集性ヒトアルブミン），肺血流シンチグラフィーが不要な場合や上肢の静脈を評価する場合は$^{99m}$Tc-HSAや99mTc-RBCが選択される．（$^{99m}$Tc-MAAの肺集積は上肢静脈の評価を困難にするため上肢の静脈の評価には不適とされる．）

　〔投与量〕片側につき185 MBq（両側で370 MBq）

**図1** 下肢RIベノグラフィー（正常例）

a：正常例．膝窩静脈付近で両側のRI集積が低くなっている（青矢印）のは膝関節の上下で強く駆血している影響であり，異常所見ではない．
b：深部静脈と表在静脈（大伏在静脈）の合流．
下肢の駆血は行わずに検査を施行すると，駆血時には認められない大伏在静脈系（黒矢印）の描出が明らかで，複数の経路を通じて深部静脈系への合流が確認される．本症例は下肢静脈瘤術前の症例で，超音波検査では深部静脈系と伏在静脈系の合流部を確認できなかったため，その評価目的で本検査が施行された．

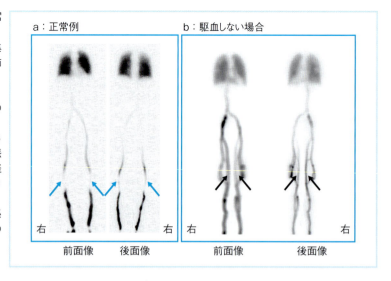

**図2** 下肢RIベノグラフィーのRI薬剤投与法（詳細本文）

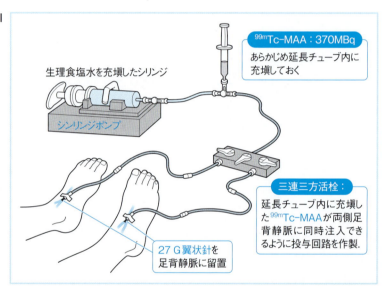

### (b) RI薬剤投与方法（$^{99m}$Tc標識MAAを例に）

下肢の表在静脈の描出を抑える目的で駆血をしっかりと行う．（当施設では足関節上部と膝関節の上・下部の計3箇所（両側で計6箇所）を駆血）．なお，駆血しない場合は図1bのように深部静脈系と表在静脈系（伏在静脈系など）との合流が確認できる．

〔投与方法（図2）〕両側の足背静脈に27Gの翼状針を留置した後，数mLの容量に調整された$^{99m}$Tc標識MAAをあらかじめ延長チューブ内に充填し，その後方よりシリンジポンプを用いて生理食塩水を7mL/分の速度で両下肢に同時に連続注入する．薬剤の添付文書などでは$^{99m}$Tc-MAAを用いる場合は粒子の崩壊に伴うfree $^{99m}$Tcの遊離（free $^{99m}$Tcにより他臓器の描出などがみられることがある）を防ぐために21G以上の針を利用することを推奨しているものもあるが，本検査法の対象疾患では浮腫などで表在静脈の確保が困難な症例が多く，27Gのような細径の針でようやく静脈確保ができる症例も少なくない．

**図3** 下肢RIベノグラフィーと肺血流シンチグラフィー（DVT症例）

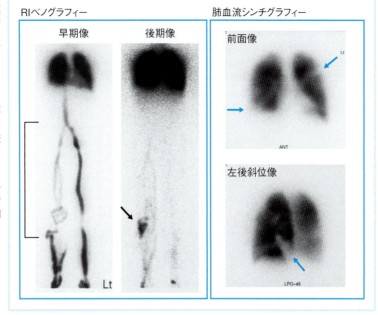

早期像：左下肢静脈は正常であるが，右下肢静脈では脛骨静脈上縁付近で閉塞を認め，大伏在静脈などの側副路を介して大腿静脈が描出されている（黒線部）．
後期像：膝窩静脈付近に限局したRI集積を認め，同部の新鮮血栓の存在が疑われた（黒矢印）．後日施行された超音波検査でも同部に血栓が確認された．
肺血流シンチグラフィー：同時に施行した肺血流像では両肺の外側域に楔形の血流低下領域（青矢印）を認め，無症候性の肺血栓塞栓症も併発していることも判明した．

これまで当施設で本検査に27Gを利用してきたが，特に画質上は問題なく施行できている．

### (c) 撮像方法

① 当施設での撮像機材：低中エネルギー用汎用コリメーターを装着した二検出器型γ-カメラ
② モニターでRI薬剤が下腿の静脈に到達したところを見計らい撮像開始．
③ 検査台の移動速度80 cm/分に設定して下腿から胸部にかけて前・後面像の全身スキャンを連続撮像する．
④ 後述のDVTを疑う所見が認められた場合は，5〜10分にもう一度同じ条件で後期像を撮像し，新鮮血栓の局在診断を行う．
⑤ 撮像方法にはRI薬剤を分割注入して下腿・大腿・骨盤部をそれぞれスポット撮像する方法もあるが，画質は優れるものの検査時間が長く，RI薬剤の投与量も多くなることから当施設では採用していない．

### (d) 画像診断

深部静脈本幹における途絶や狭窄，側副血行路の発達などの所見はDVTが示唆される．また，後期像でのRI集積は比較的新鮮な血栓を示唆すると考えられている．典型的な正常例とDVT症例を図1，図3にそれぞれ示す．

## c リンパ管シンチグラフィー

四肢のむくみに関する原因疾患として静脈瘤やDVTなどの静脈疾患とともに重要な鑑別疾患としてリンパ浮腫が知られている．その確定診断には画像診断が必要であるが，リンパ管そのものを描出する画像診断はリンパ管造影やリンパ管シンチグラフィーに限られている．なお，リンパ管造影は患肢の皮膚切開が必要で侵襲度が非常に高いことから近年ではほとんど施行されていない．国際リンパ学会におけるガイドラインでも画像診断として「リンパ管シンチグラフィー」が推奨されており[1]，リンパ管の走行や閉塞の状態，さらには側副路の発達を確認できるとされている[5]．

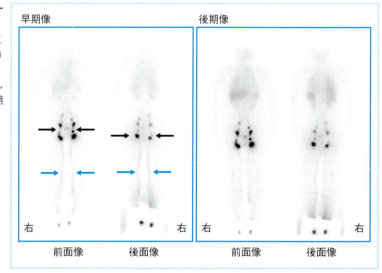

**図4 リンパ管シンチグラフィー（正常例）**

早期像ではリンパ管本幹（青矢印）が淡く描出され，両側鼠径部リンパ節（黒矢印）も明瞭に描出されている．
後期像ではリンパ管本幹の描出がほとんど消失し，肝臓・脾臓などの描出が早期像よりも明瞭化している．

## 1 検査の原理および方法

### (a) 原理

皮下組織の間質に放射性標識されたコロイド様物質などの粗大粒子を投与すると細網内皮系に摂取されリンパ節やリンパ管が描出される．

### (b) 前処置

後述の皮内針穿刺時やRI薬剤投与時に疼痛を伴うため，検査前に患者への十分な説明が必要である．また，経皮麻酔剤の塗布も検討に値するが疼痛（特にRI薬剤皮下／皮内注入時）を明らかに軽減できるほどの効果はみられない．

### (c) RI薬剤の種類および投与量

当施設では肝脾シンチグラムにも用いられている $^{99m}$Tc標識フチン酸を利用している．（リンパ管の描出に主眼を置いた場合は $^{99m}$Tc-pertechnetate や $^{99m}$Tc-HSA も利用可能であるが，リンパ節集積性が劣るとされ，フチン酸を採用している．）

投与量：片側につき 185 MBq（両側で 370 MBq）
投与時の疼痛を伴うため，投与容量を少なくするように比放射能の高いRI薬剤を調剤する．

### (d) 投与方法（下肢を例に）

第1足趾・第2足趾間の皮下もしくは皮内に 27 G の皮内針で投与する．投与後，注射部位からのRI薬剤漏出による放射能汚染を防ぐために使い捨ての足袋を着用のうえ，RI薬剤のリンパ管への移行を促進する目的で軽い運動（歩行や足関節の屈伸運動など）を行う．

### (e) 撮像方法（下肢を例に）

① 撮像機材：低中エネルギー用汎用コリメーターを装着した二検出器型γカメラ（先述のRIベノグラフィーと同様）
② 投与後20分に早期像を撮像．
③ 検査台の移動速度25 cm/分に設定して下腿から胸部にかけて前・後面像の全身スキャンを連続撮像する．
④ リンパ流の遅延・途絶などリンパ流障害が疑われる場合はRI投与後約2時間で後期像を撮像．
⑤ 注射部位は放射能が高いため，適宜鉛版で遮蔽することが勧められる．

### (f) 画像診断

正常例のリンパ管シンチグラフィーを図4に示す．

図5 下肢リンパ浮腫(右)の典型例
健側(左側)は早期像でリンパ管本幹(青矢印)と鼠径部リンパ節(黒矢印)の描出を認めるが,患側(左側)はリンパ管本幹および鼠径部リンパ節の描出を認めず,皮下への拡散像(dermal back flow：DBF,黒線部)を下腿に認める。
後期像では患側の鼠径部リンパ節がわずかに認められるようになる(青矢印)が,DBFが近位側まで広範囲に拡大している。

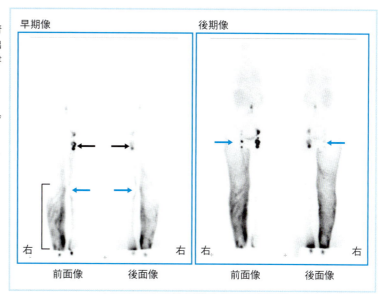

リンパ浮腫においてはリンパ管の途絶所見や皮下組織への逆流・拡散像(dermal back flow：DBF)を認め,さらにはその中枢側のリンパ節には集積が認められない(図5,図6)。なお,リンパ浮腫は障害部位から徐々に遠位に向けてリンパ管障害が進行すると考えられている[6]ことから,DBFの位置からリンパ流障害の重症度を分類する試みも報告されている[7]。

(g) 注意点

患肢は易感染性のことが多く,皮下注射でも後々膿瘍形成などの原因となることがあり,注射時の消毒や清潔操作に留意する。また,本検査法は「リンパ浮腫」の診断目的には保険適用となっていないため,各施設での施行については注意を要する。

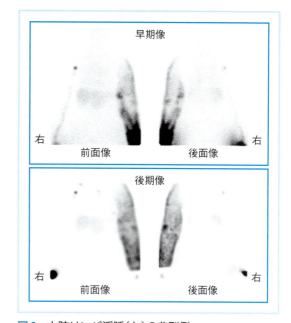

図6 上肢リンパ浮腫(左)の典型例
図5の下肢リンパ浮腫と同様に健側(右側)は早期像でリンパ管本幹と腋窩リンパ節の描出を認めるが,患側(左側)はリンパ管本幹および腋窩リンパ節の描出を認めず,DBFを上肢末梢に認める。
後期像でも患側の腋窩リンパ節は認められず,DBFが近位側まで広がっている。

● 文献

1) International Society of L. The diagnosis and treatment of peripheral lymphedema. 2009 Concensus Document of the International Society of Lymphology. Lymphology **42**：51-60, 2009
2) Grime JS et al：A method of radionuclide angiography and comparison with contrast aortography in the assessment of aorto-iliac disease. Nucl Med Commun. Jan **7**：45-52, 1986

3) Oshima M et al：Peripheral arterial disease diagnosed with high-count-rate radionuclide arteriography. Radiology **152**：161-166, 1984

4) Christenson J et al：Distribution of intravenously injected 201thallium in the legs duging walking：A new test for assessing arterial insufficiency in the legs. Euro J Nucl Med **2**：85-88, 1977

5) Williams WH et al：Radionuclide lymphangioscintig-raphy in the evaluation of peripheral lymphedema. Clin Nucl Med **25**：451-464, 2000

6) Koshima I et al：Ultrastructural observations of lymphatic vessels in lymphedema in human extremities. Plast Reconstr Surg **97**：397-405；discussion 406-397, 1996

7) 鮑　智伸ほか：リンパシンチグラフィーによるリンパ浮腫の重症度評価．リンパ学 **32**(1)：10-14，2009

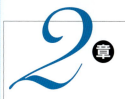

# 各論

# 脈管疾患の治療

## A 下肢閉塞性動脈硬化症
## 1. 治療指針

### a 下肢閉塞性動脈硬化症とは

　下肢閉塞性動脈硬化症では，末梢動脈の粥状硬化に起因する血管内腔の狭窄によって下肢に虚血が生じる．その結果，しびれ，冷感，間欠性跛行，疼痛，潰瘍，壊疽などの様々な症状が出現する．一方，このような動脈硬化は，下肢血管のみにとどまらない．このため，脳・心臓などをはじめとする全身の様々な臓器において血流障害に伴う合併症をきたしていることが少なくない．

　たとえば症候性閉塞性動脈硬化症患者の大部分を占めるFontaine Ⅱ度の間欠性跛行患者では，その40～60％に冠動脈疾患を，26～50％に頸動脈疾患の合併が認められる[1～3]．また，Fontaine Ⅱ度の患者が5年間で血行再建術や下肢切断術を受ける確率は10％以下なのに対し，冠動脈疾患や脳血管疾患で死亡する確率は20％以上と高率である（図1）[3]．患者の長期予後の見地からは，心血管合併症の予防や治療は，下肢の治療よりもはるかに重要なのである．

表1　Fontaine分類

| グレード | 症　状 |
|---|---|
| Ⅰ | 無症状 |
| Ⅱ | 間欠性跛行 |
| Ⅲ | 安静時疼痛 |
| Ⅳ | 皮膚潰瘍，壊疽 |

### b 下肢閉塞性動脈硬化症の治療指針

　前項で述べたように，下肢閉塞性動脈硬化症は全身の動脈硬化性疾患の一部分症に過ぎない．したがって，これらの患者に対する治療は，①動脈硬化の危険因子管理，②下肢の治療，③合併する他の動脈硬化性疾患に対する治療の大きく3本の柱から成り立っている．それぞれの治療の詳細は他項に譲るが，以下に述べるように基本的な治療方針はFontaineの分類（表1）に従って決定する．

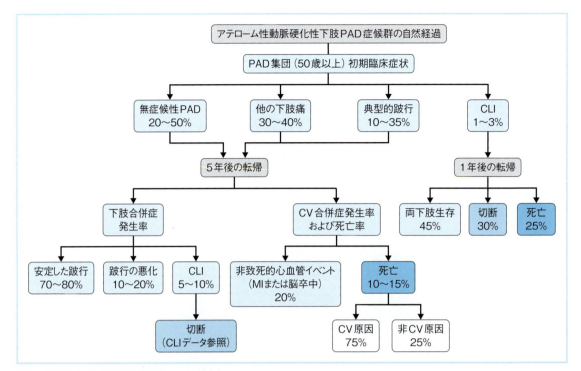

**図1　5年にわたる跛行の転機**
(TASC II Working Group/日本脈管学会訳：下肢閉塞性動脈硬化症の診断・治療指針II，メディカルトリビューン，p.19，2007[3]より引用)

## 1 | Fontaine I度の治療方針

　Fontaine分類は，自覚症状に基づく下肢閉塞性動脈硬化症の重症度分類である．下肢血管に有意な狭窄はあるが自覚症状を伴わないものをFontaine I度と呼ぶ．Fontaine I度の患者数は，II度の患者数の3倍にも達する(図1)．Fontaine I度に属する自覚症状のない患者には，下肢に対する血行再建は通常行われない．治療の中心は，下肢の動脈硬化進展予防や，心血管合併症の予防を目的とした動脈硬化の危険因子コントロールである．

　動脈硬化の危険因子のなかで改善可能なものは，喫煙，肥満，糖尿病，高脂血症，高血圧症などである．したがって，禁煙指導や運動療法などに加え，血糖降下薬，スタチンを中心とした高脂血症治療薬，降圧薬などによる薬物療法を行い，心血管合併症のリスク軽減を図ることとなる．このような危険因子コントロールは，Fontaine I度の患者だけでなく，II～IV度を含む閉塞性動脈硬化症のすべての患者に対しても行われなければならない．

　また，長期予後の規定因子である心血管系合併症のスクリーニングを積極的に行い，必要に応じてその治療を行っていくことも忘れてはならない．

## 2 | Fontaine II度の治療方針

　間欠性跛行とは，一定距離の歩行後に下肢の疼痛が出現し，休息によってその痛みは消失するが，再び歩行を開始すると痛みが再出現するような特徴的歩行をいう．これは閉塞性動脈硬化症患者において，最も多くみられる自覚症状である．間欠性跛行を主症状とする患者は，Fontaine分類のII度に該当する．間欠性跛行が軽度な場合，運動療法を基本に，抗血小板薬などを中心とした薬物療法を行う．実際の臨床現場では，運動療法

はとかく忘れがちになるが，心血管合併症予防の見地からも極めて有用な治療法である．適切な運動療法を行うと歩行距離は数ヵ月で2～3倍にまで延長する．

運動療法が施行できない患者，あるいは運動療法や薬物治療が奏功しない患者には，血行再建を考慮する．血行再建には，狭窄した血管をカテーテルによって拡張する血管内治療（endovascular treatment：EVT）や外科手術（バイパス手術）の2つの方法がある．EVTの最大の問題点は，拡張した病変が数ヵ月後に再び狭くなる「再狭窄」が認められることである．バルーン単独による治療後の再狭窄は，EVTの成績が比較的良好な腸骨動脈領域においても1年間で20％，5年間で40％前後に発生する．再狭窄の減少には，ステントと呼ばれる金属性の網を血管内に留置することが有効である．腸骨動脈領域においては，ステント留置によって90％以上の症例で長期開存が期待可能である[3,4]．一方，鼠径靱帯より末梢の大腿動脈領域においてはステントを用いても再狭窄発生は高率で，これを克服するために現在様々な試みがなされているが，いまだ解決にはいたっていない．

バイパス手術にもEVTにおける再狭窄と同様，慢性期におけるバイパスグラフト閉塞という問題点が存在する．腸骨～大腿動脈領域へのバイパスグラフト開存率は5年で80％前後と比較的良好だが，膝窩動脈以下へのグラフトは慢性期の閉塞が高率である[3,5]．血行再建を行うにあたっては，EVTとバイパス手術のどちらを選択するか，患者背景，それぞれの治療法の侵襲性や長期成績などを含めて考慮されるべきである．

## 3 Fontaine Ⅲ～Ⅳ度の治療方針

閉塞性動脈硬化症が進行し，安静時の下肢疼痛や皮膚潰瘍・壊疽などが認められる状態を重症下肢虚血（critical limb ischemia：CLI）と呼び，Fontaine分類ではⅢ～Ⅳ度に相当する．下肢の疼痛に対しては鎮痛薬などによるペインコントロール，潰瘍や壊疽に対してはプロスタグランジン製剤などの抗血小板薬・血管拡張薬を投与しながら，創部に対する局所治療を行う．難治性の潰瘍や高度な壊疽に対しては創部や下肢の切除も検討する．

一般的に重症下肢虚血を呈する患者では，虚血の責任血管の動脈硬化が極めて高度であるため，薬物治療に対する反応性は不良なことが多い．このため，超音波検査や造影CT所見などに基づき，血管形成術やバイパス手術による血行再建の適応についても治療早期から併行して検討していく必要がある．

不幸にも下肢切断術にいたった患者の予後は極めて不良である．切断5年後には30％が対側の大切断術を受け，50％の患者が死亡にいたる．片方の足が無傷のまま生存する症例はわずか20％に過ぎない[3]．

重症下肢虚血例に対する新しい治療法として，血管増殖因子や骨髄細胞を用いた血管新生療法（therapeutic angiogenesis）[6]も試みられているが，その有効性はいまだ確立されたものではない．

### ●文献

1) Hughson WG et al：Intermittent claudication: prevalence and risk factors. Br Med J **1**(6124)：1379-1381, 1978

2) Hennerici M et al：Incidence of asymptomatic extracranial arterial disease. Stroke **12**：750-758, 1981

3) TASC Ⅱ Working Group／日本脈管学会訳：下肢閉塞性動脈硬化症の診断・治療指針Ⅱ, メディカルトリビューン, p.19, 2007

4) Hausegger KA et al：[Percutaneous recanalization of pelvic artery occlusions--fibrinolysis, PTA, stents]. Rofo **155**：550-555, 1991

5) de Vries SO, Hunink MG：Results of aortic bifurcation grafts for aortoiliac occlusive disease：a meta-analysis. J Vasc Surg **26**：558-569, 1997

6) Takeshita S et al：Therapeutic angiogenesis：a single intraarterial bolus of vascular endothelial growth factor augments revascularization in a rabbit ischemic hind limb model. J. Clin. Invest **93**：662-670, 1994

各論

## 2章 脈管疾患の治療

# 下肢閉塞性動脈硬化症
# 2. 内科的治療

　下肢閉塞性動脈硬化症ではTASC IIガイドラインに記されているように，まず将来に起こりうる心筋梗塞や脳梗塞など心脳血管イベントの予防や生命予後改善の観点から内科的治療を開始する．そして患者のQOL改善のために下肢症状の程度により薬物治療の強化，運動療法や血行再建の適応を検討する（図1）[1,2]．

　大規模疫学研究Framingham studyをはじめ数多くの報告において加齢や喫煙，糖尿病，高血圧，そして脂質異常症が下肢閉塞性動脈硬化症の主要なリスクファクターであることが確認されてきた．特に下肢動脈に対しては糖尿病と喫煙の関与が強く，それぞれに約3倍の下肢閉塞性動脈硬化症発症リスクがある（図2）[2]．心脳血管イベント予防のために，禁煙を指導し，血圧，LDLコレステロールやHbA1cの是正を行う．血圧は140/90 mmHg以下，特に糖尿病や慢性腎臓病では130/80 mmHg以下を目標とする．LDLコレステロールは100 mg/dL以下，HbA1cは7.0％以下を目標とする．また抗血小板薬としてアスピリンまたはクロピドグレルの投与が推奨されている．そのうえで，間欠性跛行では薬物治療としてシロスタゾールなどの内服，さらに運動療法を検討する．特に運動療法は3～6ヵ月を目安に継続し症状の改善傾向が乏しくQOLが低下する場合には，血行再建を考慮する．特に複雑性病変や血行再建後の長期開存が期待できない場合には運動療法を十分検討する．重症虚血肢では傷を悪化さ

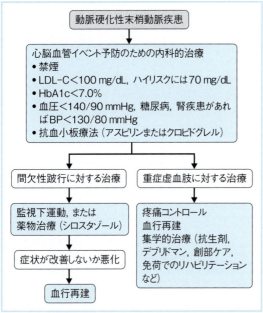

**図1** 下肢閉塞性動脈硬化症に対する基本的治療方針
(Norgren L et al : J Vasc Surg 45 (Suppl S) : S5-67, 2007[1]) を参考に作成）

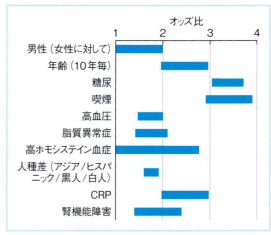

**図2** 下肢閉塞性動脈硬化症の危険因子

172

せないために歩行は控え，速やかな疼痛管理と血行再建を行う．創部細菌感染を合併する場合には感染を制御するためのデブリドマンや抗生剤の経静脈投与を行う．特にガス壊疽や壊死性筋膜炎を合併する場合には血行再建よりも感染制御のための治療が優先される．重症下肢虚血状態でありながら症状を伴わない潜在性重症虚血肢では，内科的治療に加えて傷をつくらないためにフットケアに努める．また下肢閉塞性動脈硬化症に類似した疾患としてまれに膠原病に関連した血管炎，血栓症，その他非動脈硬化性疾患の可能性もある．若年例，動脈硬化危険因子が少ない場合に，下肢動脈が全体的に動脈硬化所見が乏しい場合，膝窩動脈病変などでは非動脈硬化性疾患を疑い鑑別診断を行う．非動脈硬化性疾患では個々の疾患に応じた治療を行う必要があることを肝に銘じておく必要がある．本項では動脈硬化を基盤とする下肢閉塞性動脈硬化症の内科的治療について概説する．

## a 危険因子の管理

### 1 喫煙

　喫煙は特に下肢閉塞性動脈硬化症との関連が強く，非喫煙者に比し3〜4倍の発症リスクがある．喫煙歴が濃厚であるほど喫煙本数が多いほど血管病変が重症になり肢切断や死亡リスクが高くなることが知られている．また喫煙を継続した場合にも，禁煙を行った場合に比して心筋梗塞や下肢切断，死亡のリスクが高く，さらに下肢動血行再建後のグラフト不全や再狭窄が2〜3倍増加する．禁煙の試みにより歩行距離が延長することも報告されている．将来の心脳血管イベントや下肢イベント予防のために禁煙が極めて重要となる．

### 2 糖尿病

　糖尿病では非糖尿病に比べて3〜4倍の発症リスクがあり，日本の糖尿病患者の約10％にみら

れるとされている．下肢閉塞性動脈硬化症のなかでも，血流低下，神経障害，易感染性など複合的要因により糖尿病性の場合の切断率は非糖尿病性の5〜10倍となる．下肢血管病変の進行や下肢切断の予防，全身大血管症や細小血管症のイベント予防のために糖尿病コントロールを行う．HbA1c 7.0％以下にコントロールがすることが推奨されているが，急激な血糖正常化や低血糖は逆にイベント発生率や死亡率を増加させる可能性があることに留意する．

### 3 高血圧

　高血圧では非高血圧に比し1.5〜2倍の発症リスクがある．心脳血管イベント予防の観点から，血圧管理は140/90mmHg未満，糖尿病，腎疾患があれば130/80mmHg未満を目標にコントロールすることが推奨されている．降圧薬の種類よりもまずは確実な血圧コントロールが基本である．そのうえで，ACE阻害薬やARBの投薬を検討する．またβ遮断薬の投与によって下肢閉塞性動脈硬化症患者の生命予後改善が報告されているが，α交感神経優位となり末梢循環不全に関与する可能性があるので重症虚血肢患者では慎重な投与または減量や休薬も検討する．

### 4 脂質異常症

　下肢閉塞性動脈硬化症において脂質異常症による発症リスク上昇については明らかではない．しかし心脳血管イベント発症抑制や下肢イベント抑制の観点から，特にスタチン投与によりLDLコレステロール100 mg/dL以下，または70 mg/dL以下にコントロールすることが推奨されている．またスタチン投与により歩行距離改善も報告されている．

**表1　抗血小板薬，血管拡張薬の種類と適応疾患**

| 薬剤 | 適応疾患 | 目的 |
|---|---|---|
| アスピリン | 末梢動脈疾患 | 心脳血管イベント予防 |
| クロピドグレル | 末梢動脈疾患 | 心脳血管イベント予防 |
| シロスタゾール | 慢性動脈閉塞症 | 跛行症状改善 |
| サルポグレラート | 慢性動脈閉塞症 | 潰瘍，疼痛，冷感の改善 |
| ベラプロストナトリウム | 慢性動脈閉塞症 | 潰瘍，疼痛，冷感の改善 |
| イコサペント酸エチル | 閉塞性動脈硬化症 | 潰瘍，疼痛，冷感の改善 |
| リマプロストアルファデクス | バージャー病<br>腰部脊柱管狭窄症 | 潰瘍，疼痛，冷感の改善<br>下肢疼痛，下肢しびれ |
| アルプロスタジル | 慢性動脈閉塞症 | 潰瘍，疼痛，冷感の改善 |

# b　薬物療法（表1）

## 1　抗血小板薬

　危険因子管理と同時に，抗血小板薬を投与し，全身血管イベント予防，生命予後改善，下肢血管イベント予防に努める必要がある．症候性の患者に対してはアスピリンまたはクロピドグレルの投与が推奨されている．また無症候性の患者においても抗血小板薬投与を検討してもよい．その一方，抗血小板薬アスピリンとクロピドグレルの2剤併用の有用性については明らかではない（ただし，カテーテル治療後では，急性や亜急性の血栓閉塞を予防するために数週間から数ヵ月抗血小板薬2剤服用する）[3]．

## 2　抗凝固薬

　ワルファリンや新規抗凝固薬については，下肢閉塞性動脈硬化症患者の全身血管イベント予防，生命予後改善，下肢血管イベント予防の観点からその使用は推奨されていない．

## 3　シロスタゾール

　跛行症状改善のためにシロスタゾールの投与を考慮する[1~3]．シロスタゾールによる跛行症状出現距離が50〜67％延長することが報告されている．しかし心拍数増加作用があるために，心不全を有する場合には禁忌であり，冠動脈疾患を合併する場合には狭心症の誘発に留意する必要がある．また頻脈，動悸，頭痛などを認める場合もある．投与後は副作用出現の有無や跛行症状改善の有無を確認する．副作用を認める場合には投与を中止する．なお効果が認められない場合には漫然とした投与の継続は控える．

## 4　その他の抗血小板薬，血管拡張薬

　慢性動脈閉塞症に伴う潰瘍，疼痛，冷感の虚血症状の改善を目的としてサルポグレラート（$5HT_2$遮断薬），ベラプロストナトリウム（$PGI_2$誘導体）を使用することもある．またシロスタゾールを内服できない間欠性跛行患者に対してこれら薬剤の投薬が考慮される．なお，慢性動脈閉塞症のなかでも閉塞性動脈硬化症の潰瘍，疼痛，冷感の改善にイコサペント酸エチルも考慮される．リマプロストアルファデクス（$PGE_1$経口薬）は適応疾患がバージャー病や脊柱管狭窄症であり，閉塞性動脈硬化症が含まれていないことに留意する．経静脈投与としてアルプロスタジル（$PGE_1$製剤）があり，慢性動脈閉塞症の潰瘍や疼痛の改善を目的として投与する．

## c 疼痛管理

重症虚血肢では虚血や感染による痛みが強いことから，虚血の改善や感染コントロールまで疼痛コントロールを速やかに行う[4]．これまでのところ標準化された推奨方法は示されていない．各施設において疼痛コントロールのための標準化を図ることが重要で，特に非ステロイド抗炎症薬の長期投与により消化管潰瘍，腎機能障害の副作用に留意する必要がある．

## d リハビリテーション

間欠性跛行に対してリスクファクターの管理や薬物治療と同時に，運動療法が初期治療として推奨されている．特に，監視下運動療法が在宅などで行う非監視下運動療法よりも間欠性跛行の改善効果が大きい．運動には，下肢のみならずQOLやリスクファクターを改善する効果も期待される．症状改善のメカニズムとしては既存の側副血行路の拡張，運動誘発性血管新生，血管内皮機能の改善，歩行効率や骨格筋の生体エネルギー効率の改善などがあげられる．一方，重症虚血肢では歩行により傷の誘発や悪化を助長する危険性があるために，運動療法は控える．

運動療法に患者をエントリーする際には，狭心症や無症候性心筋虚血，うっ血性心不全，慢性閉塞性肺疾患，神経性跛行を呈する脊柱管狭窄症や腰椎すべり症，下肢関節疾患などの併存疾患がないことを確認することが必要である．

運動は週3回を基本とし，トレッドミルやトラック歩行が効果的とされている（図3）[5]．跛行症状が3〜5分以内に生じる程度の速度と傾斜に設定する．歩行による痛みが中等度になれば歩行を中断する（跛行出現時で中断すると，最適なトレーニング効果は現れない）．痛みが治まるまで休憩し，また同様に中等度の痛みになるまで歩行

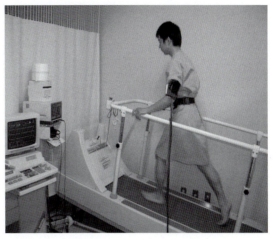

図3 トレッドミル

する．この繰り返しを初回は少なくとも30分間行い，患者が慣れるに従い，回ごとに5分ずつを目安に50分間まで延長する．過度の疲労や下肢痛を避けるように注意する．中等度の痛みを生じることなく10分間以上歩けるようになれば，トレッドミルの傾斜や速度を増加する．患者の初めの歩行速度は，1.5〜2.0 mph（約2.4〜3.2 km/時）が平均的である．すでに2.0 mph（3.2 km/時）で歩行できる場合は，傾斜を増加させる．さらに，速度を3.0 mph（4.8 km/時：健常者の歩行速度に相当）まで速めてもよい．運動の強度が上がることで狭心症状や心電図異常が出現しないか注意する．糖尿病性神経障害や足変形を有する患者においては，適切な履物を使用し，足部病変を生じないよう観察する．

運動療法の問題点として，日本では保険で適応の監視下運動療法を行える施設が非常に少なく，実際に監視下運動療法が行われることは少ないことである．監視下運動療法が困難な場合には，在宅運動療法も定期的な通院のもと指導・管理されていればある程度の効果が期待できる．

重症虚血肢では，血行再建と創部感染のコントロールが行われるまでは原則歩行をひかえるが，廃用萎縮を予防するためにリハビリテーションが

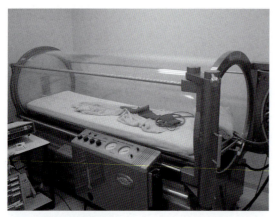

図4 高気圧酸素療法

重要である．そのため，早期から床上リハビリを開始する．また創部感染徴候がなければ，免荷装具をつけて歩行リハビリを開始する．

## e 栄養管理

下肢閉塞性動脈硬化症患者では，危険因子である高血圧，糖尿病，脂質異常症に加え，慢性腎臓病の合併が多い．したがって，個々の患者に応じたエネルギー必要量，たんぱく質量，塩分量など満たす食事を考慮することが基本である．また慢性的な下肢虚血により，骨格筋の変性によるミオパチー，下腿筋萎縮を呈し筋力低下を伴うことが知られている．したがって筋肉合成を促進し，筋破壊を防ぐことを目的としてバリン，ロイシン，イソロイシンなど分岐鎖アミノ酸の摂取も検討する．また潰瘍や壊死の組織欠損を伴う場合にも創傷治癒を促すために栄養管理が重要となる．アルギニン投与によりNO産生，免疫賦活作用を期待し創部の炎症が治まっている場合に投与を検討したり，線維芽細胞遊走による創傷治癒促進を期待して肉芽増殖期にコラーゲンペプチドの投与を検討する．

## f 高気圧酸素療法

大気圧より高い気圧環境のなかで，100%酸素を吸入することにより血液中の酸素量を増加させて，全身の血流改善を図る治療法である（図4）．糖尿病性足病変の切断予防や創傷治癒に有用とされていることから糖尿病合併重症虚血肢，さらに重症感染症であるガス壊疽，壊死性筋膜炎合併例では適応となりうる[2]．

合併症を予防するために治療前後の加圧や減圧に時間を要し，治療のために90分から120分必要である．合併症としてはまれながら，気圧変化に伴う気胸，鼓膜外傷，滲出性中耳炎などの既往歴がある場合には悪化の可能性，酸素中毒や減圧症，誤って火気物を所持した場合の火災などがあげられる．

専属の人員を確保する必要がありコストがかかるものの，診療報酬が低いために日常診療では行われることは少ないのが現状である．

## g LDLアフェレーシス

家族性高脂血症のLDL除去治療として開発されたが，現在では下肢閉塞性動脈硬化症に対しても保険適用となっており，補完的な治療法として重要である（図5）[2]．LDLアフェレーシスの有効性を証明した無作為比較試験はないのが現状であるが，日常診療においてその有用性を経験する．ブラッドアクセスを必要とすることから透析患者が対象となりやすく，重症虚血肢で極めて高度な石灰化病変のために血行再建が困難と考えられる場合や足関節より末梢病変を伴っている場合には適応となりうる．また血行再建後の微小循環障害改善を目的として使用される場合もある．

作用機序はLDLをはじめフィブリノーゲンや凝固因子など陽性荷電した血漿中の物質を吸着除去するとされている．ブラジキニンの産生，一酸

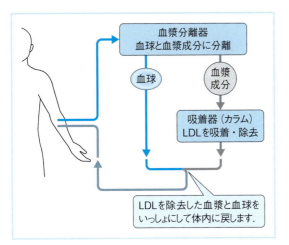

図5 LDL吸着療法

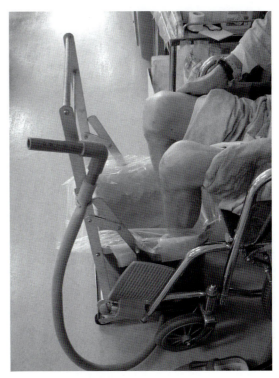

図6 人工炭酸泉療法

化窒素の産生や血管内皮機能の改善も報告されている．

使用のプロトコールは概ね，1クールは週1～2回，合計10回が標準である．使用に際して，ACE阻害薬内服患者では，本治療によりアナフィラキシーやショックを起こすことがあるため，禁忌である．したがって，ACE阻害薬を4週間以上前から中止する必要がある．ARB内服も併用注意とされている．また生理食塩水負荷が1回の治療で300 mL程度あることから心不全発作に留意することや，凝固因子が低下することから糖尿病患者の眼底出血のリスクも理解しておく必要がある．

## h 人工炭酸泉療法

人工炭酸泉製造装置によって炭酸ガス濃度を1,000 ppm以上にした約37℃の温水に足部を10～15分間温浴させる．皮膚に接触する炭酸ガスが増加することで，皮下の微小血管が拡張されたり，交感神経を抑制することで足部の血流量が増加するとされる．治療効果の持続性は高くないと考えられているが，侵襲度が少ない利点がある（図6）．ただすでに潰瘍や壊死がある場合には細菌感染の原因となり創部を悪化させる危険性があるために使用を控える．傷を伴わない安静時痛を有する場合には安全に施行可能と考えられる．治療回数や期間など定まったプロトコールはない．

## i 血管再生治療

血管再生とは新たな機能的血管ネットワークが形成される現象をいう．近年の分子生物学の進歩によって血管再生機序が明らかとなり，これを応用した血管再生治療が試みられている．なかでも骨髄や末梢血の単核球成分を用いた細胞移植治療は国内の複数の施設で行われているが，治療法として確立されてはいない[2]．

● 文献

1) Norgren L et al : Inter-Society Consensus for the Management of Peripheral Arterial Disease (TASC

II). J Vasc Surg **45**(Suppl S)：S5–S67, 2007
2）末梢閉塞性動脈疾患の治療ガイドライン（2015 年改訂版），日本循環器学会
3）Gerhard-Herman MD et al：2016 AHA/ACC Guideline on the Management of Patients With Lower Extremity Peripheral Artery Disease：A Report of the American College of Cardiology/American Heart Association Task Force on Clinical Practice Guidelines. Circulation **135**：e726–e779, 2017
4）European Stroke Organisation：ESC Guidelines on the diagnosis and treatment of peripheral artery diseases：Document covering atherosclerotic disease of extracranial carotid and vertebral, mesenteric, renal, upper and lower extremity arteries：the Task Force on the Diagnosis and Treatment of Peripheral Artery Diseases of the European Society of Cardiology(ESC). Eur Heart J **32**：2851–2906, 2011
5）Gardner AW, Poehlman ET：Exercise rehabilitation programs for the treatment of claudication pain. a meta-analysis. JAMA **274**：975–980, 1995

# 2章 脈管疾患の治療

## A 下肢閉塞性動脈硬化症
## 3. 血管内治療

### a 血管内治療の適応

　下肢閉塞性動脈硬化症（PAD）治療の根幹は抗血小板薬を含めた危険因子の介入治療（生活習慣改善と薬物療法）と運動療法が基本である．このような基本的治療にもかかわらず間欠性跛行や重症下肢虚血が出現し，仕事や日常生活に支障が生じるときは血管内治療や外科的血行再建術の適応となる．血行再建術としては同等の短期および長期成績が得られるのであればより低侵襲な血管内治療が第一選択であるとTASC Ⅱ ガイドラインには明記されている．血行再建の方法として血管内治療と外科手術のいずれを選択するかは，解剖学的所見と患者因子を考慮して，目的を達成するために，最も有効かつ安全で，費用対効果比の高い，長期成績の良好な治療法を選択しなければならない．そのためには血管内治療，外科手術の短期および長期成績のエビデンスを把握したうえで，患者の全身状態と自施設の技量，成績を考慮して血行再建の方法を決定することが重要である．

　患者が訴える症状が間欠性跛行なのか重症下肢虚血なのか血行再建の治療戦略を考える上で重要である．跛行患者の下肢切断のリスクは2％未満と低いが，安静時疼痛，難治性潰瘍，壊疽を生じている重症下肢虚血では下肢切断の危険性が高い．間欠性跛行の治療目標は跛行症状を改善し下肢の機能を回復させる事であるが，重症下肢虚血では下肢切断を回避する救肢を目指す．また，どちらの患者も脳卒中，心筋梗塞，死亡の心血管イ

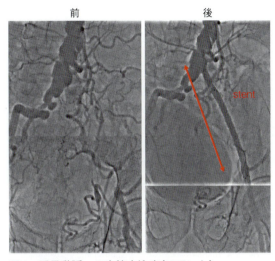

図1　腸骨動脈への血管内治療（ステント）

ベントの高リスク患者であり，動脈硬化の危険因子の管理も重要である．

### b 血管内治療の実際

#### 1 腸骨動脈への血管内治療（図1）

　腸骨動脈に動脈硬化性病変を有する患者は他の部位に比較して若い患者が多く，単独病変が多いため，長期成績が重要となる．外科手術の開存率は良好であるが，周術期の死亡率が1〜3％，主要合併症発生率が5〜10％と高率であった．これらの問題点が，血管内治療に適した病変であれば，中長期予後が良好な血管内治療が検討される最大の要因であった．腸骨動脈狭窄病変を対象にバルーン治療（PTA）とバイパス手術との比較試

図2 腸骨動脈ステントの使い分け

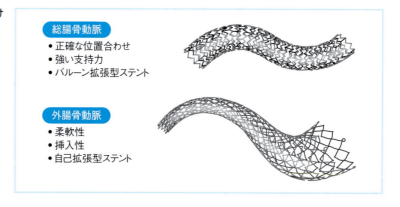

験が行われ，3年間の追跡で死亡，下肢切断，再血行再建術に有意差なく，機能評価の指標となるABIの推移も両群間で差はなく，腸骨動脈においては限局性病変であれば血管内治療が第一選択となった．その後ステントの登場により血管内治療の初期および遠隔期成績は改善した．PTAとステント治療を無作為に比較した試験では4年間の追跡で開存率はステント群94％，PTA群69％と有意にステント群で良好であった．このような結果はメタ解析においても報告され，血管内治療としては初期および遠隔期成績が良好なステントが主として行われるようになった．ステントの種類や材質により初期および遠隔期成績に差違はないが，一般的には解剖学的所見により使い分ける．大動脈－腸骨動脈分岐部や拡張困難な高度石灰化病変，限局性病変はバルーン拡張型ステントを，それ以外の総腸骨，外腸骨動脈，びまん性病変には自己拡張型ステントを使用する（図2）．穿孔などの合併症が生じたときは自己拡張型カバードステントVIABAHN®が使用可能であるが，バルーン拡張型カバードステント（VBX）の臨床使用が予定されており，大動脈－腸骨動脈分岐病変への適応が期待されている．TASCⅡのガイドラインでは限局性病変は血管内治療，長い閉塞性病変はバイパス手術が第一選択と記載されているが，完全閉塞専用ガイドワイヤーの開発やIVUSの活用，技術の進歩により，総大腿動脈に及ぶ長い閉塞性病変や腎動脈下に動脈瘤を合併する症例以外はほとんどの症例が血管内治療で治療可能である．長期成績も本邦で行われた2,701例の後ろ向き検討では5年の一次開存率は80％と高率であり，TASC-Dの長い閉塞性病変でも再狭窄率は低率であった[1]．最近では腎動脈下腹部大動脈から腸骨動脈に閉塞が及ぶLerisch症候群に対しても血管内治療が行われている．

## 2｜大腿動脈への血管内治療（図3）

間欠性跛行患者に対する大規模なコホート研究では内科治療に比較して血行再建治療（PTAまたは外科手術）が有意にABIを高値にし，生活機能の改善，疼痛の除去，歩行距離の改善が得られたと報告している．初期のTASCⅡガイドラインにて推奨されているステント植込みは，外力による変形が危惧されるため，PTAにて十分な拡張が得られないときや解離のために閉塞の危険性があるときにステントを植込む適応であった．ステントは長い病変，閉塞病変，重症下肢虚血枝にPTAと比較して有効であることが報告されている．ステンレス性の自己拡張型ステントとPTAを比較した無作為試験ではステントの有効性を示すことはできなかったが，ナイチノール性の自己拡張ステントを用いた比較試験ではステントが1年において再狭窄率は有意に低率でABIや絶対歩行距離も改善したことが報告され，TASCⅡガイドライ

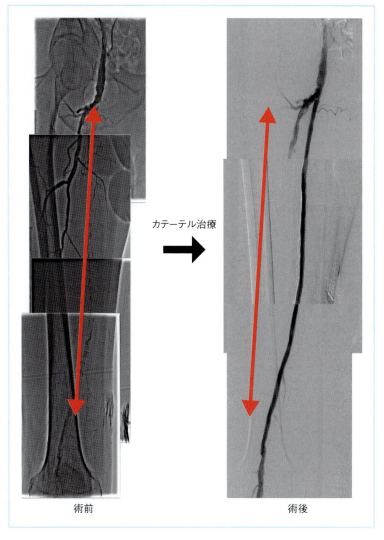

図3 浅大腿動脈への血管内治療（ステント）

術前　→カテーテル治療→　術後

ンでは15 cm未満の狭窄または閉塞性病変では血管内治療が第一選択であると記載された．

完全閉塞性病変に対する完全閉塞専用ガイドワイヤーの開発や血管内超音波検査の導入，技術の進歩により初期成績はTASC-C/D病変でも高率となったが，残された血管内治療の問題が再狭窄である．日本の実臨床で後ろ向きに検討されたREAL-FP試験[2]では520例のPAD患者にSFAステントが植え込まれ，一次開存率は1年：85％，3年：65％，二次開存率は1年：90％，3年：85％であった．多変量解析では再狭窄に関与する因子として女性，TASC-D病変，重症下肢虚血，ステント断裂，シロスタゾール未投与があげられ，20 cmを超える長い閉塞性病変はバイパス手術を第一選択に考えるべきある成績であった．

再狭窄を改善する薬物としてシロスタゾールが期待されている．シロスタゾールは抗血小板薬であるが末梢血管拡張作用もあり，欧米では間欠性跛行距離を改善する薬物としてPADに対する第一選択薬として使用されている．この薬物にはこの他にも内皮機能改善作用，内膜増殖抑制作用があり，冠動脈ステント再狭窄予防，SFAステントの再血行再建率の低下にも有効であることが報告されていたが，最近SFAに対するステント治

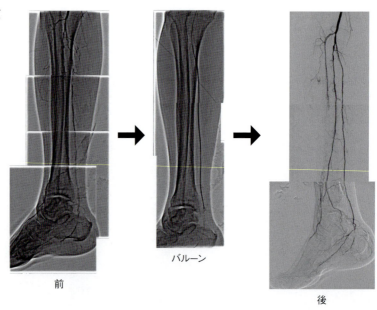

図4 膝下動脈への血管内治療（バルーン）

前 → バルーン → 後

療1年後の再狭窄率を有意に低下させることが多施設無作為前向き比較試験STOP-IC試験[3]より明らかとなった．

また再狭窄を予防する治療機器として冠動脈同様に薬剤溶出性ステント（DES）に期待が寄せられている．米国，日本，ドイツの50施設で478例のSFAに14 cm未満の病変長を有する間欠性跛行患者に対してPTAとパクリタキセルが塗布されたZilver-PTX DESの比較試験が行われ，有意にDES群で再狭窄率，再治療率が低率であった[4]．日本においては米国に先駆けて2012年1月より臨床使用が承認され，7月より市販後調査に登録した100施設で905例が登録され，1年の予後が報告されている．開存率は単純病変で91％，複雑病変で81％と良好であった[5]．

長い病変に対して自己拡張型カバーステントVIABAHN®に良好な成績が報告されている．国内15施設で103例に平均病変長21.8 cmの病変に植込まれ，1年の開存率は88％であった[6]．2016年12月より臨床使用が開始されている．

血管に異物を残さない薬剤溶出性バルーン（DCB）が注目されている．100例の病変長9 cm前後の病変に対してPTA治療と比較した日本の臨床試験では1年の開存率94％とPTA 47％に比較して良好な成績を示した[7]．日本では2017年12月より臨床使用（市販後調査）が開始されている．

## 3 膝下動脈への血管内治療（図4）

膝下動脈への血行再建術はCLIのPAD患者にのみ適応となり，外科的下腿バイパス手術が主として行われてきた．バイパス血管としては人工血管の長期開存率は不良であり，自家静脈が使用されることがほとんである．しかし，全身状態の劣悪な患者も少なくなく，感染症や心筋梗塞の発生など周術期合併症の発生率は高率であった．一方で，膝下動脈への血管内治療は1964年DotterやJudkinsらにより報告されているが，初期および遠隔期成績が不良であり，間欠性跛行の患者では内科治療と予後に差違はなく適応は限定されたものであった．しかし症例の選択と冠動脈デバイスの応用により，熟練した術者であれば90％の成功率（狭窄病変：99％，閉塞病変：65％）と1％未満の合併症発生率が得られることが報告され，

CLI患者に対する治療として，下腿バイパス手術に代わる治療として血管内治療が行われるようになった．バルーンによる再狭窄は高率であり，長期の有効性が危惧されていたが，2～5年後の救肢率が85～91％と報告されている．TASCⅡガイドラインでは血管内治療に適した病変としては病変長10 cm以下で閉塞部末梢が十分造影されるものとされているが，閉塞性病変，高度石灰化病変など複雑病変を伴うことが多い．血行再建を行う対象血管の選択にはアンギオサム概念導入されている．指に創傷があるときには前脛骨動脈，踵に創傷があるときは後脛骨動脈と創傷部位と灌流範囲が一致する部位の標的血管を血行再建する．アンギオサム概念が適応できない，足首以下の血管に病変のある患者には足底動脈に対して血管内治療が行われ，良好な成績が報告されている．傷の範囲が大きいRuthford-6は小切断も合わせて外科的に下腿バイパス手術を行うことが多く，傷の範囲が小さいRuthford-5，傷はなく安静時疼痛のみを有するRuthford-4は血管内治療が行われることが多い．また，血管径が2～3 mmと小血管が多く，残存狭窄50％以下を目指して控えめ拡張で下腿末梢への血流を確保することを目標とする．ステントは保険償還されておらず，血流が低下する解離が生じたときに限定してBail-outで冠動脈ステントを使用する．

　日本の実臨床で前向きに検討したOLIVE試験[8]ではCLI患者314例の膝下動脈に血管内治療を施行し，1年の下肢血管事故回避率は74％で，米国での下腿バイパス手術の臨床評価指標を満たしていた．しかし，32％が1年以内に再治療が必要であり，再狭窄予防として薬剤溶出性ステント，薬剤溶出性バルーンの膝下動脈への臨床使用が期待され臨床試験が行われている．

## ●文献

1) Soga Y et al : REAL-AI investigators : Contemporary outcomes after endovascular treatment for aorto-iliac artery disease. Circ J **76** : 2697-2704, 2012

2) Kamioka N et al : Clinical outcomes of balloon angioplasty alone versus nitinol stent implantation in patients with small femoropopliteal artery disease : Observations from the Retrospective Multicenter Analysis for Femoropopliteal Stenting (REAL-FP). Catheter Cardiovasc Interv **90** : 790-797, 2017

3) Iida O et al : STOP-IC investigators : Cilostazol reduces angiographic restenosis after endovascular therapy for femoropopliteal lesions in the Sufficient Treatment of Peripheral Intervention by Cilostazol study. Circulation **127** : 2307-2315, 2013

4) Dake MD et al : Zilver PTX Investigators : Durable Clinical Effectiveness With Paclitaxel-Eluting Stents in the Femoropopliteal Artery : 5-Year Results of the Zilver PTX Randomized Trial. Circulation **133** : 1472-1483, 2016

5) Yokoi H et al : Zilver PTX Post-Market Surveillance Study of Paclitaxel-Eluting Stents for Treating Femoropopliteal Artery Disease in Japan : 12-Month Results. JACC Cardiovasc Interv 271-277, 2016

6) Ohki T et al : Outcomes of the Japanese multicenter Viabahn trial of endovascular stent grafting for superficial femoral artery lesions. J Vasc Surg **66** : 130-142, 2017

7) Iida O, Yokoi H : MDT-2113 SFA Japan Investigators : Drug-Coated Balloon vs Standard Percutaneous Transluminal Angioplasty for the Treatment of Atherosclerotic Lesions in the Superficial Femoral and Proximal Popliteal Arterie : One-Year Results of the MDT-2113 SFA Japan Randomized Trial. J Endovasc Ther **25** : 109-117, 2018

8) Iida O et al : OLIVE Investigators : Endovascular treatment for infrainguinal vessels in patients with critical limb ischemia : OLIVE registry, a prospective, multicenter study in Japan with 12-month follow-up. Circ Cardiovasc Interv **1** : 68-76, 2013

各論

## 2章 脈管疾患の治療

## A 下肢閉塞性動脈硬化症
## 4. 外科的治療

### a 外科治療の適応

　外科的治療は他の治療に比べ伴うリスクは高くなるためその適応は慎重に考えなければならない．特に閉塞性動脈硬化症患者は元来合併していることの多い心臓，脳血管疾患に注意が必要である．無症候性患者や間欠性跛行患者に対しては通常保存的治療が行われるが，それでも日常生活に支障をきたすような症状が残る場合は外科的治療も考慮される[1]．血管内治療（EVT）は外科的治療よりも低侵襲であるが，使用法を間違えればより重症化する場合もあるので病態をよく理解してどちらがより患者にとって有利かでうまく使い分ける必要がある．

### b 外科治療の実際

　外科的治療には大きくわけて次の2種類がある．

#### 1 血栓内膜摘除術（図1）

　狭窄や閉塞が限局的である場合はその原因となる硬化した血栓や肥厚内膜を取り除く方法がある．特に血管内治療の有効でない総大腿動脈領域では第一選択となる．血流をコントロールしたあと，病変のある部分の動脈を縦切開し内腔に突出したアテローム血栓と内膜を取り除くが，その際に中膜と内膜の間の正しい層に沿って剥離することで非常にスムーズな層が残り，のちの血栓形成を防止することができる．総大腿動脈の場合，同時に大腿深動脈の入口部も確実に血行再建できる．大腿深動脈は浅大腿動脈閉塞の場合の重要な側副血行路の供給源となるので可及的に血行再建

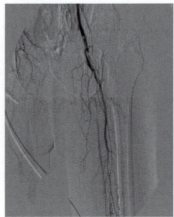
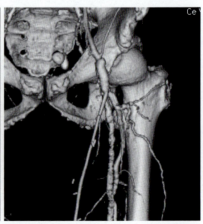

**図1　血栓内膜摘除術**
左総大腿動脈狭窄，浅大腿動脈閉塞の症例（左）に対し，総大腿動脈血栓内膜摘除術と総大腿・膝下膝窩動脈バイパス術（右）を同時施行した症例．

をするべきであり，そういう意味でもこの術式は積極的に考慮される．

早期に血流障害がなければ長期の開存率は非常に高い術式であり，部位によっては局所麻酔でも可能である．

## 2 バイパス術

狭窄や閉塞を飛び越して血流を末梢動脈に供給できるバイパス術は長区域の病変で有効である．EVTに比べて，高度で長区域，多区域の病変であっても末梢動脈に血流を供給できること，側副血行路を障害せず多量の血流を供給できること，再狭窄部位が限定されているため長期の開存が見込めること，などがメリットである．反面侵襲が大きくなるため超高齢者，高リスク患者には危険性が高いこと，適切な代用血管がない場合は困難なことがデメリットと考えられる．

### (a) 動脈，腸骨動脈病変

腸骨動脈領域の病変にはほとんどの場合EVTが優先されるが，それが不成功であった場合，再狭窄を繰り返す場合などは現在もバイパス術が選択される．最も長期開存が期待される術式は大動脈-腸骨（または大腿）動脈バイパス術である．

両側の腸骨動脈病変に対してはY字型の人工血管を用いた大動脈-両側腸骨（または大腿）動脈バイパス術が適応となる．腎動脈直下から両側腸骨動脈までの閉塞（大動脈高位閉塞またはいわゆるLeriche症候群）でも腎動脈に血栓を飛ばさないように注意しながら大動脈の二次血栓を取り除き腎動脈下からバイパスを行うことができる．高齢者や重症病変合併例で開腹手術がはばかられるときには健側の腸骨または大腿動脈から患側の大腿動脈に皮下を通してバイパスをおく交叉バイパス術が適応できる．この手技は比較的低侵襲で可能であり，従来いわれていたほど遠隔成績も悪くないため血管内治療では難しい症例や総腸骨動脈にまでいたる病変には積極的に使用される．両側腸骨動脈病変で血管内治療や大動脈-両側大腿動

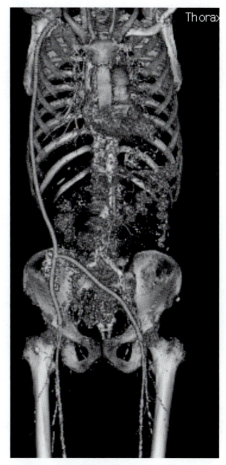

**図2　右腋窩-両側大腿動脈バイパス術**
大動脈石灰化が全周性に高度な症例に対し，右腋窩-両側大腿動脈バイパス術を人工血管で施行．

脈バイパスが不可能な症例では腋窩-両側大腿動脈バイパス術（図2）が適応となる．皮下のみの手術であるので侵襲は軽度であり高リスク患者でも施行できるメリットがある．半面，長い非解剖学的ルートを通るため遠隔開存率が悪いことがある．患者の就寝時の体位などでも圧迫閉塞される可能性もあり，経過観察が重要となる．

### (b) 大腿動脈病変

大腿動脈病変に対しては近年優秀なデバイスが市販されており，血管内治療でも長期成績がよくなってきているが，浅大腿動脈は元来三次元的に屈曲，ねじれの生じる部分であり，長区域の病変，膝窩動脈に及ぶ病変では再狭窄や閉塞の恐れがあ

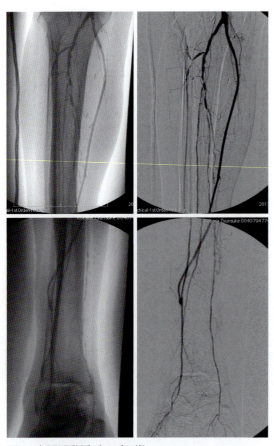

**図3 右下腿動脈バイパス術**
右下肢重症虚血患者に対し，膝下膝窩—前脛骨動脈動脈バイパス術を自家静脈で施行．当患者では術前に右浅大腿動脈狭窄に対し血管内治療を行い（ハイブリッド治療）流入血管の血流を確保している．

見が困難な場合がある．

下腿病変に対するEVTは再狭窄率が70％にも及ぶとされており[3]，このような下腿病変に対しては条件が整えば下腿動脈バイパス（図3）という術式で下肢温存が可能である．大腿，もしくは膝窩動脈から下腿，または足背，足底動脈へ自家静脈を用いてのバイパス術である．この術式の長期開存が成立するための条件としては①自家静脈が使用できること，②虚血部への十分な灌流域のある末梢動脈が開存していること，③吻合予定部に高度な石灰化病変がないこと，④内径1mm前後の末梢動脈に吻合できる技術が習得されていること，などである．よって術者の技術もさることながら術前の血管の状態を各種検査でよく吟味することが大切である．吻合部の石灰化は単純X線やエコー[4]を用いて正確に吻合予定部位を決定する．このような細心の注意が長期遠隔予後にかかわってくると考えられる．high volume centerでの下腿動脈バイパスの遠隔期開存率は5年で70〜80％にいたっている．下腿動脈バイパス術の適応は唯一重症虚血肢患者のみであるが5年救肢率はこれにより80〜90％とされている[5]．

## c ハイブリッド治療

近年の血管内治療の技術の発展により高度な病変も低侵襲に治療することができるようになった．この利点を活かすべく，外科的手術と血管内治療を組み合わせて施行するハイブリッド治療が多用されるようになった．総大腿動脈はいわゆる「no stent zone」であり腸骨動脈病変を合併していても血管内治療ができない場合がある．そのようなときには総大腿病変を血管内膜摘除術で治療し，それと同時に術野からカテーテル操作で腸骨動脈や大腿動脈病変に血管内治療を施行するものである．すべてを外科的手術で治療するよりもはるかに低侵襲で同等の効果を得られる．同様の理由により中枢側の大腿動脈は血管内治療で，膝部

る．このような病変には大腿-膝窩動脈バイパス術が適応となる．末梢側は膝上または膝下膝窩動脈で吻合することが可能であるが，膝関節を越える場合は人工血管では屈曲による閉塞の危惧があるためなるべく自家静脈を使用する．

### (c) 下腿動脈病変

近年の糖尿病患者の増加，透析導入者の増加に伴い徐々に増えてきているのが下腿動脈病変である．これらの病態では膝下の動脈に病変が出現することが多く，かつ潰瘍，壊死などの重症下肢虚血に陥ることが多いのが特徴である．また必ずしも跛行症状から進行するものでもなく[2]，早期発

以下の病変はバイパスで治療することも可能である.

これらハイブリッド治療は両方の治療法の利点,欠点を熟知して施行することが望まれる.

◉文献
1) 宮田哲郎ほか:2014年度合同研究班報告 【ダイジェスト版】末梢閉塞性動脈疾患の治療ガイドライン(2015年改訂版). 日本心臓血管外科学会雑誌 **45**:1-52, 2016
2) Shirasu T et al:Poor prognosis in critical limb ischemia without pre-onset intermittent claudication. Circ J **79**:1618-1623, 2015
3) Iida O et al:Angiographic restenosis and its clinical impact after infrapopliteal angioplasty Eur J Vasc Endovasc Surg **44**:425-431, 2012
4) Komai H et al:Technique of duplex scanning for selection of optimal peripheral anastomosis site for distal bypass EJVES Short Reports **35**:16-18, 2017
5) Komai H et al:Diabetes and old age could affect long-term patency of paramalleolar distal bypass for peripheral arterial disease in Japanese population. Circ J **75**:2460-2464, 2011

# 2章 脈管疾患の治療

## A 下肢閉塞性動脈硬化症
## 5. 形成外科的治療

### a 形成外科の治療対象

　形成外科とは，身体に生じた組織の異常や変形，欠損，あるいは整容的な不満足に対して，あらゆる手法や特殊な技術を駆使し，機能のみならず形態的にもより正常に，より美しくすることによって，生活の質"Quality of Life"の向上に貢献する，外科系の専門領域と定義される．

　対象は体表あるいはその近傍組織とされるが，診療範囲は頭から足まで広範囲にわたる（表1）．

　下肢閉塞性動脈硬化における形成外科の治療対象は虚血により生じた壊死・潰瘍である．糖尿病患者が下肢閉塞性動脈硬化を合併することが多く，虚血性潰瘍は相当な割合で糖尿病性足潰瘍とオーバーラップする．

### b 創傷の分類

　新鮮な外傷，手術縫合創，採皮創など順調な創傷治癒機転が期待できる急性創傷（acute wound）に対し，何らかの原因で治癒過程が停滞し，治りに

**表1 形成外科の対象疾患**

先天性疾患
●頭部・顔面・頸部
　　口唇裂，口蓋裂，その他の顔面裂，頭蓋顔面骨早期癒合症，鰓弓性異常，小耳症など外耳の異常，外鼻の異常，眼瞼下垂など眼の異常，小顎症，トリチャーコリンズ症候群など顎・頬部の異常，翼状頸など頸部の異常．
●四肢
　　合指（趾）症，多指（趾）症，裂手（足）症，先天性絞扼輪症候群など
●体幹
　　漏斗胸，鳩胸，尿道下裂，臍ヘルニアなど
●皮膚・付属器
　　各種母斑，母斑症など
後天性疾患
●急性創傷
　　皮膚・軟部組織の外傷，熱傷，顔面骨・手指骨の骨折，切断四肢再接着など．
●慢性創傷　（難治性潰瘍）
　　褥瘡，糖尿病性足潰瘍，虚血性潰瘍，静脈うっ滞性潰瘍，放射性潰瘍，感染性潰瘍など
●腫瘍
　　皮膚腫瘍，血管腫，耳下腺腫瘍，肉腫など
●ケロイド，瘢痕拘縮
●他科との関連疾患
　　顔面神経麻痺，悪性腫瘍切除後の再建（頭頸部，乳房再建など）
●美容外科

A　下肢閉塞性動脈硬化症／5. 形成外科的治療

**表2　デブリドマンの種類**

1）外科的デブリドマン（surgical debridement）
　メスやハサミ，電気メスなどにより壊死組織を外科的に切除する方法である．広範囲・深部までのデブリドマンでは出血に対する準備が必要となる．
2）自己融解デブリドマン（autolytic debridement）
　生体にもともと備わる壊死組織を排除しようという働きを利用する方法である．創傷被覆材や外用剤により作用を促進させることも可能である．
3）化学的デブリドマン（chemical or enzymatic debridement）
　化学的デブリドマンは壊死組織の分解を促進する外用薬を利用する方法である．蛋白分解酵素を含んだ外用剤が用いられる．
4）物理的デブリドマン（mechanical debridement）
　物理的に壊死組織を除去する方法である．洗浄や足浴，wet-to-dry dressing などが代表的である．
5）生物学的デブリドマン（biological debridement）
　医療用のマゴット（ハエの幼虫，うじ虫）を利用し壊死組織を切除する方法である．マゴットの出す体液により，壊死組織の除去，殺菌，肉芽増生が期待できる．

くくなった創傷を慢性創傷（chronic wound）と呼ぶ．

　下肢閉塞性動脈硬化による虚血性潰瘍や糖尿病性足潰瘍は慢性創傷である．その他，褥瘡，静脈うっ滞性潰瘍などが慢性創傷の代表である．

## c　下肢慢性創傷治療の原則

　虚血が原因となって壊死や潰瘍が生じた場合は，虚血を解決せずにいかなる局所治療を施しても創傷を治癒させることは困難である．したがって下肢慢性創傷を診療する際，第一にするべきことはABI，経皮酸素分圧，皮膚灌流圧（skin perfusion pressure：SPP），血管エコー，血管造影などで血流を評価することである．検査の結果，虚血が疑われた場合は血管内治療，バイパス手術などの血行改善を優先し，有効な血流を得られたのちに創傷治療に移るのが大原則である

## d　Wound bed preparationとTIMEコンセプト

　慢性創傷に対し創傷の治癒を促進するため，創面の環境を整えるマネージメントの理論としてwound bed preparationが提唱された[1]．

wound bed preparationの実践指針として，創傷治癒阻害要因をT（Tissue non-viable and deficient 壊死），I（Infection or inflammation 感染／炎症），M（Moisture　湿潤），E（Edge of wound-non advancing 創縁）の側面から検証し，治療・ケア介入に活用しようとする考え方をTIMEコンセプトという．以下に各項目について概説する．

### 1｜T：Tissue non-viable and deficient（壊死）

　生体にも自然に壊死組織を排除する仕組みがあるが，人為的に取り除くこと必要がある場合デブリドマン（debridement）を行う（**表2**）．

### 2｜I：Infection or Inflammation（感染／炎症）

　膿が貯留している場合は切開排膿ドレナージを行う．死滅した組織，成長因子などの創傷治癒促進因子の刺激に応答しなくなった老化した細胞，異物，およびこれらにしばしば伴う細菌感染巣などが存在すれば，これらを除去して創を清浄化する．

　切開排膿ドレナージやデブリドマンに続き創を洗浄し，消毒薬，抗菌作用をもつ創傷被覆材・外

189

用薬を適用する.

### (a) 創洗浄

急性創傷・慢性創傷など創の種類を問わず,比較的高いエビデンスレベルをもって洗浄は創傷治癒に有効で洗浄液としては生理食塩水および水道水が勧められている.

### (b) 消毒薬

消毒薬は,蛋白凝固作用や酸化力により殺菌力を発揮するが,同じ作用を微生物のみならず宿主側(創面)にも与えることを認識しておかなければならない.

一般に,浅い皮膚創傷では消毒は必要ない.深い皮膚創傷でも,感染が成立していなければ消毒による除菌にとらわれることなく洗浄が勧められる.しかし,感染に移行しつつある状態や感染が成立した状態では,消毒薬の利用も考慮する.皮膚創傷に用いられている代表的な消毒薬はポビドンヨード,グルコン酸クロルヘキシジン,塩化ベンザルコニウムなどである.

### (c) 抗菌作用を持つ創傷被覆材

銀を含有し,その抗菌力を利用した抗菌性創傷被覆保護材が使用される.

感染徴候が明らかになる一歩手前の臨界的定着(critical colonization)により,創傷治癒遅延が疑われた場合の使用が勧められる.

銀含有ハイドロファイバー(アクアセルAg),アルギン酸Ag(アルジサイト銀)などがある.

### (d) 抗菌性外用薬

臨界的定着を越えて感染・炎症を伴う場合は被覆材よりも感染制御作用を有する外用薬が推奨される.

銀製剤としてスルファジアジン銀クリーム(ゲーベンクリーム)が普及している.クリーム基剤は組織(創)に水分を与える効果があるため,滲出液の少ない感染創に適する.基剤の効果を利用して硬く固着した壊死組織を浸軟させ,除去しやすくする目的でしばしば使用される.

ヨード製剤として白糖・ポビドンヨード(ユー

パスタ,イソジンシュガーパスタなど),ヨウ素・カデキソマー(カデックス),ヨウ素・水溶性高分子(ヨードコート)がある.

これらの基剤は滲出液を吸収して創面を乾燥気味に誘導する効果があり,感染制御に適している.

## 3 │ M:Moisture(湿潤)

壊死組織が除去され感染がコントロールされている創においては適度な湿潤環境が創傷治癒を促進する.そのような治癒を湿潤環境創傷治癒(moist wound healing)という.

湿潤環境創傷治癒を達成するための製品が創傷被覆材(wound dressing)である.ドレッシングと呼ばれることも多い.ガーゼなど旧来のドレッシング(traditional dressing)に対して湿潤環境創傷治癒を達成するためのドレッシングが近代的ドレッシング材(modern dressing)である.

### (a) 創傷被覆材の機能的分類

創周囲皮膚の浸軟を避けながら創面に適切な湿潤環境を保つためには,それぞれの創状態に合わせた機能を持つ創傷被覆材の使用が有効である.一般的に創傷被覆材は大きく3つの機能に分類される[2].

①創面を閉鎖し創面に湿潤環境を形成する創傷被覆材:粘着性の被覆材が創周囲皮膚に密着し,創面を閉鎖・湿潤環境とする.ハイドロコロイド(デュオアクティブETなど)が頻用されている.

②乾燥した創を湿潤させる創傷被覆材:乾燥した創に対して被覆材に含まれる水分によって湿潤環境を提供し,壊死組織などの自己融解を促す効果がある.ハイドロジェル(グラニュゲル,イントラサイトジェルなど)が使用される.

③滲出液を吸収し保持する創傷被覆材:創に余分な滲出液を貯留させないように創面の滲出液に対する吸収力に優れ,かつ滲出液を保持して湿潤環境を保つ.また,深さのある創に充填することが可能な形状を有するものもある.アルギン酸塩(カルトスタット,ソーブサン,アルゴ

A 下肢閉塞性動脈硬化症／5. 形成外科的治療

ダームなど）ハイドロファイバー（アクアセル），ハイドロポリマー（ティエール），ポリウレタンフォーム（ハイドロサイトなど）など．

（b）創傷被覆材の特徴的分類

①低刺激性の粘着作用および非固着性の創傷被覆材：皮膚が脆弱な対象には角層を傷め，二次損傷を起こさないために低粘着性か非固着性の被覆材を選択する．皮膚や創面への刺激が少ないシリコーンゲルの柔軟性や自着性により皮膚に接着する製品が主流である．商品名としてハイドロサイトADジェントル，メピレックス，エスアイエイド，ハイドロサイト薄型などがある．

## 4 E：Edge of wound-non advancing or undermined（創縁）

長期間の創傷治癒遅延は，創縁皮膚の上皮化進展を停滞させる．これを病的創縁と呼ぶ．創縁細胞の老化（senescence）が原因であり，老化により創傷治癒過程で細胞増殖サイクルが過度に繰り返され，反応が低下した状態と考えられている．創縁の上皮細胞が創底に密着せず皮下ポケットを形成すると，上皮の進展がポケットの裏側に進み創閉鎖が停滞する．

対処として外科的デブリドマンなどにより，新たな創縁を形成し創傷治癒機転を再度促進する．皮下ポケットに対しては，ポケット切開や局所陰圧閉鎖療法によりポケットを癒着させることも有効である．

## e 創傷治癒促進に関する最近の進歩

近年進歩した強力な創傷治癒促進の手段として再生医療の利用と局所陰圧閉鎖療法がある．

### 1 再生医療の利用

再生医療の基礎となる3因子は，細胞，細胞が増殖・進展するための足場（scaffold），成長因子

といわれている．このうちscaffoldと成長因子については研究段階ではなく，すでに認可され臨床で保険使用することができる製品が存在する．

創傷治療に用いられるscaffoldは人工真皮（テルダーミス，ペルナック，インテグラなど）と呼ばれる医療材料でコラーゲンマトリックスを主成分とする．腱や骨が露出するような深い欠損に移植すると肉芽組織が誘導されるとともにコラーゲンは分解消失する．従来高侵襲の筋皮弁形成術などが必要であった欠損に対しても植皮術など低侵襲治療が可能となる．

成長因子を成分とした外用剤として本邦ではbFGF製剤（フィブラストスプレー）が利用されており，その強い創傷治癒促進効果により広く普及している．

### 2 局所陰圧閉鎖療法

局所陰圧閉鎖療法とは創傷を密封し，陰圧を付加することにより，創縁の引き寄せ（収縮），肉芽形成の促進，滲出液と感染性老廃物の除去を図り，創傷治癒を促進する治療法である．治療法の呼び名として英語ではnegative pressure wound therapy（NPWT）が最も普及している．

この治療法が創傷治癒を促進するメカニズムとして，①創収縮の促進，②過剰な滲出液の除去と浮腫の軽減，③細胞・組織に対する物理的刺激，④創傷血流の増加，⑤感染性老廃物の軽減，といった機序が考えられている[3]．

薬事上の適応は「既存治療に奏効しない，或いは奏効しないと考えられる難治性創傷」であり，診療報酬の対象として，①外傷性裂開創，②外科手術後離開創・開放創，③四肢切断端開放創，④デブリドマン後皮膚欠損創，という4種類について4週間を限度に算定できる．

日本で承認されている製品にVAC治療システム，RENASYS創傷治療システム，SNaP陰圧閉鎖療法システム，PICO創傷治療システムがある．

下肢創傷における局所陰圧閉鎖療法の目的とし

191

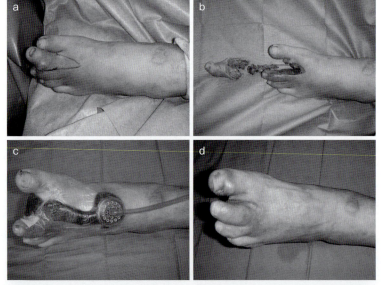

図1 局所陰圧閉鎖療法による一次治癒
a：糖尿病性足病変による足趾の骨髄炎．
b：感染巣を完全に切除した．
c：開放創に局所陰圧閉鎖療法を適用した状態．
d：術後3ヵ月の状態．

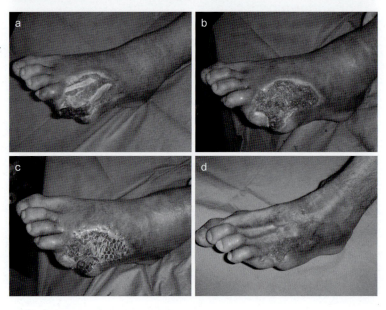

図2 植皮術の実際
a：糖尿病性足病変による足背の潰瘍．
b：wound bed preparationで血行良好な肉芽組織を誘導した．
c：植皮術直後の状態．
d：術後3ヵ月の状態．

て，デブリドマン後の開放創に適用することによる自然閉鎖（二次治癒）および植皮または皮弁形成術による再建手術に向けたwound bed preparationがある（図1）．

## f 形成外科の治療手技

自然閉鎖（二次治癒）を期待できないか，閉鎖まで長期間を要するような欠損には形成外科による手術治療が適応となる．その際の手術手技で主なものは植皮術と皮弁形成術である．

### 1 植皮術

植皮術（skin graft）は皮膚をいったん生体から切り離して移植するものである．移植床から植皮片への血行が再開することにより生着する．適応は移植床に血行が温存されており，一次的に縫縮が不可能な開放創や潰瘍である（図2）．

図3 移動方法による皮弁の分類

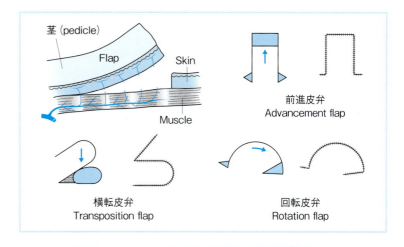

図4 有茎皮弁(前進皮弁)の例
a：足底に生じた糖尿病性足潰瘍．
b：デブリドマン後の欠損に有茎の前進皮弁をデザインした．
c：術直後の状態．
d：術後6ヵ月の状態．

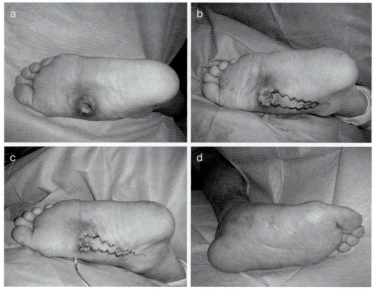

## 2 皮弁形成術

植皮が生着しないような血行のよくない母床や，薄い植皮では再建に適さない深い欠損に対しては皮弁形成術が適応となる．皮弁(flap)とは皮膚・軟部組織を体の一部と連続させて血行を保った状態で挙上・移動するものである．皮弁に血行が流入する部位を茎(pedicle)と呼ぶ．

皮弁はその移動方法，血行形態，構成成分などにより様々な分類法があるが(図3)，茎を切り離さず移動するのが有茎皮弁(pedicled flap)である(図4)．茎となる血管をいったんドナー部位から切り離し，欠損部(レシピエント部)に移動してマイクロサージェリーの技術で近傍の血管と吻合して移植するが遊離皮弁(free flap)である．

● 文献
1) Schultz GS et al：Wound bed preparation：a systematic approach to wound management. Wound Repair Regen 11(Suppl 1)：S1-S28, 2003
2) 溝上祐子：創傷被覆材の分類．創傷のすべて，市岡滋(監修)，克誠堂出版，p.307-313, 2012
3) Orgill DP et al：The mechanisms of action of vacuum assisted closure：more to learn. Surgery 146：40-51, 2009

各論

## 2章 脈管疾患の治療

# 急性下肢動脈閉塞

## a 急性下肢動脈閉塞とは

　急性下肢動脈閉塞は急性下肢虚血（acute limb ischemia：ALI）とも呼ばれるが，急激な下肢虚血の進行，あるいは突然の下肢虚血の発生をいう．罹患率は母集団の小さな報告しかないが年間100万人あたり140人程度といわれている[1]．原因としては塞栓症が70〜80％，血栓症が20〜30％である（表1）[2]．リウマチ熱による弁膜症の減少，心房細動管理の向上で塞栓症による急性下肢動脈閉塞は減少傾向にあるが，逆に血栓症によるものは増加傾向にある[1]．心房細動（atrial fibrillation：Af）による塞栓が最も多いが，心筋梗塞後の左室壁在血栓による塞栓症や，非心原性のアテローム塞栓症も増加している[2]．血栓症は，閉塞性動脈硬化症（arteriosclerosis obliterans：ASO）を持つ患者において，脱水や心拍出量低下，プラーク破綻などにより急性閉塞に陥るときに多い．血管炎や大動脈解離，外傷に伴う血栓症もある．

　ほとんどの報告で30日以内の切断率は10〜30％であり[1]，下肢生命さらには生命のリスクも高い危機的状態である．患者の高齢化や様々な合併疾患により死亡率は10〜28％と高く[2]，死亡原因の1/3は筋腎代謝症候群（myonephropathic metabolic syndrome：MNMS）による[2]．

　急性動脈閉塞はもちろん上肢に起こることもある．320例の検討では上肢16.0％，大動脈9.1％，腸骨動脈領域16.6％，大腿動脈34％，浅大腿動

**表1　急性動脈閉塞の原因**

| 塞栓症 | 心原性 | 心房細動，弁膜症，心筋梗塞，奇異性塞栓，細菌性心内膜炎，心臓腫瘍，血管肉腫 |
|---|---|---|
| | 非心原性 | アテローム塞栓症 |
| 血栓症 | | 慢性閉塞に伴う血栓，血管炎（Buerger病，Behçet病，高安動脈炎など），大動脈解離，バイパス血管閉塞，外傷，過凝固状態，担癌状態 |

脈4.5％，膝窩動脈14.2％，3分岐以下5.6％で，救肢率は68％と報告されている[3]．上肢ではほとんど塞栓症で血栓症はまれである[2]．

　症状は，疼痛（pain），蒼白（paleness），脈拍消失（pulselessness），知覚鈍麻（paresthesia），運動麻痺（paralysis）の5Pが有名である．二次性血栓が進展すると症状は悪化し，発症から数時間で，神経，筋，皮膚の順に不可逆的虚血障害が進んでゆき，血行改善がなされなければ，壊死，感染が起こる．

## b 検査と診断

　視診，触診で上記5Pを観察．脈拍消失があればドプラ聴診を行う．脈拍が触れなくてもドプラで拍動音を聴取すれば若干の血流は期待できる．現病歴の聴取や，ASOやAfなどの合併症の把握は，原因，病態の推定に有用である．抗凝固，線溶療法を行う場合のリスクとして，出血性疾患の既往や合併症も聞き取る必要がある．心電図，X線，心エコー検査で心機能を評価し，末梢血検査，

B　急性下肢動脈閉塞

表2　下肢の生存可能性と危機の判別

| 区分 | 解説/予後 | 所見 | | ドプラ信号 | |
| | | 感覚消失 | 筋力低下 | 動脈 | 静脈 |
|---|---|---|---|---|---|
| Ⅰ．Viable（生存可能） | 即時に危機はなし | なし | なし | 聴取可能 | 聴取可能 |
| Ⅱ．Threatened viability（危機的） | | | | | |
| a．Marginally（境界型） | 早急な治療により救肢 可能 | 軽度（足趾）または　なし | なし | （しばしば）聴取不能 | 聴取可能 |
| b．Immediately（即時型） | 即時の血行再建により救肢可能 | 足趾以外にも安静時痛 | 軽度～中等度 | （通常は）聴取不能 | 聴取可能 |
| Ⅲ．Irreversible（不可逆的） | 大幅な組織欠損または 恒久的な神経障害が不可避 | 重度感覚消失 | 重度麻痺（硬直） | 聴取不能 | 聴取不能 |

CPK，LDH，ミオグロビン，BUN，クレアチニン，カリウムなどの血液検査を行う．ついで画像診断（腎機能低下がなければCTアンギオ，腎機能低下があればエコー検査）を行い，閉塞部位を同定する．この間，時間があればABI測定や皮膚灌流圧（skin perfusion pressure：SPP）測定，趾尖光電容積脈波などを行ってもよい（術後の血流改善の程度が比較できる）が，もし緊急血行再建が決定された場合，手術開始時間を遅らせてまで施行すべきではない．血液ガス測定や患肢静脈血のカリウム測定も有用な情報が得られるが，手術室入室後に施行してもよいと思われる．

## C 急性下肢動脈閉塞の治療方針

### 1 治療方針の立て方

急性下肢動脈閉塞の治療には，全身的薬物療法，血管内治療（endovascular treatment：EVT），外科治療がある．治療の初期目標は，二次血栓の増大と虚血の悪化予防である[1]．よって診断され次第，ヘパリンの静脈内投与（3,000～5,000単位）を行う[2]．血栓溶解薬の全身投与は推奨されていない[1]．診断され次第，重症度を判定（表2）し，組織が不可逆的変化に陥る6時間以内に血行再建の適応と手段を決定する．長時間の虚

血により明らかに不可逆的と判断された場合，血行再建は生命のリスクを増すだけで，行うべきでないが，不可逆性の判断は，臨床所見やドプラ信号だけでなく，虚血時間，血液検査所見など，総合的に判断されるもので，クラスⅢでも血行再建が行われることもある（図1）．

### 2 血行再建術

血行再建術にはEVTと外科治療がある．EVTには，カテーテル的血栓溶解療法（catheter-directed thrombolysis：CDT），経皮的血栓吸引療法（percutaneous aspiration thrombectomy：PAT），および経皮的機械的血栓摘出術（percutaneous mechanical thrombectomy：PMT）がある．CDTは時間的余裕を有する重症度区分ⅠおよびⅡaの患者に推奨される[1]．PATは壁圧が薄く管径の大きいカテーテルを50 mLの注射器で吸引して塞栓または血栓を除去する手法，PMTは流体力学的渦巻により血栓の破砕を起こすもので，新鮮血栓がよく反応する．CDTにPATやPMTを組み合わせて行うこともある．外科治療の基本は，閉塞部ないしその近傍のアプローチしやすい動脈を露出し，バルーンカテーテルを使用し塞栓，血栓を摘出する外科的カテーテル塞栓摘除術である．重度の虚血肢区分Ⅱbでは即時の血行再建が必要となるため，外科治療が第

195

**図1 急性動脈閉塞症の診断と治療**
(末梢閉塞性動脈疾患の治療ガイドライン(2015年改訂版)日本循環器学会2014年度合同研究班報告, p.11-15, 2015[2] より引用)

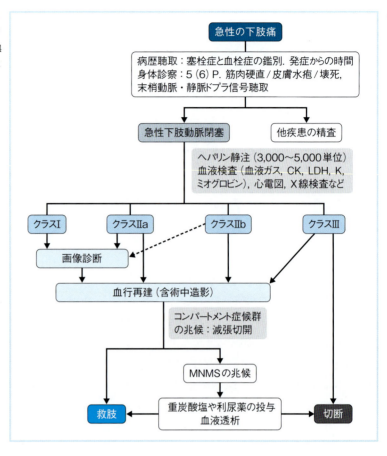

一選択とされてきた．しかしEVTが容易に行いうる状況では，時間的理由のみで外科治療が選択されることは減ってきた[1]．解剖学的部位からの治療法の選択としては，塞栓が下肢近位または鼠径靱帯より近位の閉塞は外科治療が優先され，特に鼠径靱帯より近位病変への経皮的EVTは不適切とされる[1]．外傷の場合も経皮的EVTは不適切とされ[1]，外科治療が第一選択となる．末梢の病変はEVTの適応となることが多く，特に脆弱なアテローム性動脈硬化性病変または慢性期バイパスグラフト不全による急性閉塞ではCDTによる初期治療を考慮すべきである[1]．

いずれの手技においても，適切な血液循環が回復したという十分なエビデンスがなければ，術中造影(図2)は必要である[1]．治療後の造影で塞栓ないし血栓の除去が不成功であればバイパス手術ないしカテーテル的血管形成術が必要になる．塞栓，血栓摘除に成功したとしても，ASOの高度狭窄が残り，再閉塞が危惧される場合はカテーテル的血管形成術を追加することもある．

## 3 術後管理

術後はヘパリンを投与し，続いて経口抗凝固療法に移行し，長期(期間に関する明確なガイドラインはない)に継続すべきである[1]．術後で最も注意すべきは再灌流障害で，コンパートメント症候群とMNMSに注意する．

コンパートメント症候群：下肢の再灌流に伴い毛細血管透過性が亢進し，局所浮腫と下腿の筋区画内圧の上昇を起こし，局所の小静脈閉塞，神経機能障害，最終的には毛細血管と細動脈の閉塞を起こし，筋肉と神経の梗塞を来す．症状は痛み，

**図2 術中造影**
右膝窩動脈塞栓(慢性心房細動患者に発生)に対し,外科的カテーテル塞栓摘除術施行(左:摘除前,右:摘除後)

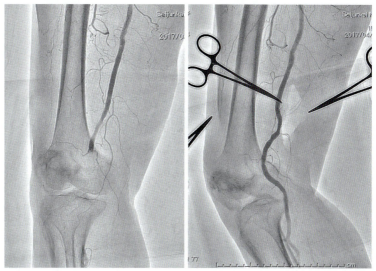

知覚障害,浮腫である.区画内圧が30 mmHg以上になると不可逆的障害が起こるとされ,20 mmHg以上の圧は筋膜切開[4]の適応[1]である.

MNMS:血行再建後,主にミオグロビンによる腎尿細管による腎不全に陥ることがあり,これをMNMSと呼ぶ.重症度クラスⅡb以上の血栓除去例で生じやすく,血液ガス分析(代謝性アシドーシスの観察),血中CK,ミオグロビン,カリウム,クレアチニンを経時的に測定し,尿量やミオグロビン尿を注意深く観察する.予兆があれば重炭酸塩や利尿薬の投与を行い,乏尿やカリウムの高値を認めれば早急に血液透析の導入を考慮する.重症例の血行再建の場合,MNMSの予防としての患肢静脈血瀉血,術中下肢局所灌流[5],術中ないし早期血液浄化療法,予防的筋膜切開な

どの報告があるが,予防的処置にエビデンスはない.

● 文献
1) TASCII Working Group, 日本脈管学会(訳):下肢閉塞性動脈硬化症の診断・治療指針Ⅱ Inter-Society Consensus for the Management of PAD (TASCII), メディカルトリビューン, 東京, p.21, p.74-80, 2007
2) 末梢閉塞性動脈疾患の治療ガイドライン(2015年改訂版) 日本循環器学会 2014 年度合同研究班報告, p.11-15, 2015
3) Ascher E, Haimovici H:Haimovici's Vascular Surgery, 5th Ed, Blackwell, 2004
4) 土田博光:筋膜切開術. 脈管専門医のための臨床脈管学, 日本脈管学会(編), メディカルトリビューン, p.173, 2010
5) 石橋宏之ほか:重症下肢急性動脈閉塞症に対する治療戦略—透析回路による術中下肢局所灌流の有用性と限界. 脈管学 43:231-235, 2003

**各論**

# 2章 脈管疾患の治療

## C

# 大動脈瘤・大動脈解離
# 1. 治療指針

大動脈疾患は瘤（非解離性）と解離（解離性）に二分され，さらに形態，原因，形状，部位別に**表1**のように分類される．原因として動脈硬化性が多く，社会の高齢化と画像診断技術の進歩により患者数は増加傾向にある．また最近では，瘤破裂や急性大動脈解離を「acute aortic syndrome」と称し，迅速かつ適切な対応がなければ死にいたる極めて重篤な疾患群として認識が高まっている．

### 表1 大動脈瘤の分類

1. 形態分類：真性，仮性，解離性
2. 原因分類：動脈硬化性，変性，炎症性，感染性，外傷性，先天性
3. 形状分類：紡錘状，嚢状
4. 部位別分類：基部，上行，弓部，下行，胸腹部，腹部

## a 非解離性大動脈瘤：（真性瘤および仮性瘤）の治療方針

### 1 疾患の概説

ほとんどが無症状であるが，食道（嚥下障害）や気管（呼吸困難）の圧迫症状，弓部であれば反回神経麻痺（嗄声），腹部であれば拍動性腫瘤の触知が発見の契機になる．瘤拡大に伴う痛みの場合は切迫破裂として緊急手術の対象となる．破裂すると激しい痛みとともに出血性ショックから死に陥る．

### 2 検査と診断

#### （a）胸部X線検査

右1弓（上行拡大）や左1弓（弓部瘤）の突出として描出されることがある（**図1**）．下行病変は心陰影と重なるため側面像で検出する．

#### （b）エコー検査（**図2**）

基部（左室長軸像）を中心に，上行（第2/3肋間アプローチ），弓部（胸骨上縁アプローチ），下行の一部（左室長軸像）の病変が観察できる．一方，

腹部はエコー検査で容易に描出でき，健診で指摘されることが多い．

#### （c）CT/MRI検査

診断のgold standardである．最近の立体的構築により，病変の局在，大きさ，形状，大動脈壁性状，弓部・腹部分枝や腸骨動脈の状況などが詳細に評価できる（**図1**）．また，脊髄栄養動脈（Adamkiewicz動脈）の同定，胸壁や肺，食道を中心とした他臓器との関連などを評価する．

#### （d）その他の術前検査

冠動脈造影・CT検査，脳CT検査，頸動脈エコー検査（必要ならば脳MRIや脳血流SPECT），呼吸機能検査，肝腎機能および凝固機能検査などを行う．

#### （e）鑑別診断

縦隔，肺，食道，胸膜などの腫瘍との鑑別が必要である．

#### （f）危険因子

高齢，高血圧，高脂血症，喫煙，家族歴などがある．

**図1** （非解離性）胸部および腹部の
重複大動脈瘤の画像診断
左：胸部X線検査（左第1弓の突出）
右：CT検査（3D画像）

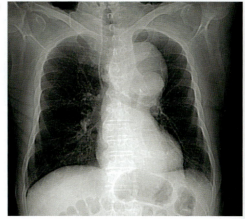
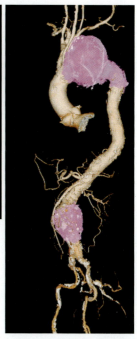

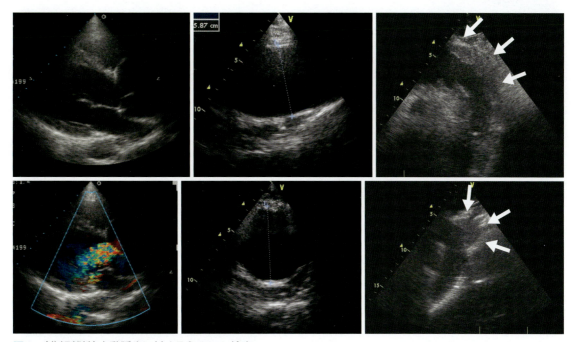

**図2** （非解離性）大動脈瘤に対する心エコー検査
左：大動脈基部拡大（上）とそれに伴う大動脈弁閉鎖不全（下）
中：上行大動脈の拡大（上：長軸像，下：短軸像）
右：弓部大動脈瘤（上：紡錘状瘤，下：嚢状瘤）

表2 大動脈解離（解離性大動脈瘤）の分類

1. 解剖学的分類：Stanford分類（A，B型），DeBakey分類（Ⅰ，Ⅱ，Ⅲ型）
2. 偽腔内血流分類：偽腔開存型，偽腔閉塞型，ULP（ulcer-like projection）型
3. 発症時期的分類：超急性（24時間以内），急性（2週以内），慢性（2週〜）

## 3 治療方針

### （a）内科治療

　診断がついた段階から降圧治療により瘤の拡大や破裂を防止する．瘤拡大防止のための特殊な薬物治療が実験レベルで報告されているが，いまだ実用化にはいたっていない．禁煙，減塩，重労作の回避，などの生活指導も重要である．

### （b）外科治療

#### ① 適応

　胸部であれば最大短径≧55〜60 mm，腹部であれば最大短径≧50〜55 mm，もしくは急速拡大≧5 mm/半年（10 mm≧年）の場合に破裂の可能性が高く外科治療の適応となる．囊状瘤は紡錘状瘤に比べ破裂の危険性が高く，より早期の治療が必要である．

#### ② 治療内容

　開胸もしくは開腹下の人工血管置換術が基本である．しかしながら，高齢者を中心に手術ハイリスク症例に対しては開胸・開腹の必要のない低侵襲なステントグラフト内挿術［腹部：endovascular aortic repair（EVAR），胸部：thoracic endovascular aortic repair（TEVAR）］が選択される．大腿動脈経由で挿入したシースを通してステントグラフトを瘤の前後に挿入し瘤内への血流を遮断し大動脈内腔より治療する．ステントグラフトのずれ・屈曲やエンドリーク（瘤内への血流の残存）など確実性，耐久性の面でいまだ問題があり，瘤の局在やアクセスルートの問題など解剖学的に適応困難な症例もある．しかしながら，新しいデバ

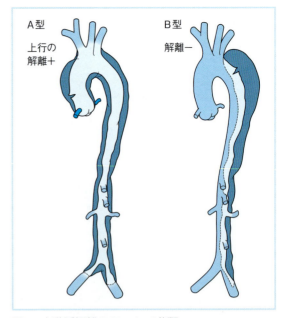

図3 大動脈解離のStanford分類
左：A型（上行に解離あり）
右：B型（上行に解離なし）

イスの開発を含めこの分野の技術改良は著しく，手術を先行させたハイブリッド治療や，分枝付き（branched）や側孔付き（fenestrated）デバイスなどを用いることで，解剖学的に困難とされてきた弓部分枝や腹部分枝を含む病変に対しても対応可能となってきている．

## b 大動脈解離（解離性大動脈瘤）の治療指針

### 1 疾患の概説

　大動脈解離は表2のように分類される．簡便であり，かつ治療方針の決定に直接結びつくため，最近はStanford分類が汎用されている（図3）．また，最近の日本循環器学会のガイドラインにおいて，偽腔内にごく一部血流を認める場合をULP（ulcer-like projection）型として，偽腔開存型と偽腔閉塞型とは別に扱うようになった．

上行に解離を伴うA型では急性期に1時間あたり1〜2％の致死率があるとされ，特に24時間以内の超急性期の死亡率が高い．原因は心タンポナーデ・破裂や心・脳・腸管・下肢などの臓器灌流障害(malperfusion)である．したがって，急性例においては，心・血管エコー検査やCT検査による迅速な診断および治療が要求される(図4)．

　多くが突然の胸背部痛で発症するが，微熱，咳嗽，腹痛，下肢虚血などのこともある．A型では心タンポナーデや破裂によりショックを伴うことが多い．malperfusionを伴えば，心停止(冠動脈)，意識障害(脳血管)，腹痛(腹部分枝)，下肢虚血(下肢動脈)などをみる．弓部分枝解離に伴う血圧の左右差が診断の手がかりになることもある．

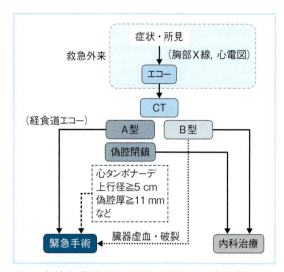

図4　急性大動脈解離の診断・治療アルゴリズム
A型：Stanford A型
B型：Stanford B型

## 2　検査と診断

### (a) 心電図
　冠動脈malperfusionで虚血性変化を認めるが，合併率は10％以下である．多くが右冠動脈のmalperfusionであり，徐脈や房室ブロックを伴うことがある．

### (b) 胸部X線検査
　縦隔や心拡大がみられ，診断の手がかりになる．

### (c) 心・血管エコー検査(図5)
　救急処置室において疑診段階で心エコー検査を直ちに行う．解離(上行内の解離内膜の動き)，心嚢液貯留，心タンポナーデ・破裂，大動脈弁閉鎖不全，冠動脈malperfusionなどを評価する．同時に，血管エコー検査で，頸動脈，腹部分枝，下肢動脈などの灌流状態も評価する(図6)．術中は，経食道エコーを用いてさらに詳細に評価する．

### (d) CT検査
　単純CTでも診断可能であるが，造影CT検査により確定診断にいたる(図7)．解離の局在・範囲，偽腔開存の有無，内膜裂孔の部位，分枝の開存状況，破裂(血腫)などを評価する．

### (e) 血管造影検査
　分枝の評価には有用であるが，侵襲性と時間を要することなどにより緊急時の診断目的ではほとんど施行されない．

### (f) 鑑別疾患
　狭心症・急性心筋梗塞，急性肺塞栓症，大動脈瘤破裂，胆石発作，尿路結石などとの鑑別が必要である．特に虚血性心疾患との鑑別は重要で，解離の続発症として冠動脈malperfusionから急性心筋梗塞が併発する場合もあり，常に念頭に置く必要がある．また，弓部分枝malperfusionやショックで意識消失をきたした場合，脳血管疾患と診断され解離の対応が遅れることや，脳梗塞としてt-PAによる血栓溶解療法が施行される可能性があり，十分な注意を要する．

### (g) 危険因子
　高血圧や家族歴がある．特に，遺伝性結合織疾患やその他の遺伝性素因(家族性大動脈解離)に注意する．

## 3　治療方針

### (a) Stanford A型
　内科治療に比べ外科治療の成績が良好であり，緊急手術が前提となる(図4)．例外として，壁内

**図5 急性A型解離の経食道エコー検査**
左上（大動脈基部の短軸像）：解離内膜(intimal flap)が観察される.
左下（大動脈基部の短軸像）：中央より大動脈弁逆流が観察される.
右上（大動脈基部の長軸像）：解離内膜(intimal flap)が観察される.
右下（大動脈基部の長軸像）：重度の大動脈弁逆流が観察される.

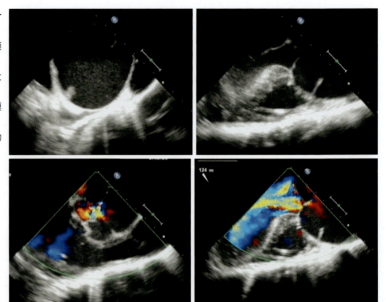

**図6 血管エコー：頸動脈解離**

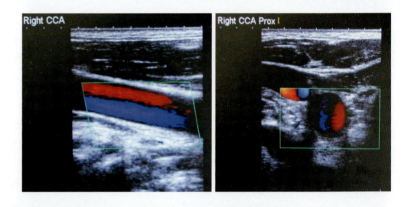

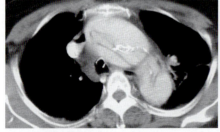 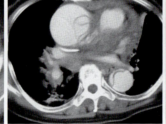 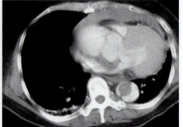

**図7 急性A型大動脈解離の造影CT画像**
心嚢液貯留を伴う.

血腫(IMH)を含めた偽腔閉塞型がある．通常は内科治療が選択されるが，心タンポナーデ，大動脈弁閉鎖不全≧中等度，上行最大径≧50 mmもしくは偽腔の厚さ≧11 mm，疼痛の持続，などを有する症例は(準)緊急手術の対象とする．

### （b）Stanford B型

破裂やmalperfusionなどの合併症を伴わない場合が多く，ほとんどが内科治療（降圧治療）の対象となる（図4）．その際，β遮断薬を積極的に用いて血圧と心拍数の両方を抑えることが推奨されている．一方，破裂・切迫破裂，持続疼痛，malperfusionなどの合併症を伴う場合（complicated type）は，緊急手術の対象となる．従来より左開胸下の下行置換が標準術式であったが，最近ではエントリー閉鎖と真腔拡大を目的としたTEVARや分枝血流確保のためのベア・ステントによる血管形成術などの血管内治療が好んで選択されるようになってきている．ガイドラインにおいても，合併症を伴う急性B型解離に対するTEVARはクラス1で推奨されている．

なお，慢性解離の手術適応は非解離性瘤に準ずる．また，術式も非解離性瘤のそれに近いため省略する．

# 大動脈瘤・大動脈解離
## 2. 内科的治療

### a 大動脈瘤に対する内科的治療

大動脈瘤は，大部分の症例において無症状で経過するが，いったん破裂すると約90％の確率で死亡する致死率の高い疾患である[1]．したがって，この疾患は早期診断と破裂の予防のための適切な治療が重要である．また，動脈瘤の患者は高血圧症，糖尿病，脂質異常症，喫煙などの動脈硬化性危険因子を有していることが多く，動脈関連死よりも心筋梗塞や脳梗塞などの心血管関連死のほうが多いと報告されている[2]．このことから，動脈瘤患者への内科的治療のアプローチは動脈瘤破裂予防と併行して動脈硬化性危険因子の管理が必須である．

#### 1 大動脈瘤スクリーニング

腹部大動脈瘤は，腹部の超音波検査を用いて，簡便に評価できることから積極的スクリーニングが行われている[3]．腹部大動脈瘤スクリーニング対象者は，各国によって多少違いはあるものの，一般的に年齢が65歳以上（特に男性：男性は女性に比較して4～6倍の高値），腹部大動脈瘤の家族歴，喫煙歴，高血圧症，心血管疾患を有する患者に対して，超音波検査による腹部大動脈瘤スクリーニングが必要とされている[4,5]．さらにESCガイドラインでは65歳以上の男性に対して心エコー検査を施行する場合は，同時に腹部大動脈瘤に対するスクリーニングを施行することを推奨している[6]．日本においては，1,731人の大規模研究（60歳以上対象）の結果，4.1％の腹部大動脈瘤を認めることから，60歳以上の高血圧患者における腹部大動脈瘤スクリーニングを行うことを結論としている[7]．

#### 2 観察すべき他の部位の大動脈瘤

大動脈瘤は，自覚症状が無い，あるいは乏しい疾患であるため，健康診断や他の疾患の超音波検査やCT検査などによって，偶然発見されることがほとんどである．

大動脈瘤を発見した場合，まず観察しなければならないことは，他の大動脈部位に瘤があるかどうかを確認することである．腹部大動脈瘤を有する患者においては20～27％の確立で胸部大動脈瘤を合併すると報告されている[8,9]．さらに腹部大動脈瘤患者は，大動脈弁二尖弁および大動脈弁閉鎖不全症を合併することが多く，さらに上行大動脈径が拡大すると報告されていることから[6]，心エコー検査にて大動脈弁，上行大動脈径の確認を行うことが必要である．

また腹部大動脈瘤には，大腿動脈瘤や膝窩動脈瘤などの下肢末梢動脈瘤の合併が14％と報告されていることから[6]，腹部大動脈瘤患者を診察した場合，下肢超音波検査にて末梢動脈を観察することが重要である．

#### 3 大動脈瘤診断後のフォローアップ

胸部大動脈瘤，腹部大動脈瘤とも瘤径拡大スピードは，瘤径の拡大とともに速くなるため，観察期間は瘤径によって判断する必要がある．

一般的に，胸部大動脈瘤，腹部大動脈瘤（真性大動脈瘤）とも，最大短径が55 mm以上であれば侵襲的治療を考慮，45 mm未満であれば，半年後にCT再検査し，拡大なければ1年後のCTフォローとする．5 mm/半年未満の拡大であれば，引き続き半年後CTを行う．一方5 mm/半年以上の拡大あれば全身状態評価し外科的治療を考慮する．なお，腹部大動脈瘤の定期的なフォローアップには，CTの代わりに腹部エコーでの評価も可能である[10]．

瘤径の定期観察時に注意すべきこととして，Marfan症候群などの大動脈疾患や先天性二尖弁に合併する胸部大動脈瘤は，動脈壁が脆弱なため，瘤径45 mm以上であれば侵襲的治療を考慮する．45〜55 mmの腹部大動脈瘤を有する女性，高血圧症，喫煙，慢性閉塞性肺疾患や大動脈瘤を有する患者は破裂のリスクが高いため，短期間でのフォローを行い，治療時期を決定する．

大動脈の一部分のみがこぶ状に突出した嚢状瘤の場合，瘤径によらず破裂する可能性があるため，慎重に観察し治療時期を検討することが望ましい．

## 4 動脈瘤径拡大予防のための治療

手術適応径に達していない大動脈瘤は，瘤径拡大予防のために禁煙指導と薬物療法を行う．

### （a）禁煙指導

喫煙は，動脈瘤径拡大の主要な危険因子（オッズ比5.07）で，喫煙患者の動脈瘤は，喫煙しない患者と比較して瘤径拡大率が有意に大きいことが多くの研究で報告されている[11, 12]．そのため喫煙歴のある大動脈瘤患者に対して，まず行うべきことは禁煙指導である．

### （b）薬物療法

大動脈瘤に対する薬物治療として血圧管理があげられる．降圧薬としては，$\beta$遮断薬やアンジオテンシン変換酵素（ACE）阻害薬，アンジオテンシンII受容体拮抗薬（ARB）などの有効性が検証

されているが，現在のところ大動脈瘤の拡大を抑制するための確立された治療薬はない．そのため多種の降圧薬を用いて降圧を図るべきだと考える．降圧目標は，収縮期血圧105〜120 mmHgと通常の高血圧患者よりも低く設定することが望まれるが，降圧目標を示した明らかなエビデンスは今のところ見当たらない．

一方，Marfan症候群に合併する動脈瘤においては，$\beta$遮断薬[13]，ARB[14]の投与が瘤の拡大抑制や大動脈イベント抑制に有効であるという報告がされている．

スタチンの有効性については，小規模の観察研究において動脈瘤拡大を抑制したという報告があるが[15, 16]，大規模研究においては，瘤拡大抑制効果を示した報告がなく，更なる検証が必要である．

上述のように薬物治療は，動脈瘤の拡大率抑制に関するエビデンスはいまだ確立していない．しかしながら，大動脈瘤患者は糖尿病，脂質異常症，高血圧など動脈硬化危険因子を有し，冠動脈疾患を合併することが多く[17]，動脈瘤破裂抑制のみならず動脈硬化性疾患のイベントを抑制することが重要である．そのため動脈瘤患者に対してはACE阻害薬，ARB，スタチンなどを用いて動脈硬化リスクを十分管理することが求められる．

## b 大動脈解離に対する内科的治療

## 1 内科的治療か外科的治療か

急性期においては，急性大動脈解離の診断がなされると同時に降圧治療を行う．Stanford A型は緊急手術，B型は降圧療法が原則である．

Stanford A型の偽腔閉塞型解離に対する治療指針は，緊急手術か内科的降圧療法か，意見が異なるところであるが，心タンポナーデまたは心嚢液貯留の増加が認めるも症例や上行大動脈にulcer-like projection（ULP）（p.141の図1）を有する症例はStanford A型血栓閉塞型であっても手術

適応となる．また上行大動脈径が50 mm以上あり，血栓閉塞部の偽腔が11 mm以上有する場合も緊急手術を考慮する．上述の所見がない場合は厳格な血圧管理を行う．経過観察中に偽腔の開存やULPの出現，偽腔の拡大を認める場合は，躊躇せず手術を考慮する．

急性Stanford B型大動脈解離は基本，降圧療法が原則であるが，治療経過中に破裂や切迫破裂所見，治療抵抗性の持続性疼痛または疼痛の再発，解離大動脈径の急速な拡大，腸管虚血や下肢虚血といった臓器環流障害の合併症をきたした場合は，予後不良であることから外科的治療が必要となる．特に胸部ステントグラフト内挿術(thoracic endovascular aortic repair：TEVAR)は，合併症を有する急性Stanford B型大動脈解離に対して良好な治療成績が報告されており[18]，2014年発表のECS(欧州心臓病学会)ガイドラインにおいて，TEVAR治療が推奨されている(p.215図2参照)(ただしMarfan症候群に対しては人工血管置換術が選択される)[6]．また合併症のない急性Stanford B型大動脈解離に対するTEVARの結果が集積されつつあり，INSTEAD trial[19]やADSORB trial[20]では，内科的治療よりもTEVARのほうが慢性期の生存率や大動脈のリモデリングについて成績が良好であった．今後さらなる研究の集積によって，Stanford B型大動脈解離の急性期か亜急性期かにTEVARを積極的介入されると考えられる．

## 2 ┃ 急性期管理の実際

急性期治療で最も重要なことは，降圧と心拍数のコントロールである．発症後48時間以内の超急性期に痛みによる血圧，脈拍の上昇が考えられるため，鎮痛，鎮静に対する管理も重要である．

超急性期における降圧療法は，まずはニカルジピン，ニトログリセリン，ジルチアゼムなどの点滴，β遮断薬を使用し，血圧と脈拍をコントロールする．降圧治療は収縮期血圧で120 mmg以下，脈拍を60/分を目標とする[21]．

この超急性期は，破裂や臓器灌流障害を発症しやすいため，患者の循環動態，疼痛の増強や進行に注目しておくべきである．変化があればCTやエコーなどを用いて，大動脈解離の画像評価を行い，治療方針を再検討する．またStanford A型閉塞型解離に対する内科的治療を行った場合は，心エコーを用いて，心嚢液貯留の有無について厳重に経過観察を行う．

その後は，徐々にリハビリテーションを進めながら，カルシウム拮抗薬，ARB，ACE阻害薬などの内服薬を開始し血圧と脈拍の管理を行っていく．

急性期には解離による胸水によって酸素化の低下を招くことが多いため酸素投与をしながら呼吸状態を管理していく．

## 3 ┃ 慢性期管理

慢性期も内科的治療を続行し血圧，脈拍管理および定期的な画像評価を行い，解離性大動脈瘤の拡大や解離の進展の評価を行う．血圧はβ遮断薬，カルシウム拮抗薬，ARB，ACE阻害薬，α遮断薬などを用いて．130/80 mmHg以下になるよう管理していく．特にβ遮断薬は大規模研究において，大動脈解離後の慢性期の生存率改善に有効であることが報告されており，β遮断薬を軸に薬物療法を行うことが肝要である．

定期的な画像検査による経過観察は退院1，3，6，12ヵ月後，以後は6ヵ月後に行う．この経過観察中に①大動脈破裂，大動脈径の急速な拡大(5 mm以上/6ヵ月)②大動脈最大径55 mm～60 mm以上，③Marfan症候群患者に合併した解離性大動脈瘤の大動脈最大径50 mm以上となった場合は外科的治療を考慮する．ただし，Marfan症候群の場合は，瘤径の拡大スピードが速いため，より注意深い評価が必要である[10]．

さらに大動脈解離後の破裂や解離性大動脈瘤の拡大を抑制するために，患者に対する生活指導は

重要である．特に競技スポーツやウエイトリフティングなど急激に血圧が上昇するような運動や身体が接触するような運動は行わないように指導する．

#### ◉文献

1) Powell JT et al：Clinical practice. Small abdominal aortic aneurysms. N Engl J Med **348**：1895-1901, 2003

2) Freiberg MS et al：Abdominal aortic aneurysms, increasing infrarenal aortic diameter, and risk of total mortality and incident cardiovascular disease events: 10-year follow-up data from the Cardiovascular Health Study. Circulation **117**：1010-1017, 2008

3) Guirguis-Blake JM et al：Ultrasonography screening for abdominal aortic aneurysms：a systematic evidence review for the U.S. Preventive Services Task Force. Ann Intern Med **160**：321-329, 2014

4) Canadian Task Force on Preventive Health Care. Recommendations on screening for abdominal aortic aneurysm in primary care. CMAJ **189**：E1137-E1145, 2017

5) Bird AN et al：Screening for abdominal aortic aneurysm. JAMA **313**：1156-1157, 2015

6) Erbel R et al：2014 ESC Guidelines on the diagnosis and treatment of aortic diseases：Document covering acute and chronic aortic diseases of the thoracic and abdominal aorta of the adult. The Task Force for the Diagnosis and Treatment of Aortic Diseases of the European Society of Cardiology (ESC). Eur Heart J **35**：2873-2926, 2014

7) Fukuda S et al：Multicenter investigations of the prevalence of abdominal aortic aneurysm in elderly Japanese patients with hypertension. Circ J **79**：524-529, 2015

8) Hultgren R et al：Female and elderly abdominal aortic aneurysm patients more commonly have concurrent thoracic aortic aneurysm. Ann Vasc Surg **26**：918-923, 2012

9) Chaer RA et al：Synchronous and metachronous thoracic aneurysms in patients with abdominal aortic aneurysms.J Vasc Surg **56**：1261-1265, 2012

10) 大動脈瘤・大動脈解離診療ガイドライン（2011年改訂版）

Guidelines for Diagnosis and Treatment of Aortic Aneurysm and Aortic Dissection (JCS 2011)

11) Lederle FA et al：The aneurysm detection and management study screening program：validation cohort and final results. Aneurysm Detection and Management Veterans Affairs Cooperative Study Investigators. Arch Intern Med **160**：1425-1430, 2000

12) Brady AR et al：Abdominal aortic aneurysm expansion：risk factors and time intervals for surveillance. Circulation **110**：16-21, 2004

13) Shores J et al：Progression of aortic dilatation and the benefit of long-term beta-adrenergic blockade in Marfan's syndrome. N Engl J Med **330**：1335-134, 1994

14) Groenink M et al：Losartan reduces aortic dilatation rate in adults with Marfan syndrome：a randomized controlled trial. Eur Heart J **34**：3491-3500, 2013

15) Jovin IS et al：Comparison of the effect on long-term outcomes in patients with thoracic aortic aneurysms of taking versus not taking a statin drug. Am J Cardiol **109**：1050-1054, 2012

16) Stein LH et al：Effect of statin drugs on thoracic aortic aneurysms. Am J Cardiol **112**：1240-1245, 2013

17) Moll FL et al：Management of abdominal aortic aneurysms clinical practice guidelines of the European society for vascular surgery. Eur J Vasc Surg **41** (Suppl 1)：S1-S58, 2011

18) Dake MD et al：Endovascular stent-graft placement for the treatment of acute aortic dissection. N Engl J Med **340**：1546-1552, 1999

19) Nienaber CA et al：Randomized comparison of strategies for type B aortic dissection：the INvestigation of STEnt Grafts in Aortic Dissection (INSTEAD) trial. Circulation **120**：2519-2528, 2009

20) Kamman AV et al：Predictors of aortic growth in uncomplicated type B aortic dissection from the Acute Dissection Stent Grafting or Best Medical Treatment (ADSORB) database. J Vasc Surg **65**：964-971, 2017

21) Kodama K et al：Tight heart rate control reduces secondary adverse events in patients with type B acute aortic dissection. Circulation **118**：S167-S170, 2008

各論

2章 脈管疾患の治療

## C 大動脈瘤・大動脈解離
## 3. 血管内治療（ステントグラフト内挿術）

　ステントグラフトを用いた経カテーテル的血管内治療（ステントグラフト内挿術）は拡張性大動脈疾患（動脈瘤・解離）に対する低侵襲治療として開発され，胸部大動脈瘤の治療はTEVAR（thoracic endovascular aneurysm repair），また腹部大動脈瘤の治療はEVAR（endovascular aneurysm repair）と呼称されている．

### a 血管内治療の適応

#### 1 解剖学的適応

　大動脈瘤に対するステントグラフト内挿術の治療原理は，末梢動脈（主として大腿動脈）の小切開あるいは穿刺によってステントグラフト（以下SGと略す）本体を格納した運搬用シースカテーテルを動脈内に挿入し，ガイドワイヤー誘導下に瘤病変部位に到達させ，瘤の中枢側と末梢側の健常部位（瘤頸部）にSGを拡張固定することにより瘤内の血流遮断と減圧を図るものである．現在臨床使用されている機器の性能からみて，SGの確実な内挿にはその規格として動脈瘤の長径に中枢側および末梢側の固定部（landing zone）として各々15〜20 mm以上を含む長さで，固定部動脈より10〜20％大きい拡張径が選択の基準とされている．このことから，治療適応の決定には瘤の形態および関連領域の動脈病変を包括した解剖学的要件を満たすとともに，瘤病変の近傍にある主要な分枝動脈の血流確保を考慮した適切な判断が必要である（図1）．

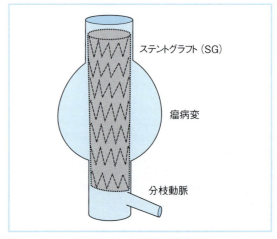

図1　ステントグラフト内挿術の治療原理

#### (a) TEVAR

　胸部大動脈領域においては，SGの中枢端が内挿固定された部位を解剖学的に区分するanatomical Landing Zone Map[1]）を用いて治療成績の評価が行われている．Zone 0はValsalva洞の遠位側より腕頭動脈起始部を含む上行大動脈領域，Zone 1は左総頸動脈起始部を含む弓部大動脈領域，Zone 2は左鎖骨下動脈起始部を含む弓部大動脈領域，Zone 3は弓部大動脈が左鎖骨下動脈分岐部の遠位側から下方に屈曲して第4肋間動脈起始レベルまでの領域で所謂遠位弓部大動脈にあたる．下行大動脈から腹部大動脈までの領域はZone 4として一括されている．さらに，SGの末梢側の内挿位置を肋間動脈および腰動脈の分岐レベルによって14領域（T4からL5）に分類することが提唱されている[2]）（図2）．

上行-弓部大動脈は，動脈口径が大きく，かつ重要分枝動脈が起始する解剖学的な特徴から，Z0～Z2についてはSG内挿が困難な領域である．特に動脈瘤の好発部位である遠位弓部は三次元的に強く弯曲しているため，柔軟で屈曲対応能に優れるか，あるいはあらかじめ形状設計されたSG機種を用いる必要がある．また，SG内挿によって弓部分枝動脈が閉塞する可能性がある場合には，何らかの方法によって分枝血流を確保しなければならない．現在，上行大動脈の部分遮断による大動脈-弓部分枝動脈バイパス術あるいは分枝動脈間のバイパス血行再建術を施行したうえで弓部領域にSGを内挿するデブランチ法[3]や分枝動脈にステント付き人工血管を留置して血流を確保するチムニー法[4]などが行われている．また，経カテーテル的に治療を完結する手法として，分枝動脈起始部の位置に合わせてSGに小孔を設けた開窓型SG[5]や，分枝付きSG[6]の応用が期待されている．

左鎖骨下動脈分岐部の末梢にあたる近位下行大動脈領域には重要分枝動脈が少なく，Z3へのSG内挿術はよい適応となる．

遠位下行大動脈は瘤病変が拡大するにつれて横隔膜付近での屈曲が強くなる傾向にあるものの，Z4は技術的に容易に到達できる領域である．しかし，同領域には分節的脊髄栄養血管のAdamkiewicz動脈が分枝している可能性があり，これを閉塞した場合には脊髄虚血による対麻痺の発生リスクがある．

遠位下行大動脈から横隔膜大動脈裂孔を通して腹部大動脈に及ぶ胸腹部大動脈はSG内挿術の適応が最も困難な領域である．腹腔動脈と上腸間膜動脈を介した腹部臓器血流の温存を目的とした開窓型SGあるいは分枝付きSGの開発が進められており，今後とも使用経験の蓄積と機器の改良によって治療適応の拡大が期待されている．

(b) EVAR

主要分枝動脈である腎動脈の血流温存が治療適

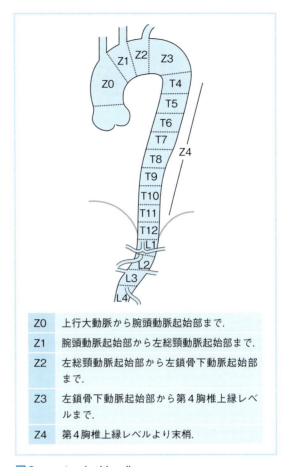

**図2** anatomical landing zone map
(Ishimaru S：J Endovasc Ther **11**：II-62-II-71, 2004を参考に作成)

| Z0 | 上行大動脈から腕頭動脈起始部まで． |
| Z1 | 腕頭動脈起始部から左総頸動脈起始部まで． |
| Z2 | 左総頸動脈起始部から左鎖骨下動脈起始部まで． |
| Z3 | 左鎖骨下動脈起始部から第4胸椎上縁レベルまで． |
| Z4 | 第4胸椎上縁レベルより末梢． |

応の決定因子となる．また，多くは瘤病変部から起始する下腸間膜動脈がSG内挿によって閉塞されることから，内腸骨動脈の両側同時閉塞が結腸虚血の原因となることを念頭に置く必要がある．通常では分岐（Y）型SGが使用されるが，限局した病変には直管型SGを大動脈から片側の腸骨動脈まで内挿する術式を選択する場合があり，これには大腿-大腿動脈交叉バイパスを併施して対側下肢の血流を確保する必要がある．

## 2 病態的適応

(a) 真性動脈瘤

動脈硬化性変性による真性瘤はSG内挿術のよ

い適応となる．しかし，病変の波及範囲をCTなどの画像診断で確認することが困難な場合もあり，術前に健常部位と判断したSG固定部が治療遠隔期に拡大する可能性がある．このことから，瘤病変の中枢および末梢側動脈にできるだけ広範囲にわたりSGを内挿固定することが重要である．

#### （b）感染性動脈瘤

感染巣に人工物を置くことは原則的に禁忌とされており，SGもその例外ではない．特殊例を除き，感染を制御することなくSG内挿術を行うことは一般的ではない．

#### （c）炎症性動脈瘤

大動脈炎症候群や血管Behçetなどの非特異性炎症による動脈瘤についてはSG内挿術による治療効果が期待できる．特に破裂の危険性が高い嚢状瘤は，病変部が限局していることから本法のよい適応と考えられる．

#### （d）仮性動脈瘤

人工血管置換術後の吻合部仮性動脈瘤に対する外科的再手術は合併症のリスクもあって対応が困難なことも多く，SG内挿術の応用範囲は広い．この際，初回手術で使用された人工血管の一部をSGの固定部位として利用することで比較的容易に修復可能となる場合がある．

#### （e）大動脈解離

Stanford B型急性大動脈解離に対するSG内挿術の目的はエントリーの閉鎖であり，解離腔の減圧によって狭小化していた下行大動脈の真腔が拡大し，解離腔の縮小が期待できる．他方，慢性期にあるB型解離については，偽腔開存型のエントリー部や血栓閉塞型の残存解離腔（UPL）の閉鎖を目的としているが，多発する内膜亀裂による複雑な血行動態から，その適応については遠隔成績の検証を含めさらなる検討が必要である．

#### （f）その他

外傷性動脈瘤や瘤破裂に対するSG内挿術の治療経験が増加している．解剖学的な適用判断を誤らなければ内挿固定に成功する可能性が高いが，多発外傷あるいは出血性ショックなどの併存による病態の重症度が治療成績に影響する．

### b 血管内治療の実際

## 1 内挿手技

治療は高解像度のX線透視撮影装置を配備した手術室あるいは血管外科手術が可能な体制をもつ血管撮影室にて実施される．原則として全身麻酔管理とするが，硬膜外麻酔や局所麻酔下に行うことも可能である．緊急外科手術を想定した範囲の皮膚消毒を行い，鼠径靱帯下に斜切開を加えて総大腿動脈を露出し，ヘパリンの全身投与で活性化全血凝固時間（ACT）を200秒程度にコントロールする．動脈切開あるいは穿刺により，ガイドワイヤー誘導下にSGを格納した運搬シースカテーテルを挿入する．シースカテーテルを目標とする瘤病変部位に到達させる際，あらかじめ上腕動脈から大腿動脈に通しておいた長尺ガイドワイヤーによるpull through法を用いることで，屈曲蛇行した腸骨動脈や遠位弓部大動脈領域の弯曲に追従させることができる．

シースカテーテルを目的部位に誘導したあとに動脈造影（DSA）を行い，病変とステントグラフトの位置関係を確認する．透視画面上で最終造影画像をマークしておき，シースに格納されたSGの位置を微調整して目的部位に設定する．運搬シースの内筒を保持したまま，シース外筒を末梢方向に引き，シース内よりSGを放出する．

胸部大動脈領域では，SGの中枢側が解放された時点で血圧の影響を最大に受けて末梢側に向かって移動（migration）することがある．その予防方法として，薬剤投与による低血圧[7]，大静脈のバルーン閉塞による心拍出量の減少[8]，ATP投与による一時的心停止[9]などを併施することがある．しかし，いずれの方法にも一長一短があり，操作が複雑なわりには十分な効果が得られない場

合もある．また，機種によってはSGを被覆したスリーブを中心部から開く機能や，SGの先端を固定するシステムを有することでmigrationを最小限にとどめるなどの工夫がなされている．他方，腹部大動脈瘤については通常Y型ステントグラフトが用いられ，血流の影響を受けることはほとんどない．いずれにせよ，SGの運動特性には機種によって違いがあること，また対象病変の部位や形状などが操作に予想外の影響を及ぼす場合があることから，初期成功には術者の経験による技術能力が問われる．

## 2 | 合併症

運搬シースの挿入経路となる腸骨動脈や大腿動脈に狭窄病変や石灰化のある場合には，シースカテーテルによって容易に動脈損傷をきたすことがある．明らかな病変を認めない症例でも，シースカテーテルの引き抜き時に動脈が完全離断され，後腹膜出血によって急速にショックにいたる場合がある．術中合併症のなかでも，腸骨－大腿動脈損傷による出血や閉塞の発生頻度は高く，シースカテーテルの取り扱いには細心の注意が必要である．頻脈を伴う急激な血圧低下を認めた場合には直ちにバルーンによる血流遮断を行い，躊躇なく腹膜外到達法による外科的修復が行えるよう，常に外科手術ができる環境を準備すべきである．

## 3 | 術後評価

最終動脈造影によって動脈瘤の閉塞状態を確認する．瘤内への明らかな造影剤の漏れ（エンドリーク）が確認された場合には，拡張バルーンによる再固定や，SGの追加内挿を行う．ヘパリンの全身投与に伴うわずかなエンドリークについては，プロタミンによる中和が有効である．術中の血管造影による効果判定には慎重を期すべきであり，少量のエンドリークを軽視してはならない．最終的なエンドリークの確認は術後の造影CTにより行い，中枢側固定部位からの漏れ（type I

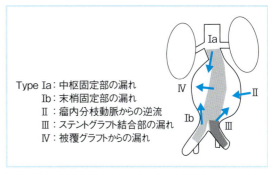

図3　SG内挿術後エンドリークの分類

a），末梢側固定部からの漏れ（type Ib），分枝動脈からの瘤内逆流（type II），ステントグラフトの破損や連結部からの漏れ（type III）およびグラフト材料からの漏れ（type IV）に分類して評価する（図3）[10]．

## 4 | 治療成績

### (a) 真性胸部大動脈瘤に対するTEVARの成績

術後1年の追跡調査では，I型エンドリークがZone 0～2で3.7％，Zone 3以下で4.4％，Zone 4で3.5％であった．追加治療が1.1％に行われており，瘤破裂0.3％を認めた．死亡は4.5％あり，累積死亡率は10.0％であった．エンドリークを原因とした瘤関連イベントが一定の割合で発生していることから，長期にわたる注意深い患者管理が必要である．

### (b) 腹部大動脈瘤に対するEVARの成績

術後1年目にて5 mm以上の瘤拡大が2.6％あり，エンドリークはI型が0.7％，II型15.5％，III型0.5％であった．術後1年目までの累積死亡率5.5％であった．

● 文献

1) Mitchell RS et al：First international Summit on thoracic aortic endografting：proposal for anatomical classification. J Endovasc Ther **9**：II-98-II-105, 2002
2) Ishimaru S：Endografting of the aortic arch, J Endovasc Ther **11**：II-62-II-71, 2004

3) Schumacher H et al : Endovascular aortic arch recon-struction with supra-aortic transposition for symp-tomatic contained rupture and dissection : early ex-perience in 8 high-risk patients. J Endovasc Ther **10** : 20-28, 2003

4) Ohrlander T et al : The chimney graft: a technique for preserving or rescuing aortic branch vessels in stent-graft sealing zones. J Endovasc Ther **15** : 427-432, 2008

5) Ishimaru S et al : Fenestrated options for aortic arch applications. Endovasc Today 86-87, 2007

6) Lioupis C et al : Treatment of aortic arch aneurysms with a modular transfemoral multibranched stent graft : initial experience. Eur J Vasc Endovasc Surg **43** : 525-532, 2012

7) Diethrich EB et al : A safe, simple alternative for pressure reduction during aortic endograft deploy-ment. J Endovasc Surg **3** : 275-279, 1996

8) Ellozy SH et al : Challenges of endovascular tube graft repair of thoracic aortic aneurysm : Midterm follow-up and lessons learned. J Vasc Surg **38** : 676-683, 2009

9) Dorros G et al : Adenosine-induced transient cardiac asystole enhances precise deployment of stent-grafts in the thoracic or abdominal aorta. J Endovasc Surg **3** : 370-372, 1996

10) Wain RA et al : Endoleaks after endovascular graft treatment of aortic aneurysms. Classification, risk fac-tors and outcome. J Vasc Surg **27** : 69-80, 1998

# 2章 脈管疾患の治療

# 大動脈瘤・大動脈解離
## 4. 外科的治療

### a 非解離性大動脈瘤（真性瘤および仮性瘤）に対する外科的治療

#### 1 適応

① 胸部であれば最大短径≧55〜60 mm，腹部であれば最大短径≧50 mm
② 急速拡大≧5 mm/半年（または10 mm≧年）
③ 上記以外で瘤に一致して疼痛を伴う（切迫破裂）

の場合に破裂の可能性が高く外科治療の対象とする．囊状瘤は紡錘状瘤に比べ破裂の危険性が高く，より早期の治療が必要である．また，感染や吻合部仮性瘤などの特殊な病変に対しては，瘤の形態や周囲臓器との関係を考慮し，早期の外科治療の対象とする．逆に，全身感染を伴う場合には，状況次第で感受性のある抗生剤治療により感染をある程度制御したうえで人工血管置換もしくはEVAR・TEVARを行う．破裂の場合は緊急手術の対象となる．

#### 2 外科治療の実際

##### (a) 人工血管置換術（図1）

胸部の場合は体外循環下の人工血管置換術が基本となる．基部〜弓部置換は胸骨正中切開下，下行置換は左開胸下，胸腹部置換は左開胸開腹下，腹部置換は開腹下に到達する．置換範囲別に概略を記述する．

① 大動脈基部置換術（図1a）

人工弁付き人工血管による「Bentall手術」が標準術式である．最近になり，若年症例を中心に自己弁温存が可能な症例に対し自己弁温存大動脈基部置換術が盛んに施行されている．

② 上行置換術

上行大動脈のみを置換する．単独で適応となることはなく，大動脈弁疾患に伴う上行大動脈病変に対して行うことが多い．

③ 部分・全弓部置換

置換が弓部（分枝）に及ぶため脳保護が必要となる．海外では超低体温循環停止がいまだにもちいられているが，日本では（超）低体温下に選択的順行性脳灌流もしくは逆行性脳灌流を用いて脳を保護する．生理的で許容時間の制限が少ない前者が汎用されている．全弓部置換の場合には分枝付き人工血管で置換する（図1b）．

④ 下行置換術

脊髄や腹部臓器の保護のために下半身の血流を維持することが重要であり，部分体外循環（大腿静脈経由右房脱血，大腿動脈送血）もしくは左心バイパス（肺静脈・左房脱血，大腿動脈送血）を使用する．大動脈遮断が困難な場合に，超低体温下に中枢，末梢を開放状態で吻合する（open technique）場合もある（図1c）．

⑤ 胸腹部置換術

開胸，開腹が必要となる（図1d）．広範囲になれば脊髄障害の危険性が高まる．motor evoked potentialによる脊髄機能のモニタリング下に脳脊髄液ドレナージを用いて脊髄保護に努める．腹

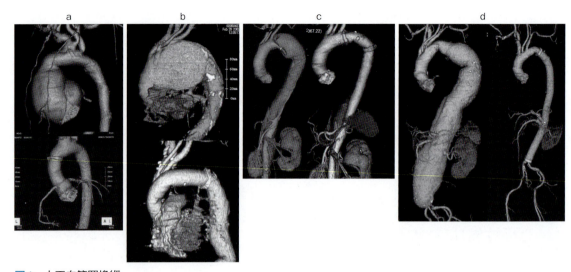

**図1 人工血管置換術**
a：大動脈基部置換術
b：全弓部大動脈置換術
c：下行大動脈置換術
d：胸腹部大動脈置換術

部分枝に関しては，バルーンカニュラにより選択的に灌流し腹部臓器を保護しながら，分枝付き人工血管で置換する．

⑥ 腹部置換術

開腹下に直管もしくは分岐型人工血管により置換する．後腹膜経由で到達することもある．

### (b) 人工血管置換術の成績

心，肺，脳・脊髄，肝・腎，消化管などの低灌流もしくは塞栓症に伴う臓器障害の可能性があり，5〜10％程度の生命の危険性を伴う．いったん破裂の場合は緊急手術であり，手術に持ち込めた症例においても20〜30％の危険性を伴う．いったん破裂すれば死に直面し救命率は極めて不良で，破裂前の早期に発見・診断し適切な治療を行うことが重要である．最近では，手術手技，体外循環技術，医療材料の進歩により待機手術の成績は改善しており，単独では基部置換3〜5％，上行置換1〜2％，弓部置換5％，下行置換5％，胸腹部置換10％程度の死亡率となっている．

### (c) ステントグラフト内挿術（TEVAR・EVAR）

主に大腿動脈経由で挿入したシースを通してステントグラフトを瘤の前後に挿入し瘤内への血流を遮断する．新しいデバイスの開発を含めこの分野の技術改良は著しく，手術を先行させたハイブリッド治療（図2）や，分枝付き（branched）や側孔付き（fenestrated）デバイスなどを用いることで，解剖学的に困難とされてきた弓部分枝や腹部分枝を含む病変に対しても対応可能となってきている．

① 弓部TEVAR

弓部分枝への対応が問題となる．先に弓部分枝のバイパスを先行させてハイブリッド弓部TEVARが一般的ではあるが（図2），分枝付き（branched）ステントグラフトや側孔付き（fenestrated）ステントグラフトが開発され，弓部TEVARの適応の広がりがみられている．

② 下行TEVAR

主要な分枝のない部位であり，TEVARは第一

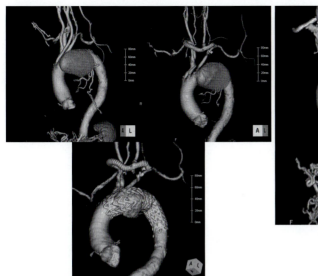
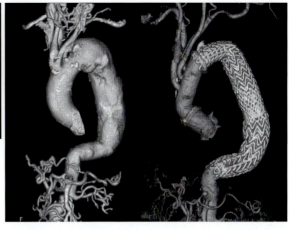

図2 胸部ステントグラフト内挿術(TEVAR)
左：弓部分枝バイパス(デブランティング)先行の弓部TEVAR
右：全弓部置換先行の下行TEVAR

選択の治療である．

③ 胸腹部TEVAR

弓部同様に腹部分枝の対応が問題となる．同様に，ハイブリッド治療の他，branchedもしくはfenestrated TEVARが実施されてきている．

④ EVAR

高齢者が多く，合併症の発生頻度も少ないため，人工血管置換術より多くの症例に対し実施されている．

(d) TEVAR/EVARの成績

TEVAR・EVARの場合，死亡率は数％以下であり，人工血管置換術に比べ成績は良好である．問題は，エンドリークを中心とした早期・遠隔期合併症の問題があり，綿密な画像診断による経過観察と適切な追加治療が必要な点である．

## b 大動脈解離(解離性大動脈瘤)に対する外科的治療

### 1 急性大動脈解離

(a) Stanford A型

外科治療の目的はエントリー(内膜裂孔)の切除にある．人工血管置換範囲に関しては，エントリーが上行にあることが多く，上行もしくは部分弓部置換(ヘミアーチ置換)の対象となる．一方，エントリーが弓部〜近位下行に存在する場合には全弓部置換の対象となる．その他，重度の弓部解離，弓部瘤や弓部拡大の合併，遺伝性結合織疾患，若年症例($<$50歳)などの場合にも，遠隔成績を考慮し全弓部置換術が選択される傾向にある．その際，止血困難な遠位側吻合からの出血が危惧されるが，その出血の軽減と偽腔の早期閉鎖を図る目的で遠位側吻合にエレファントトランク法(5〜10cm長の人工血管)が併用され成績の向上をみた．最近では，専用のステントグラフト(オー

プンステントグラフトもしくはフローズン・エレファントトランク）が臨床応用され，更に真腔の拡大と偽腔の縮小が図られ，遠隔期の下行以下の偽腔閉鎖（aortic remodeling）が期待される．近年，急性A型解離に対する手術成績の向上をみているが，いまだ全国平均で10％を超える死亡率を有する．特に，冠動脈（心筋梗塞），頸動脈（脳梗塞），上腸間膜動脈（腸管壊死）などのmalperfusionの合併例の成績が芳しくないことが一因といえる．なお，限定的ではあるが，A型解離の手術困難例に対するTEVARに関する海外からの報告がある．

### （b） Stanford B型

破裂・切迫破裂，持続疼痛，malperfusionなどの合併症を伴う場合（complicated type）が全体の10〜20％に存在し，緊急外科治療の対象となる．左開胸下の下行置換が標準術式であったが，成績は不良であった．そこで最近になり，専用のステントグラフトが開発され，エントリー閉鎖と真腔拡大を目的としたTEVARが第一選択として推奨されている．分枝閉塞を伴った場合には血流確保のためのベア・ステントによる血管形成術などの血管内治療や遠位側の真腔狭小化を伴う場合には専用のベア・ステントによる真腔拡大（ペチコート法）などにより一定の成果が得られている．最新の欧州心臓学会のガイドライン（2014年）において，合併症を伴う急性B型解離に対するTEVARはクラスⅠ（レベルC）で，合併症を伴わない急性B型解離に対するTEVARもクラスⅡa（レベルB）で推奨されている．

## 2 ｜ 慢性大動脈解離（解離性大動脈瘤）

### （a） Stanford A型

発症時期不明で偶然にみつかった慢性解離と，急性期に緊急手術が施行された場合に分けられる．前者は高齢者に多く，上行に解離が限局したDeBakeyⅡ型が多く部分弓部置換の対象となる．一方，後者の再手術においては，基部拡大，中枢・末梢吻合部仮性瘤，弓部拡大などが外科治療の理由となる．基部拡大（±中枢側吻合部仮性瘤）の場合には，Bentall手術もしくは自己弁温存基部置換術を，弓部拡大（±遠位側吻合部仮性瘤）の場合は全弓部置換術のが対象となる．

### （b） Stanford B型

左開胸（開腹）下の下行・胸腹部置換術が標準術式である．弓部遮断＋部分体外循環／部分左心バイパス下，もしくは超低体温循環停止下に拡大部分を人工血管で置換する．一方，手術ハイリスク症例にはTEVARが選択される．しかしながら，慢性期，特に1年以上経過した症例においてはTEVARのみでは根治性に乏しく，追加処置が必要なことが多い．発症1年以内，できれば半年以内のTEVARが望ましいとされている．

# 2章 脈管疾患の治療

# 他の末梢動脈疾患

## a 頸動脈，椎骨動脈疾患

### 1 頸動脈疾患とは

頸部領域の主要な血管に頸動脈（総頸動脈，内頸動脈，外頸動脈）と椎骨動脈，鎖骨下動脈，腕頭動脈がある．ここでは，特に総頸動脈，内頸動脈，椎骨動脈に認められる疾患について解説する．

特に重要な頸動脈病変を表1にまとめた．頸動脈病変の場合，動脈硬化性病変だけでなく，様々な病態が認められるため，知っておいてもらいたい．

### 2 検査と診断

頸動脈病変を診断する場合，特に頭蓋内病変の有無と合わせて評価することが必要である．そのためには，まず病歴から頭蓋内病変や頸動脈病変が疑われるかどうかを確認する．特に後述のような脳梗塞では，頸動脈病変からの動脈原性脳塞栓を想定して精査を行う必要がある．また，視診での腫脹，聴診での頸部雑音などは頸動脈瘤や頸動脈狭窄を示唆する所見ともいえるため，認めた場合は頸動脈病変の有無を確認する．

頸動脈病変の診断には，動脈硬化の精査という

表1　頭頸部動脈における主な疾患

|  | 急性 | 慢性 |
|---|---|---|
| 頸動脈 | 脳梗塞<br>急性動脈閉塞<br>頸動脈解離 | 頸動脈硬化症（頸動脈プラーク）<br>頸動脈狭窄・閉塞<br>頸動脈瘤<br>放射線障害<br>血管炎（高安動脈炎，巨細胞性動脈炎）<br>線維筋性異形成<br>もやもや病<br>内頸動脈無形成・低形成 |
| 椎骨動脈 | 脳梗塞<br>急性動脈閉塞<br>椎骨動脈解離 | 椎骨動脈硬化症（椎骨動脈プラーク）<br>椎骨動脈狭窄・閉塞<br>bow hunter症候群 |
| 鎖骨下動脈 | 急性動脈閉塞<br>鎖骨下動脈解離 | 鎖骨下動脈硬化症（鎖骨下動脈プラーク）<br>鎖骨下動脈盗血症候群（鎖骨下動脈閉塞・狭窄）<br>血管炎（高安動脈炎，巨細胞性動脈炎）<br>鎖骨下動脈瘤 |
| 腕頭動脈 | 急性動脈閉塞<br>腕頭動脈解離 | 腕頭動脈狭窄・閉塞<br>腕頭動脈瘤 |

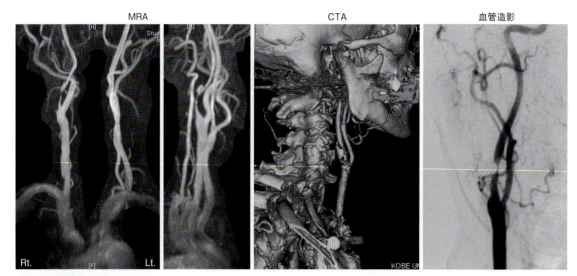

**図1** 内頸動脈狭窄

観点と，頭蓋内病変にいたるリスク評価，血行動態の評価などが中心である．そのためには，超音波，CT・CTA，MRI・MRA，血管造影検査など，各種モダリティを併用して評価を行う（図1）．

## 3 頸動脈における重要な疾患・病態

### (a) 脳梗塞

脳梗塞の病型としては，大きくアテローム血栓性脳梗塞，心原性塞栓，ラクナ梗塞があり，機序としては血栓性，塞栓性，血行力学性がある．このなかで頸動脈病変の診断として重要なのは，頸動脈狭窄による，あるいは可動性プラークをはじめとする塞栓子の存在である．遊離したプラークが塞栓子となり，頭蓋内血管を閉塞することはよく知られている．脳梗塞の原因として5％程度存在するため，必ず評価する必要がある．頸動脈狭窄病変を認めた場合は，内科的治療を行うか，外科的治療を行うかを慎重に判断する（後述）．

### (b) 頸動脈解離

頭頸部領域における動脈解離は，大動脈から波及する場合と，頸動脈に限局性に解離が出現する場合がある．頭蓋外の動脈解離による脳卒中はほぼすべてが脳虚血であるが，頭蓋内動脈解離の場合は脳虚血に加え，くも膜下出血を発症する場合もある．脳動脈解離における脳虚血の発症機序としては，塞栓性機序および狭窄病変に伴う血行力学性機序が考えられている．塞栓性機序のほうが重要とされており，急性期からの抗凝固療法が報告されているが，有効性に対する科学的根拠はない．虚血性発症の脳動脈解離における抗血栓療法の継続期間は3～6ヵ月を考慮し，画像所見を参考にして決定する．頸動脈解離においては，急性期には短時間のうちに画像が変化するため，繰り返し評価する必要がある．その際，超音波検査を用いての評価は侵襲性，簡便性の面から有用である．

椎骨動脈解離の場合は，特発性のことが多く，その他外傷性や炎症性の場合もある．頭蓋内解離が多いが，頭蓋外椎骨動脈解離の場合もある．その場合は，MRI，CTA，超音波検査などでも評価可能である．基本的には予後良好であり，自然軽快する場合もあるが，脳梗塞を発症している場合は抗凝固療法，抗血小板療法を行う．瘤化した場合は，外科的治療（椎骨動脈遮断術など）を行う場合もある．

## (c) 血管炎

頸動脈に病変を認める血管炎としては，大型血管炎である高安動脈炎と巨細胞性動脈炎があげられる．高安動脈炎では，主に弾性動脈を障害するため，鎖骨下動脈から総頸動脈にかけて炎症が及ぶ．超音波では「びまん性の円周方向の動脈壁肥厚（マカロニサイン）」を認めることがよく知られているが，進行すると，縮窄や閉塞に向かうことになる．その結果，頭蓋内への血流が低下し，めまい症状や失神をきたす．

巨細胞性動脈炎は，主に頸動脈の分枝（特に浅側頭動脈）を障害する．超音波では，血管周囲の全周性低輝度病変（hypoechoic halo sign）が特徴的な所見である．高安動脈炎同様，頭蓋内への血流低下をきたすと症状をきたす．さらには眼動脈への炎症の波及により失明にいたる症例も存在するため，疑った場合は速やかに診断する必要がある．

## (d) もやもや病

もやもや病は内頸動脈終末部の進行性狭窄・閉塞をきたす病態である．日本人では10万人に3.16人といった頻度で認められる．男女比は1：1.8～1.9と女性に多い．内頸動脈起始部から中大脳動脈にかけての低形成があり，かわりにもやもや血管（異常血管網）が発達する（図2）．小児期（10歳未満）と青年～中年期（20歳代後半から30歳代にかけて）で認めることが多い．小児例では過呼吸（激しい運動，笛を吹く，涕泣，ラーメンをすするなど）により誘発され，脳梗塞を起こすことで発見される．中年期については，基本的に無症候で経過し，脳梗塞や脳出血を起こした際に，血管異常を認めることで診断される場合が多い．

## (e) 線維筋性異形成

線維筋性異形成は，主に若年から中年女性にみられる中等度の動脈に起こる血管症である．頻度としては，腎動脈に障害が及ぶことが多く，その他，頭蓋外血管にも25～30％程度障害されるといわれている．頭蓋外血管としては，内頸動脈遠

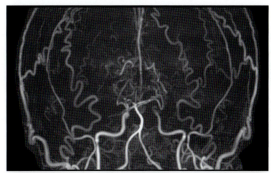
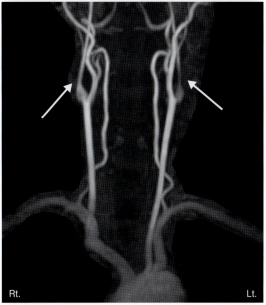

**図2 もやもや病**
両側内頸動脈起始部で急な狭小化を認める（矢印）．頭蓋内では中大脳動脈が描出されておらず，もやもや血管を認める．

位部が95％を占めている．血管撮影所見では，type 1（string and beads sign），type 2（long tubular stenosis），type 3（一側の動脈壁の憩室様拡張）の3タイプに分けられている．

## (f) bow hunter症候群

bow hunter症候群は，頸部過回旋により頸椎横突起内を走行する椎骨動脈が，C1-2レベルで圧迫され，椎骨脳底動脈領域の循環不全が起こり，めまいや脱力，感覚障害などの虚血症状をきたす病態である．原因としては頸椎の変形や亜脱臼のほか，椎骨脳底動脈解離や外傷でも起こる．頸部過回旋時の症状を確認し，同時に超音波検査

などで血流変化を確認することで評価できる．治療としては頸椎後方固定術や除圧術，ステント留置術などがある．

## 4 | 内頸動脈狭窄症における治療方針（内科的治療・CEA・CAS）

内頸動脈狭窄症に対する狭窄部の評価については，超音波，CTA，MRA，血管造影検査などがある（図1）．これらの検査を組み合わせることで正確な狭窄病変をイメージできる．超音波検査の利点としては，無侵襲であることと，狭窄部のプラーク性状を確認できること，血流情報をリアルタイムに評価できることなどがある．ただし，石灰化病変については評価困難であることや，高位分岐病変だと遠位部の病変が評価できない．一方で，他のモダリティの利点として遠位部までの客観的評価が可能なことがあげられる．超音波検査に比べて侵襲性の問題や検査可能かどうかに制約があるが，組み合わせて評価することが重要である．なお，プラーク性状ついては，超音波検査だけでなく，MRIプラークイメージングでも評価できる．MRIプラークイメージングはT1強調画像，TOF（time of flight）における信号強度の差でプラーク内出血の有無や脂質成分の存在などを判断することが可能である．

頸動脈狭窄の治療には，保存的治療と，外科的治療を検討する．内科的治療は主に軽度から中等度狭窄に対して行われる．狭窄部位に対しては，スタチン，インスリン抵抗性改善薬，降圧薬，シロスタゾール，エイコサペンタエン酸などは狭窄病変の進展抑制作用が期待できる．将来の血管イベントとして，狭窄部位が完全閉塞に陥るよりも狭窄部位からの微小栓子による動脈原性脳塞栓症の危険性が高いため，抗血小板薬を中心とした血小板凝集抑制と，血管内皮の安定化を期待して上記のような治療を行う．

外科的治療としては，頸動脈内膜剥離術（carotid endarterectomy：CEA）と頸動脈ステント留置術（carotid artery stenting：CAS）がある．脳卒中治療ガイドライン2015[1)]では，外科的治療は主に中等度から高度狭窄に対して推奨されている．特に，症候性脳梗塞を起こした症例（6ヵ月以内のTIAあるいはminor stroke）では，NASCET法で約70％以上の狭窄例について最良の内科的治療に加えて，手術および周術期に熟達した術者と施設においてCEAが推奨されている．一方，狭窄率50％未満の症候性頸動脈軽度狭窄病変あるいは無症候性中等度ないし軽度狭窄病変では，CEAを推奨する根拠は明らかでない．また，狭窄率60％以上の無症候性狭窄に対するCEAの施行には，最良の内科的治療に加えて，3％以下の合併症発症率で手術が可能な施設においてCEAの再発予防効果を認めているが，不安定プラーク[(注)]や潰瘍病変に対して手術適応に反映させる根拠は十分ではない．CASについては，CEAの治療成績を不良にするハイリスク因子（心臓疾患，重篤な呼吸器疾患，対側頸動脈閉塞，対側喉頭神経麻痺，頸部直達手術または頸部放射線治療の既往，CEA再発症例）を持つ症例に対して，protection deviceを使用したCASは，CEAに劣らない治療効果および安全性が認められている．一方，内頸動脈狭窄症において，CEAの危険因子を持たない症例においては，CASを施行してもよいが，十分な科学的根拠はない．SAPPHIRE研究における的確基準を表2に示す．ステント留置前後の評価としては，MRAはステント部の評価に不適なため，超音波検査で評価するとよい（図3）．

[(注)]「不安定プラーク」の名称に注意：

脳梗塞を起こす危険性が高い，いわゆる"「不安定プラーク」（vulnerable plaque）"については，MRI，CT，FDG-PETなど様々な画像診断で評価されているが，頸動脈エコーにおいては確立された指標はないのが現状である．可動性プラークや低輝度プラークなどが脆弱なプラークとして脳

表2 SAPPHIRE研究における主要適格基準

| 選択基準 | |
|---|---|
| 　一般基準 | 18歳以上<br>片側または両側の動脈硬化性または再発頸動脈狭窄症<br>血管撮影または頸部超音波検査で確認された，症候性50％以上，無症候性80％以上の狭窄病変 |
| 　CEA高リスク基準（少なくとも一因子が該当） | 重症心臓疾患（うっ血性心不全，負荷試験異常，開胸手術を要する例）<br>重篤な呼吸器疾患<br>対側頸動脈閉塞<br>対側喉頭神経麻痺<br>頸部直達手術または頸部放射線治療の既往<br>CEA再狭窄例<br>80歳以上 |
| 除外基準 | 48時間以内の虚血性脳卒中<br>血管内血栓<br>完全閉塞<br>カテーテル治療非適応<br>9mmを超える脳動脈瘤<br>2本以上ステントを必要とする病変<br>出血性疾患の既往<br>30日以内の外科的治療の予定<br>期待余命1年未満<br>総頸動脈または腕頭動脈の起始部病変 |

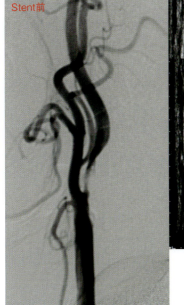
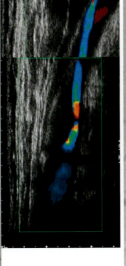
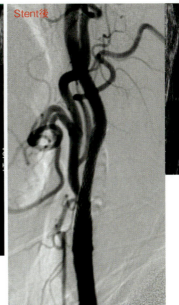
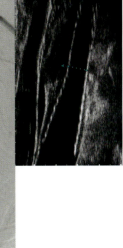

図3　頸動脈ステント留置術

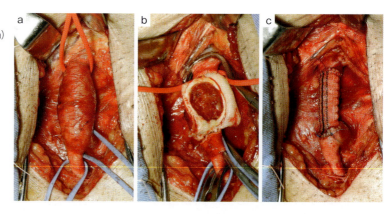

**図4** 63歳，男性
左下肢塞栓症の精査でCFA瘤（径2 cm）が診断された．
a：左CFA瘤．
b：瘤内に血栓多量．
c：人工血管置換術施行．

梗塞の高リスクと考えられている[2]が，どこまで頻度が高くなるかについては不明である．症候性かつNASCET法を用いた狭窄率（および血流速度を用いた狭窄率の推定）での評価は血行再建術の適応判断に重要である[3]が，無症候性の頸動脈病変に関しては，エコー上"不安定プラーク"が存在するとして血行再建の適応を決めることは慎んだほうがよい．

## b 四肢末梢動脈瘤

### 1 上肢動脈瘤

鎖骨下動脈瘤と腋窩動脈瘤がその臨床像としてあげられる．鎖骨下動脈瘤は胸郭出口症候群（TOS）による鎖骨下動脈狭窄に伴う狭窄後拡張に起因する．TOSや瘤内血栓に起因する塞栓症による虚血を呈することから自家静脈を用いた血行再建に加えて，TOSの原因となる頸肋や前斜角筋切除などを行う．

腋窩動脈瘤は主として松葉杖長期間使用による外傷による仮性瘤であり，破綻部位を自家静脈により再建する．

上腕動脈は血管内治療（EVT）のアクセスルートとして用いられ，穿刺部トラブルとして仮性瘤の好発部位である．第一選択は圧迫療法であり，エコープローブによる圧迫をまず行う．無効時もしくは拡大にともなう正中神経圧迫症状を認めた場合には，外科的に穿刺部の縫合閉鎖を行う．

### 2 大腿動脈瘤

大腿動脈瘤は主として総大腿動脈（CFA）に発生するが，触診により存在診断は容易である．浅大腿動脈（SFA）には膝窩動脈（PA）瘤と連続する形状で瘤形成はあるが，孤立性は極めてまれである．また大腿深動脈（DFA/PFA）瘤もCFA瘤に併存することが多く孤立性はまれである．

CFA瘤は径2.5 cmを超えると外科治療が行われることが多い．多くは無症候性であるが，壁在血栓による末梢動脈塞栓に伴う間欠性跛行や重症虚血肢症状や神経・静脈の圧迫症状を呈する症例も経験される．このため，破裂予防のみならず末梢塞栓に伴う重症虚血肢化予防も治療目的にあげられる．

治療として人工血管置換術が一般的である（図4）．閉塞性動脈硬化症の好発血管であるSFAのみならず側副血行路の重要な担い手のPFAへの血流維持が重要であり，各々を分けて再建することも躊躇しない（図5）．CFA瘤自体が高度な屈曲にさらされる鼠径部に存在することからEVTは選択されない．

CFAはEVTのアクセスルートとして用いられることが多く，仮性動脈瘤形成もよくみられるが，発症早期の圧迫療法で閉塞することも多い．

D 他の末梢動脈疾患

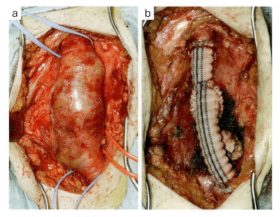

図5 81歳,男性
右CFA瘤32 mm症例.
a:PFAはCFA瘤背側から分枝.
b:CFA中枢からPFAへ8 mm径人工血管を用いて再建.
SFAは人工血管に枝を立てて再建.

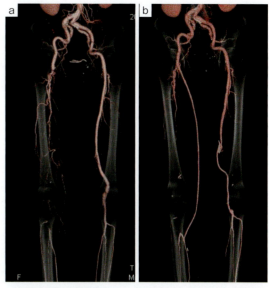

図7 68歳,男性
右PA瘤急性閉塞による重症虚血肢症例.
a:術前CTA 右はSFA〜PAまで広範な閉塞.左PA瘤を認め,瘤径は両側とも20 mm.
b:術後CTA 手術は両側内側アプローチで自家静脈を用いて,右CFA-後脛骨動脈バイパス,左SFA-膝下PAバイパス＋瘤空置を施行.

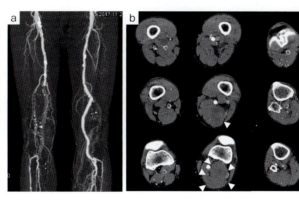

図6 82歳,男性
30年前に腹部大動脈瘤に対して人工血管置換術,15年前に両側PA瘤に対して内側アプローチ法で血行再建,瘤空置の既往.左膝窩部の腫脹・疼痛を主訴に来院.
a:術前CTA.両側PA瘤に対して8 mm人工血管を用いて内側アプローチにて血行再建・瘤空置後.右人工血管は閉塞.
b:造影CT.左PA瘤は造影されないものの最大径90 mmに及ぶ不整な形状を呈する(矢頭).

エコーガイド下の圧迫療法で瘤血栓化が得られない場合や動静脈瘻形成時には外科的治療が選択されるが,穿刺部位を縫合閉鎖するのみで治療は完結する.

## 3 膝窩動脈瘤

PA瘤は,膝窩部腫脹や圧迫感・塞栓症に伴う安静時疼痛や虚血性潰瘍・瘤急性閉塞に伴う急性動脈閉塞症状などの症状を呈して発見されることもある.一方,腹部大動脈瘤症例に併存することが比較的高頻度に認められ,無症候性に発見されることも多い.

壁在血栓を塞栓子とする塞栓症に起因する重症虚血肢や瘤自体の急性閉塞に伴う急性動脈閉塞症状を呈する場合は手術適応である.高率に塞栓症や急性閉塞をきたすことから無症候性でも径2 cm以上の場合手術適応とされる.

治療は外科的治療がその主体である.腹臥位で

#### 図8　PAESの分類

（右下肢，背側から）A：膝窩動脈　V：膝窩静脈　M：腓腹筋内側頭．Ⅰ型：AはM内側を走行．Ⅱ型：Ⅰ型と同様の走行を呈するが，Aの変移はⅠ型より軽度．Ⅲ型：AはMから分離した副腓腹筋により圧排される．Ⅳ型：Aは通常よりやや内側を走行し，異常線維束により圧排される．

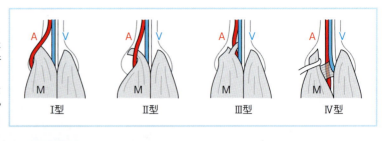

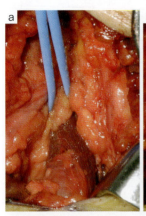 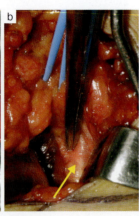 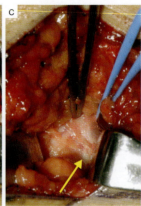 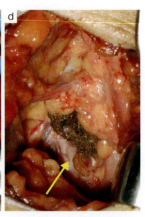

#### 図9　36歳，男性．右PAESⅡ型

a：後方アプローチで腓腹筋内側頭（M）をテーピング（青色）．
b：Mを内側に圧排するとその腹側に膝窩動脈（黄色矢印）を同定．
c：Mを外側に圧排するとMと交差する膝窩動脈を同定．
d：足関節を他動的に背屈させることで，MがPAを圧迫し末梢の動脈拍動を減弱させることを確認して，Mを切離．
（a〜d：いずれも腹臥位上が頭側）

の後方アプローチと仰臥位での内側アプローチが，瘤の位置，大きさなどにより選択される．前者は中枢末梢への展開に制限がかかるが，瘤全長の露出が可能であり，瘤からの小分枝処理が施行できる（図6）．後者では，中枢末梢側の展開に制限がない一方で，瘤からの全分枝の処理ができず，瘤の中枢末梢を結紮する瘤空置術を選択せざるを得ないことも多い（図6，図7）．分枝からの逆流により遠隔期に瘤拡大を認める例も少数ながら認める（図6）．代用血管として自家静脈が主として用いられるが，宿主動脈の口径が8 mm以上あるような場合には人工血管を用いて血行再建される場合もある．

### c　膝窩動脈捕捉症候群

　膝窩動脈捕捉症候群（popliteal artery entrapment syndrome：PAES）は，異常筋束によりPAが圧迫されていることがその主たる原因である（図8）[4]．PAに組織的な異常所見をすでに伴っている場合には，血行再建が必要となる．組織学的な異常を認めない場合には，筋束の切離・切除のみでPAの圧迫を解除することもある（図9）．

　異常筋束に気付かず，PA閉塞性病変に対してEVTを選択した場合，EVTでは筋束に打ち勝って閉塞を十分に解除することはできない．このため本疾患に対しては外科的な血行再建が唯一の治療選択となる．膝関節をまたぐ血行再建になるこ

D 他の末梢動脈疾患

図10 26歳，男性．格闘技選手
左足趾安静時痛・虚血性潰瘍で発症．下腿各筋群の発達が高度であり，後方アプローチでは手術困難と判断され，皮下ルートによる血行再建が行われた．
a：術後8年目CTA．自家静脈を用いて膝上PA―膝下PAバイパス，末梢への塞栓予防として末梢吻合部中枢側の膝窩動脈を結紮した．
b：異常筋束切離を施行していないため，腓腹筋内側頭（黄色矢印）が閉塞した膝窩動脈を内側に変位させている．

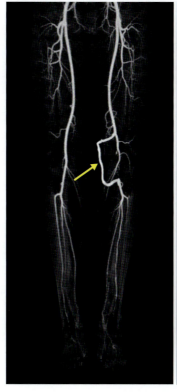
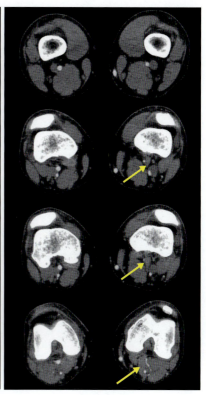

とから，血行再建に用いる代用血管として自家静脈を用いる．血行再建に際し，皮下ルートなどの非解剖学的再建を行う場合には，必ずしも筋束の切離を必要とはしないが（図10），解剖学的再建を行う場合には膝窩動脈瘤の項に記載された後方アプローチにて再建血管が筋束に圧迫されないルートを選択するか，血行再建に加えて異常筋束の切離を追加する．

### d 膝窩動脈外膜嚢腫

本疾患は，嚢腫内に貯留する粘液の膝関節腔由来もその成因と考えられているが，はっきりとその成因が解明されていない．このため狭窄の原因となるゼリー状の粘液を除去する，病変部位を切除再建する，膝関節腔との交通を遮断するなどの治療が単独もしくは組み合わせて行われる．その実際の内容物除去の手術法として狭窄性病変が高度でない症例ではエコーガイド下での嚢腫内容液穿刺吸引や外科的な直視下の嚢腫開窓術が行われる．ただし，遠隔期の成績は必ずしもはっきりとはしておらず，再発例も散見される．一方嚢腫を直視下に切除しても近傍に再発する可能性も認められる．このため膝関節腔と嚢腫との交通路を遮断（切離）することが重要とする報告[5]も認められる．一方，根治手術には病変部位の切除・自家静脈による再建が行われる．血管内治療についての報告もみられるようになっているが，その遠隔成績はいまだ不明である[5]．

### e 高安動脈炎

#### 1 高安動脈炎とは

大動脈炎症候群とも呼ばれた疾患で，大動脈とその主要分枝，冠動脈，肺動脈に非特異的炎症が

225

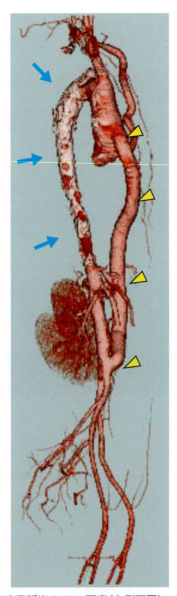

**図11　高安動脈炎のCTA写真(右側面図)**
高安動脈炎による異型大動脈縮窄症．胸部下行大動脈には，腹腔動脈分岐部の直上まで全周性石灰化と狭窄を生じている(青色矢印)．これに対し，上行大動脈から腹部大動脈の総腸骨動脈分岐部直上まで，人工血管によるバイパス術(黄色矢頭)が施されている．

起こり，閉塞性病変や拡張性病変を生じる．若年女性に好発するが，中年以降の発症や男性患者もみられる[6,7]．原因は不明だが，ステロイドや免疫抑制薬に反応することから，自己免疫的機序の関与が考えられている．患者は潰瘍性大腸炎と同じくHLA-B*52の保有率が高く，合併もみられる．炎症は年余にわたったのちに自然寛解する傾向がある．

発病初期には遷延する発熱や倦怠感，咳嗽など慢性感冒様の全身症状に加え，患部付近に疼痛(胸痛，腹痛，腰背部痛など)を生じることが多い[6]．日本人では大動脈弓分枝を含む罹患が多く，頭痛や頸部痛，眼・耳などの頭部症状や上肢痛などを生じる．動脈の壁肥厚による狭窄が進行すると灌流域の虚血症状(視聴力障害，失神，上肢・下肢の血圧低下や労作痛，大動脈・腎動脈の狭窄による高血圧や腎障害，心筋虚血，呼吸不全など)が現れる．一方で大動脈瘤や大動脈弁逆流を生じることも多い．大動脈弁逆流や高血圧は心不全につながる．

## 2 検査と診断

早期診断，早期治療によって血管病変の進行を阻止することが肝要である．罹患部位は多発性で広範囲にわたることも多いため，無症状の部分も含めた全身の動脈について画像検索を行う．発病初期には狭窄や拡張を生じていないことも多いため，3DCTや血管造影など内腔の形状だけを得る手段ではなく，動脈壁の炎症や肥厚像を検出できる診断法を用いる．

超音波画像検査では，罹患動脈に同心円状の均一な壁肥厚像がみられる．頸動脈で「マカロニサイン」と呼ばれるが，他部位の罹患動脈でも同様な像を呈する．壁肥厚と内腔狭小化は，炎症の早期治療によって軽減することもある．炎症活動期における造影CTの水平断では，後期相で造影効果を示す大動脈の壁肥厚(double ring sign)がみられる．また，$^{18}$F-FDG-PET/CTで動脈壁に全周性の高吸収像を呈する．慢性期の病変部には全周性石灰化がみられる(図11)．

## 3 治療方針

治療の基本はステロイドで，必要に応じて免疫抑制薬，生物学的製剤を用い速やかに炎症制御を

図る．保険未承認の薬が多いなか，生物学的製剤である抗IL-6受容体抗体トシリズマブが承認された．いったん生じた動脈瘤や大動脈弁逆流は，炎症寛解後も経年的に進行しうる．高血圧を含め狭窄病変による虚血症状や大動脈弁逆流による心不全が内科的に制御困難な場合，および動脈瘤破裂の危険がある場合は，外科的治療の適応になる．周術期に炎症があると再狭窄や吻合不全を生じやすいため，外科治療は炎症の寛解後に行うのが理想的である．炎症活動期に治療を要する際には，薬物で可及的に炎症を鎮静化して臨み，術後も炎症制御に努める．炎症活動性の評価法として，動脈壁の画像所見（肥厚の増減など）を有用視する意見もある．狭窄性病変に対する血行再建部位には，バイパス術であっても血管内治療であっても，動脈硬化疾患よりも高率に再狭窄が生じる．ことに患者が免疫抑制状態などハイリスクな場合には血管内治療が選択肢にあがるが，開存率はバイパス術に劣り，特に距離が長い病変では不良なことを念頭に治療計画を立てる[8]．

心血管合併症がコントロールされた患者は生命予後がよい．若年での罹患が多く，長年の経過で人工弁や人工血管吻合部位で離解や吻合部瘤などが生じうる[9]．生涯にわたり画像診断による追跡を要するため，被曝や侵襲性に配慮した検査法を選択する．

## f Buerger病

### 1 Buerger病とは

閉塞性血栓血管炎（thromboangiitis obliterans：TAO）とも呼ばれる．四肢遠位部の動脈内腔に分節的に炎症を伴う血栓と慢性閉塞を生じる疾患で，しばしば皮下の静脈炎も生じる．病理学的には，動脈で内弾性板が保たれる特徴がある．罹患は上肢よりも下肢に多い．20～40歳代の男性に好発し，喫煙との関連が深い．欧米に続き日

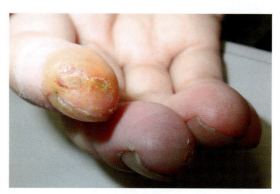

図12 Buerger病の手指の写真

本でも1970年代から激減している．原因は未解明だが，近年では歯周病菌の関与も報告されている[10]．

下腿以遠や前腕以遠の動脈に好発するため，初期症状は指趾の冷感やしびれ感，赤みを帯びた色調変化などで，やがてはチアノーゼを呈する．間欠性跛行は，初期には足底部に生じやすい．指趾に些細な外傷から潰瘍を形成しやすく，強い安静時痛を伴い，急速に壊疽へと進行することがある．しばしば四肢の皮下静脈に再発性・移動性の血栓性静脈炎（逍遥性／遊走性静脈炎）を生じ，皮膚に色素沈着を残す（図12）．

### 2 検査と診断

画像診断で，膝関節または肘関節以遠の動脈閉塞を確認する．閉塞像は途絶や先細り型が多く，側副血行路はコルクの栓抜き状，樹根状などを呈する[11]．動脈硬化性の変化は伴わない．発症はほとんどが50歳未満で，男性喫煙者での発症が典型的だが[12]，受動喫煙を含め喫煙歴が明確でない患者もある．若年発症で画像や病理の所見が一致し，膠原病をはじめとした他の疾患を除外できれば診断は可能だが，慎重な評価を要する[13]．虚血の程度は指尖容積脈波，指趾や足首の血圧測定，皮膚灌流圧，経皮酸素分圧などで評価する．Raynaud現象を疑う場合は，サーモグラフィーを用いた冷水負荷試験も有用である．

## 3 治療方針

治療法は未確立だが，禁煙（受動喫煙を含む）が大原則である．禁煙し，傷をつくらないよう肢を保護し保清すれば病状は改善することが多い．入院し禁煙と安静を保つのも有効である．逆に禁煙しなければ病状は進行し，肢の大切断にいたる危険が高まる[14]．

冷感やしびれ感に対しては抗血小板薬や血管拡張薬などの薬物療法を，間欠性跛行に対しては運動療法を行う．安静時痛や潰瘍があれば血行再建術を考慮する．下腿以下の病変が多く，バイパス用グラフトは自家静脈を原則とする．ただし，細径動脈が罹患するうえ，表在静脈炎に侵されグラフトとして適切な静脈がない場合があるなど，血行再建が困難な患者も多い．こうした患者には強力な疼痛管理に加え，交感神経遮断術やブロックの併用も考慮する．制御不可能な感染や壊疽に対しては肢切断が必要になる．

疾患自体は生命予後を左右しないが，のちに高齢となった患者では喫煙歴の影響を念頭に置き，悪性疾患，動脈硬化性の心血管疾患，呼吸器疾患などにも注意して経過を管理する．

## g Behçet病

## 1 Behçet病とは

口腔内アフタ，皮膚症状（結節性紅斑や皮下の血栓性静脈炎など），眼病変，外陰部潰瘍を主症状とする慢性再発性の全身疾患で，毛細血管をはじめ大型の動静脈や肺循環系までもおかす血管炎を本態とする．発症は20〜40歳代に多い．病変は非同時に経年的に出現しうる．原因は不明だが白血球の機能亢進が推定され，遺伝子素因としてHLA-B*51に加え日本ではHLA-A*26の保有率も高い．シルクロード地帯に多く，微生物などの環境因子の影響も大きいとされる．特殊型（消化器型，神経型，血管型）や喀血をきたす肺動脈瘤は，生命予後を左右する．肺病変や血管型の重症例は若年男性に多いとされる．皮下の静脈炎は皮膚症状に分類されるが，深部静脈血栓症との併存が多い．

血管型Behçet病は大型の動静脈をおかすものを指し，病変は深部静脈血栓症が最多である．下肢に多いが，上大静脈症候群やBudd-Chiari症候群を生じることもある．動脈では動脈瘤も，血管壁肥厚や血栓傾向による閉塞も生じる．動脈瘤は多発性で，体循環系では嚢状の仮性瘤を，肺動脈瘤は壁在血栓を伴う真性瘤を生じ，ともに破裂の危険が高い[15]．肺動脈には血栓症も塞栓症も起こりうる．脳静脈洞血栓症は神経型に含めるが，肺動脈病変との合併も多く，病態は血管型と類似する．

## 2 検査と診断

日本の診断基準では眼病変が重視され，経過中に主症状4項目すべてが出現すれば完全型と診断できる．主症状3項目，あるいは主症状2項目＋副症状2項目，あるいは定型的眼症状＋主症状1項目ないし副症状2項目が出現すれば不完全型と診断する．日本の血管型患者はしばしば眼症状を欠き[16]，不完全型と判定されることが多い．血管病変が典型的であっても主症状が未発症の患者は本症と診断できないため，既往症を含め全身を詳細に評価する[17]．検査でも動脈穿刺部に仮性瘤を生じうるため，診断手段に配慮する．

## 3 治療方針

血管型に対する治療は，ステロイドと免疫抑制薬（アザチオプリン，シクロホスファミドなど）の併用が主流である．また，保険未承認の薬が多いなか，特殊型に対し生物学的製剤である抗ヒトTNFαモノクローナル抗体製剤インフリキシマブが承認された．動脈瘤は手術を要する形態が多いが，吻合部瘤を生じやすく，やはり破裂の危険につながる．閉塞病変でも重度の虚血性障害では

手術が必要になるが，吻合部瘤に加えグラフトの血栓閉塞も高頻度である[18]．術後合併症の可能性が高いため，なるべく保存的治療を選択し，特に炎症活動期の手術は極力回避する．罹患血管に直接操作を与えない血管内治療の有効性が報告されるが，長期成績はまだ明らかでない．ステントの閉塞や端部の動脈瘤形成も指摘されており，慎重な適応決定を要する．深部静脈血栓症やこれに続発した肺塞栓症に対しては，血栓溶解療法や抗凝固療法を行う．肺出血の合併に注意する．下大静脈フィルターは血栓閉塞することが多く，血管壁の脆弱性も懸念されるため，安易な使用は避ける．

## h その他の血管炎および膠原病による血管病変

　ここではCVTがかかわる機会が比較的多い疾患を採りあげた．以下の疾患では全身性強皮症を除き，発熱など全身性の炎症症状を伴うことが多く，ステロイドを主軸に治療する．いずれにおいても必要に応じて免疫抑制薬や生物学的製剤，血栓予防のための抗血小板薬や抗凝固薬，血管拡張薬などを併用する．他にも小型血管炎ではしばしば皮膚症状が出現し，皮膚筋炎，Sjögren症候群，好酸球性多発血管炎性肉芽腫症などでみられる[19]．

### 1 巨細胞性動脈炎

　50歳以上の男女に好発する大型血管炎である．日本では高安動脈炎と同等の発症頻度が示唆され，中高年以降の発症者では鑑別が問題になる．リウマチ性多発筋痛症との合併が多い．古典的には主に頭蓋部の血管が罹患し，頭痛や咬筋跛行，脳症状，視聴覚障害などを生じる．特に失明を未然に防ぐ迅速な診断が求められる．確定診断は病理組織所見による．浅側頭動脈生検を行うが，陽性率は100％ではなく，画像診断も根拠に用いる．超音波検査では，浅側頭動脈のhypoechoic haloサインが診断を補助する．また，しばしば

頸動脈や鎖骨下〜腋窩動脈にも壁肥厚や狭窄を認める[20]．$^{18}$F-FDG-PET/CT（保険適用外）やCT，MRI，超音波検査などで，大動脈や頭蓋外の主幹動脈に炎症像を認めることは多い．頭蓋部に明らかな症状や病変を欠き，頭蓋外の所見で診断される患者もある．大動脈瘤や大動脈解離を発症するリスクもあるため追跡が必要である．

### 2 結節性多発動脈炎

　中・小型動脈の壊死性血管炎で，神経を含め多臓器を障害する．多発性の小動脈瘤や狭窄・閉塞が特徴で，腎動脈や内臓動脈に多くみられる．皮膚症状（皮下結節，皮斑，潰瘍など）の出現頻度は高く，下腿以遠に好発する．肢の虚血を生じることもある．

### 3 全身性エリテマトーデス（SLE）

　蝶形紅斑をはじめ多彩な皮疹・皮膚潰瘍や関節炎，内臓障害を生じる．20〜40歳代の女性に多い．指尖の梗塞や網状皮斑（リベド），Raynaud現象などがみられる．抗リン脂質抗体症候群を合併する頻度が高い．

### 4 抗リン脂質抗体症候群

　網状皮斑や皮膚潰瘍を初発症状とすることが多く，深部静脈血栓症，心筋梗塞，脳梗塞などあらゆる部位での動静脈血栓に加え，血小板減少，習慣性流産をみる．抗カルジオリピン・抗$\beta_2$グリコプロテインI複合体抗体，ループスアンチコアグラントが陽性である．

### 5 関節リウマチ

　血管炎がない患者でも，動静脈変性によって皮膚に重度の循環障害をきたし，うっ滞性や外傷性の潰瘍を生じやすい．悪性関節リウマチは，血管炎による重度の関節外障害を伴うものを指す．診断されるのは60歳代が最多で，中動脈から毛細血管，小静脈をおかす．生命予後が不良な全身血

管炎型と，血管内膜の線維性増殖を呈し皮膚潰瘍，肢端の潰瘍・壊死（通常は緩徐に進行し生命予後は良好）を呈する末梢動脈炎型がある．

### 6 全身性強皮症

皮膚や臓器の線維化を主徴とする．指足趾ではRaynaud現象やソーセージ様浮腫が先行したのち，皮膚の硬化・萎縮，血管の器質的障害へと進行し潰瘍・壊死をきたす．30〜60歳代の女性に好発する．治療には寒冷の回避，安静と肢端の保護が重要で，病初期や重症患者ではステロイドを用いる．デブリドマンや指趾切断は創の拡大や再燃を惹起しやすいため，なるべく保存的に自然脱落を待つ．

## i 動脈の機能性疾患

### 1 Raynaud病・症候群

Raynaud現象とは寒冷や精神的緊張が加わったときに，手足の末梢の小動脈が発作的に攣縮し血液の流れが悪くなり，指趾の皮膚が蒼白，暗紫になる現象である．冷感，しびれ感，痛みを伴うこともある．血流が回復すると逆に充血し赤くなる．Raynaud症状がひどくなると指先などに皮膚潰瘍を起こすこともある．Raynaud現象を引き起こす疾患として，原因が明らかでないRaynaud病と他の疾患に伴って起こるRaynaud症候群に分類される[21]．

Raynaud症候群の原因疾患を以下に示す．

膠原病：強皮症など

薬剤性：$\beta$遮断薬，エルゴタミン製剤

職業病：振動病，塩化ビニル

その他：手根管症候群，胸郭出口症候群

典型的なRaynaud症状を呈する場合，十分な問診により，Raynaud症候群かRaynaud病かを鑑別する．寒冷負荷サーモグラフィーは診断に有用である．

Raynaud症状を呈する症例は，禁煙と誘発刺激（寒冷や精神的ストレスなど）への曝露を予防することが重要である．薬物療法としては血管拡張作用を有する抗血小板薬，プロスタグランジン製剤，カルシウム拮抗薬などを用いる．

### 2 肢端紅痛症

動脈に器質的病変は認めないが，血管拡張により発赤・灼熱感・浮腫・疼痛をきたす疾患であり，本態性血小板血症や真性多血症など血小板が増多する疾患に合併する．原疾患の治療と抗血小板薬にて治療する．

### 3 複合性局所疼痛症候群（complex regional pain syndrome：CRPS）

従来カウザルギーと称されている外傷後疼痛症候群や反射性交感神経性萎縮症を含む症候群である．何らかの外傷（穿刺時やカテーテル損傷など）により末梢神経損傷を生じ，急性期には患側の灼熱感・浮腫・多汗症を生じる．その後，疼痛が持続し，皮膚萎縮や関節硬直をきたす病態である．早期には交感神経節遮断術が有用である．

## j 胸郭出口症候群・鎖骨下動脈盗血症候群

### 1 胸郭出口症候群（thoracic outlet syndrome：TOS）

腕神経叢や鎖骨下動静脈が胸郭出口で圧迫を受けることで生じる疾患群である．絞扼部位によって斜角筋症候群，肋鎖症候群，小胸筋症候群（過外転症候群）と呼ばれるものを総称して呼ぶ．発症年齢は比較的若く男女比は1：3，なで肩の女性や重いものを運ぶ人に多い．圧迫される障害の主体により神経性，静脈性，動脈性の3型に分類される．

神経性TOSは全体の97％を占め，主に整形外

D 他の末梢動脈疾患

**図13** 鎖骨下動脈盗血症候群症例
a：超音波検査では左椎骨動脈の逆流を認めた．
b：左鎖骨下動脈閉塞
c：バルーン拡張
d：ステント留置後

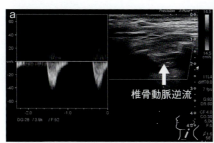
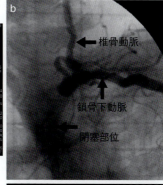
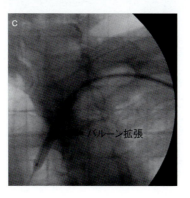
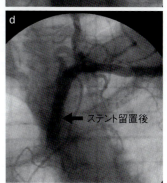

科で扱われる．症状はつり革につかまるときや物干しのときのように腕を挙げる動作で上肢のしびれ，頸・肩・腕の痛み，尺骨神経領域のしびれ・痛みを認める．静脈性TOSは2％を占め，一次性静脈血栓症はPaget-Schroetter症候群と呼ばれる．静脈圧排による上肢の疲労感，腫脹，疼痛をきたす．動脈性TOSは鎖骨下動脈が慢性的に圧迫され，狭窄と狭窄後拡張による瘤を形成する．上肢の虚血症状（冷感，しびれ，レイノー症状）と瘤からの末梢塞栓による手指虚血を生じる．

診断は整形外科医との連携が不可欠である．鎖骨上の前斜角筋部の圧痛を多くの例で認める．Adson, Roos, Wrightなどの人名を冠した誘発試験がある．整形外科的頸椎疾患の鑑別が最重要である．

治療は，上肢を挙上した位置での仕事や重い物を持ち上げる労働を避けるなどの予防と保存的治療を行う．静脈性は抗凝固療法を行う．頸肋が原因となっている場合は頸肋切除術も考慮される．

## 2 鎖骨下動脈盗血症候群

鎖骨下動脈の椎骨動脈分岐より近位部に高度狭窄または閉塞があるために，患側上肢の運動に際して逆行性に椎骨動脈から患側上肢に血流が流れ，椎骨脳底動脈循環不全を生じる場合を鎖骨下動脈盗血症候群という．鎖骨下動脈病変は粥状硬化や高安動脈炎に合併することが多い．

上肢運動時の脳虚血症状（めまい，眼前暗黒感，頭痛など）と上肢虚血症状（運動時の脱力やしびれ）が特徴的である．冠状動脈—鎖骨下動脈盗血症候群の場合は胸痛が生じる．

上肢血圧の左右差で見つかることが多い．超音波検査やCTなどの画像診断で鎖骨下動脈病変を診断する．椎骨動脈の逆流の診断は超音波検査が有用である．

症状が強い場合，外科的バイパス術を行うか，血管内治療（ステント留置術）を行う（図13）．

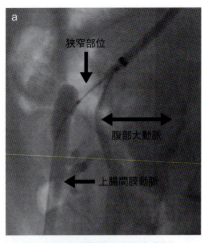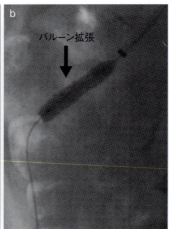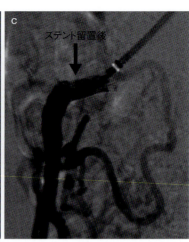

**図14 上腸間膜動脈高度狭窄症例**
a：上腸間膜動脈高度狭窄
b：バルーン拡張
c：ステント留置後

## k 腹部内臓動脈疾患

### 1 急性腸間膜動脈閉塞症

　心房細動からの塞栓症や急性動脈解離などにより急性腸管虚血をきたす．理学所見に乏しい急激な激しい腹痛が特徴である．腹部の身体所見がなくても，心血管疾患の既往のある患者，血管内治療後，心房細動や心筋梗塞後症例での急性腹症では急性腸管虚血の可能性がある．緊急造影CT検査と血管造影検査が有用であり，エコー検査は腸管虚血に伴う腸管ガスによって視野範囲が限られてしまうため有用性が低い．ACC/AHAガイドラインではクラスⅢとなっている[22, 23]．造影CTの普及により孤立性内臓動脈解離の症例が増えており，孤立性上腸間膜動脈解離が最も多い．緊急治療が必要であり，重症例では血管内治療や外科的血行再建術が必要である．開腹術による壊死腸管切除も併せて行う．

### 2 慢性腸間膜動脈閉塞症

　心血管系疾患の既往を持ち，原因不明の腹痛（食後の腹痛を訴えることがある），原因不明の体重減少，便通異常をきたす患者は慢性腸管虚血の可能性がある．腹痛や体重減少をきたす難治性の慢性腸管虚血では，血行再建術の適応がある．狭窄病変に対しては血管内治療（場合によっては外科的治療）を行う（図14）．

### 3 腹腔動脈起始部圧迫（正中弓状靱帯）症候群

　腹腔動脈が横隔膜正中弓状靱帯によって圧迫されることで血流障害が生じ，体位により変化する食後の腹痛，嘔気・悪心，体重減少などを生じる．膵頭部アーケードの動脈瘤発生危険因子である．外科的治療が考慮される．

### 4 腹部内臓動脈瘤

　腹部内臓動脈瘤はStanleyらの報告では脾動脈（60％），肝動脈（20％），上腸間膜動脈（5〜8％），腹腔動脈（4％）などに発生する．成因は粥状硬化

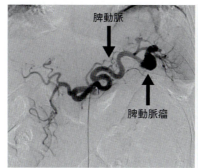
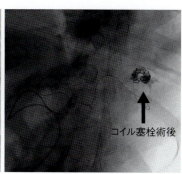

**図15** 脾動脈瘤症例
a：脾動脈瘤
b：コイル塞栓術後

性，線維筋性異形成，血管炎，膵炎の波及，中膜変性などがあげられる．脾動脈瘤は他の動脈瘤と異なり女性に多く（男女比は1：4），妊娠中の脾動脈瘤破裂率は高く死亡率も高い．破裂症例，仮性動脈瘤，2cm以上のもの，増大傾向を示す場合，妊娠中や妊娠予定の脾動脈瘤は治療対象である．血管内治療（コイル塞栓術（図15）やステント留置下でメッシュを介して瘤内コイルパッキングを行う）か外科的治療（動脈瘤切除術と血行再建術）を行う．

## 5 分節性中膜融解症（segmental arterial mediolysisi：SAM）

腹部内臓動脈が分節性に中膜壊死を起こす非炎症性・非粥状硬化性変性疾患である．約1/3の症例で多発するのが特徴である．動脈瘤を形成し，突然破裂して腹腔内出血をきたし緊急治療（出血部位臓器の切除術）の対象となる．結腸動脈（特に中結腸動脈），胃大網動脈，胃動脈に多い．

# I 糖尿病性足疾患

## 1 糖尿病性足病変（diabetic foot）とは

糖尿病足病変は末梢神経障害性，末梢血流障害性と両者の混在する糖尿病患者の下肢（主に足部）に生じる炎症，感染，皮膚潰瘍，足趾変形を伴う足底圧負荷所見，深部組織壊死性病変と定義[24]されている．

### （a）糖尿病性足病変の現状

1999年Kuzuyaらは[25]，糖尿病患者の2%が足病変に罹患しており，その0.6%が下肢切断にいたると報告している．すなわち950万人の糖尿病患者の2%・10.2万人が足病変に罹患しており，さらに0.6%・3.2万人が下肢切断にいたっていると考える．米国のNational Health and Nutrition Examinationの調査では，米国民の50%が糖尿病とも報告）され，日本においても足病変に罹患する割合は今後もますます増加してくるものと考えている．

### （b）糖尿病性足病変の発症様式

糖尿病の罹病期間，血糖管理状態，糖尿病合併症の状況，末梢動脈閉塞性病変の病態，生活様式により足病変が様々な病態を呈してくる．

足潰瘍の病因としては末梢神経障害性では知覚神経障害，運動神経障害，自律神経障害による病態と糖尿病性末梢血流障害による病態があり，障害を有する足に対して外傷，足変形，歩行による反復する圧負荷，低温熱傷などの外因により足潰瘍が生じてくる[26, 27]．足潰瘍に感染を伴うと積極的な全身管理と局所管理が必要となる．

## 2 足病変のリスクアセスメント

患者の歩行様式，足の外観（変形，皮膚病変），靴などの観察，神経障害・血流障害の評価を行う．
骨盤，股関節，膝関節の変型を伴う跛行などを

**各論** *2* **章** 脈管疾患の治療

#### 表3 糖尿病皮膚病変のリスク評価

| 低リスク | 足底の胼胝などの皮膚病変 |
|---|---|
| 中等度リスク | 足部変形，神経障害，軽度の下肢虚血 |
| 高リスク | 足部皮膚潰瘍の既往，感染の波及，下肢虚血増悪，足部壊疽 |

除外する．また足底圧上昇をきたすような足の関節可動制限の有無を自動，受動運動で確認する．足変形はシャルコー足変形，凹足変形，外反母趾，claw toe や hammer toe の足趾変形の有無を確認する．

皮膚病変では発赤，湿潤程度，肥厚，角質の硬化度，胼胝，鶏眼，白癬症，爪病変，水疱，潰瘍，壊疽などを確認する．局所の炎症所見（発赤，腫脹，熱感，疼痛）がある場合は細菌感染による蜂窩織炎，骨髄炎の診断も重要である．

神経障害の評価には罹病期間，自覚症状を問診で把握する必要がある．神経障害程度の判定には深部感覚を評価する振動覚検査，ピンプリック検査，深部腱反射などがあり可能であれば複数の検査を行うことが有益である[28]．

血流障害は足関節レベルでの足背動脈，高脛骨動脈の動脈拍動触知，ABI（ankle-brachial pressure index）で下肢慢性動脈閉塞症の評価を行う．動脈触知不良の場合はより中枢の閉塞性病変を評価するために血管超音波検査を行う必要がある．詳細な血行再建を計画する場合には MD-CTA，MRA などを併用する必要もある．

リスクアセスメントによるフットケア介入時期，内容を前もって判断するためにもリスク分類を考慮することも必要である**表3**）．低リスクであっても足部の免荷を含む継続した観察，患者教育を行う必要がある．中等度リスクの場合には，靴などを含む積極的な介入が必要であり有効と考えるが，現状では自己負担が生じる場合が多く，現場では思うような診療ができていないのが残念である．高リスクの場合は局所の外科治療，血行

再建術を念頭に置いた治療計画を組むことが肝要である．

これらの因子を多く有する場合は足潰瘍の発症リスクも高く，救肢目的の全身状態の把握，局所の病変進行の診断と同時にフットケアから集学的治療を行う必要がある．

### 3 フットケア

ケアに先立ち患者教育も重要である．また，糖尿病合併症による視力障害，末梢神経障害などがあると足部の自己管理もできなくなり，白癬症を高率に合併するため早期からのフットケアの介入が重要である．近年では透析病院などで積極的介入が行われており重症化を予防することに大変貢献している．また，筆者らの施設での臨床研究においても足壊疽を有する透析患者は低タンパク，低栄養状態を認めており，下肢切断時の周術期においても慢性的に低栄養状態であることが認められている．足部での血流量の多い組織は内在筋になるので，筋萎縮を防ぐためにも適切な栄養管理，内在筋のトレーニングを積極的に行うことが有効である．また，外的因子による慢性の足部圧負荷を防ぐことも重要である．特に，靴の選択も重要であり，糖尿病性神経障害などで足部の変形を生じている場合には個々の患者にあったインソールの選択なども重要である．まずは，診療時に全身体表面の評価で足部の観察を診察のプロトコールに入れることが肝要と思われる．

### 4 足病変発症の予防

生活習慣病の有無を的確に診断し，積極的に治療介入を行うことが必要である．また，糖尿病歴がある場合は経過観察中に血管超音波検査，脈波検査で下肢血流評価を行うことが重要である．糖尿病罹病期間が10年を超える場合は末梢神経障害による知覚障害が生じてくるため，足部の観察を行い足趾変形の有無，皮膚肥厚などを観察する必要がある．変形などがある場合は，整形外科に

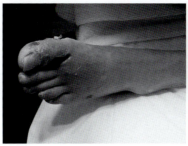
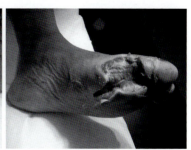

図16 糖尿病性足壊疽の患者で第1趾の腱に沿って感染の波及あり切開ドレナージ施行

よる矯正治療が必要か判断し，足底圧の評価を行い，適切な靴の装着，インソールなどの使用を考慮していくことも重要である．

透析が導入されている末期腎不全患者においては栄養状態の改善に努めることが重要であり，足部内在筋の萎縮を予防・筋肉の発達を促す足部の運動も推奨される．

フットケア外来などではチェックシートなどを利用し足の履歴をつくることが重要である．また，チーム医療として対応していくには経過観察中の写真記録なども情報共有，病態認識の統一に役立つものである．

糖尿病性足病変に関しては，フットケアの介入があると，体表所見・下肢虚血の評価が行われることが多いが，皮膚潰瘍，壊疽などの皮膚病変が生じない場合には積極的な足部虚血の評価を行っている施設はまだ少ないのが現状である．平成28年度に診療報酬改定があり日本透析学会，日本フットケア学会などの学術資料をもとに下肢末梢動脈疾患指導管理加算が算定されることになり，早期からの下肢の虚血評価が普及してきている．今後は下肢切断症例の発生率は減少に向かうものと推測される．

## 5 足病変の治療

足の構造により，単一科での対応は困難であり，皮膚病変に関しては皮膚科の関与，足趾変形に関しては整形外科，形成外科の関与，下肢血行障害に関しては血管内治療を専門とする診療科，血管外科の関与が必要である．それと併行してリ

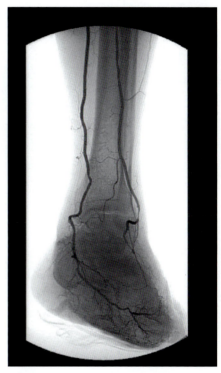

図17 糖尿病性足壊疽患者の動脈造影
足背動脈閉塞を認めるが足底動脈弓は良好に造影されている

ハビリテーション科，靴などの調整を行うシューズドクターも関与する必要がある．

実際には，皮膚病変が主体と判断していても，筋膜上に炎症巣を生じてくることもあり，骨髄炎を併発しているかの判断にはMRI，CTなどの画像診断で時期を失せず適切な処置を行っていく必要がある．

重症虚血肢，足部壊死を生じてくる患者においては，局所の管理が可能かの的確な判断のもと，

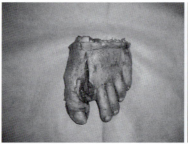
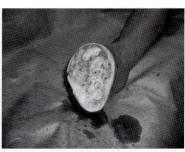

図18 足部の血流は良好のため感染巣の波及進展を防ぐためにリスフラン関節面で離断したが踵部までの感染進展は認めなかった.

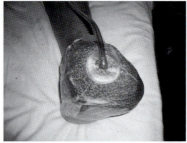
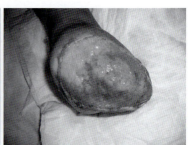

図19 足部断端部の持続吸引療法（VAC療法）を行い関節面は良好な肉芽が増生し退縮してきており植皮予定となった.

全身炎症をきたさないように感染管理を行い，下肢切断も念頭に多いて集学的治療を行っていく必要がある．糖尿病足病変から進行する足壊疽の診断にはX線写真，MRI検査による骨破壊像や骨髄炎の評価，MD-CTにおける感染巣の組織内進展を評価し感染巣が進展波及する前から全身的な抗菌薬投与，局所の創処置介入を行い適切な時期に切断レベルも考慮して管理していく必要がある[29]．血流障害が軽度であれば持続吸引療法（VAC療法）も救肢のためには有効な治療法である図16〜19).

## m blue toe syndrome

### 1 blue toe syndromeとは

blue toe syndromeとは胸部，腹部大動脈または腸骨動脈壁の不安定な粥腫や壁在血栓の破綻によりコレステロールを含む微小血栓が飛散し末梢の小動脈に塞栓を起こす結果起きる症候群である．腸管，腎臓，臀部，下肢に病変が出現しうる．特に足趾に起こる症候を blue toe syndrome と呼び，趾のチアノーゼ(図20)，皮膚の網状斑（Livedo reticularis），趾潰瘍・壊死がみられる．趾の虚血にかかわらず末梢動脈を触知することが特徴的である．造影CTで shaggy aorta と呼ばれる不整内膜血栓像がみられることが多い（図21).

### 2 治療方針

本症候群の治療法は確立されていない．

(a) 虚血組織への対応
① 局所の処置，保温，疼痛除去（内服，ブロックや局所麻酔塗布など）
② 血管拡張薬の局所，全身の投与
③ ステロイド：コレステロール結晶による微小血栓は塞栓した血管の周囲に炎症を惹起するため，虚血範囲より大きな範囲の障害が生じる．ステロイドは炎症を抑える目的で使用される．

(b) 塞栓源への対応
① 抗血小板薬，抗凝固薬の中止．
② スタチンの投与が有効という報告もある[30]．

D 他の末梢動脈疾患

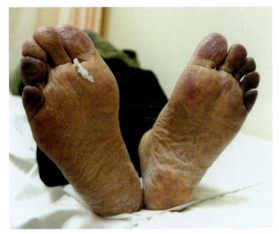

図20 趾のチアノーゼ

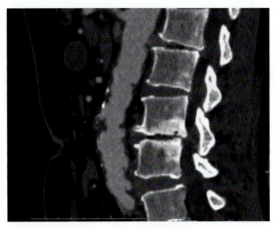

図21 shaggy aortaのCT矢状断像

③ LDLアフェレーシスが有効であったという報告もある[31].
④ 明らかな塞栓源がわかる場合において人工血管置換や，ステントグラフトによる大動脈内腔の被覆をすることもある．これらは限られたケースであり安易に行うべきではなく，治療による塞栓の増悪も起こりうる.

## 3 再発の予防

blue toe syndromeは長期にわたり増悪，寛解を繰り返すことがある．粥状動脈硬化のリスクファクターの除去（禁煙，血圧管理など）およびフットケアの指導を行う．

## n 動脈外傷

### 1 動脈外傷とは

四肢の外傷に伴う血管損傷は初期診断を誤ると，特に下肢の場合は肢切断にいたることがある．外傷の初期治療の際に血流障害が起きていないかを判断しておくことが重要である．

(a) 分類
① 鋭的外傷
筋，骨，神経との同時損傷となりやすく血管損傷は出血と末梢側の血流障害の両面を考慮した治療が必要である．創感染を伴うことも問題となる．
② 鈍的外傷
血管損傷については体表からは判断できないこともあり，受傷部位のみならず末梢側の診察も重要である．末梢の血流が悪い場合は受傷部位動脈の閉塞（図22）を疑う．

(b) 医原性動脈損傷
血管内治療やカテーテル挿入に際して血管の損傷が起こることがある．
① 穿刺部の損傷
1) 仮性動脈瘤：エコー下圧迫，塞栓物質注入，直達手術により止血を行う．
2) 動静脈瘻：瘻孔の大きさにより経過観察をとするか瘻孔閉鎖を行うかを判断する．
② カテーテルによる損傷
血管内治療が増えるに従い合併症としての血管損傷にも注意が必要である（図23）．

### 2 治療方針

(a) 出血に対するアプローチ
中枢側のターニケット，血管内アプローチによるバルーン遮断，中枢側動脈の露出による直接遮断などにより止血を行う．最近はステントグラフトの血管破綻部位への内挿も選択肢のひとつであ

237

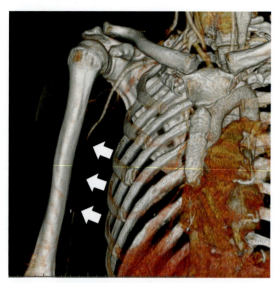

図22 トラックとブロック塀に上腕を挟まれた鈍的外傷による上腕動脈閉塞

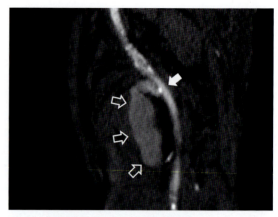

図23 大腿動脈に対する血管内治療（バルーン拡張）による大腿動脈破裂
白矢印は破裂部位，白枠矢印は仮性動脈瘤．

### （b）閉塞に対するアプローチ
#### ① 直達手術
　血行再建部の骨折，脱臼がある場合は血行再建の前に可及的速やかに骨，関節の固定を行う．
1） 血管形成，吻合：損傷部位を確認し，健常動脈同士を引き寄せ吻合する．
2） バイパス：創の感染のリスクがある場合は大伏在静脈グラフトなど自家組織を用いたバイパスを行う．適当な自家静脈がない場合は人工血管の使用も考慮される．

#### ② 血管内治療
　外膜が保たれている解離や血栓閉塞に対してはバルーン拡張，血栓吸引，ステント留置などにより血流を再開させることがある．

### （c）肢切断
　組織の挫滅が高度である，虚血時間が長い，高度の感染を併発しているなどの理由により肢の大切断が選択されることもある．

### ●文献
1) 日本脳卒中学会　脳卒中ガイドライン委員会（編）：脳卒中治療ガイドライン2015，共和企画，2015
2) Marie-Louise M.Gronholdt et al：Ultrasonic Echolucent Plaques Predict Future Strokes. Circulation **104**：68-73, 2001
3) North American Symptomatic Carotid Endarterectomy Trial（NASCET）Steering Committee: North American Symptomatic Carotid Endarterectomy Trial. Methods, Patient Characteristics, and Progress. Stroke **22**：711-720, 1991
4) Delaney TA et al：Occlusion of popliteal artery due to muscular entrapment. Surgery **69**：97-10, 1971
5) Desy NM et al：The eyiology and management of cystic adventitial disease. J Vasc Surg **60**：235-245, 2014
6) Watanabe Y et al：Current Clinical Features of New Patients With Takayasu Arteritis Observed From Cross-Country Research in Japan：Age and Sex Specificity. Circulation **132**：1701-1709, 2015
7) 渡部芳子：高安動脈炎．日本血管外科学会雑誌 **26**（1）：25-31, 2017
8) Serra R et al：Updates in Pathophysiology, Diagnosis and Management of Takayasu Arteritis. Ann Vasc Surg **35**：210-225, 2016
9) Miyata T et al：Long-term survival after surgical treatment of patients with Takayasu's arteritis. Circulation **108**：1474-1480, 2003
10) Iwai T et al：Oral bacteria in the occluded arteries of patients with Buerger disease. J Vasc Surg **42**：107-115, 2005

11) 阪口周吉, 三島好雄：血管造影所見報告Ⅰ：Buerger病について. 1976年度厚生省特定疾患系統的血管病変に関する調査研究班分科会報告書, p.1-38, 1977

12) Shionoya S：Buerger's disease：diagnosis and management. Cardiovasc Surg 1：207-214, 1993

13) 循環器ライドラインシリーズ(班長：磯部光章, 2015-2016活動), 血管炎症候群の診療ガイドライン(2017年改訂版), http:www.j-circ.or.jp/guideline/pdf/JCS2017_isobe_h.pdf(2019年4月閲覧)

14) 重松邦広ほか：Buerger病の長期予後について(全国アンケート調査結果)に関する研究. 難治性血管炎に関する調査研究, 平成15年度総括・分担研究報告書, p.115-119, 2004

15) Takeno M et al：Vascular involvement of Behçet's disease. Behcet's Disease, Ishigatsubo Y(ed). Springer, p.79-100, 2015

16) Ideguchi H et al：Behçet disease：evolution of clinical manifestations. Medicine 90：125-132, 2011

17) 石橋宏之：血管ベーチェット病とは何か？ 日本血管外科学会雑誌 26：19-23, 2017

18) Hosaka A et al：Long-term outcome after surgical treatment of arterial lesions in Behçet disease. J Vasc Surg 42：116-121, 2005

19) 藤本 学ほか：創傷・熱傷ガイドライン委員会報告-4：膠原病・血管炎にともなう皮膚潰瘍診療ガイドライン. 日本皮膚科学会雑誌 121：2187-2223, 2011

20) 高坂仁美ほか：【血管エコーで知っておきたい典型的な「サイン」】全身血管炎にみるサイン(マカロニサイン, ハローサイン). 超音波医学 44：129-136, 2017

21) 末梢閉塞性動脈疾患の治療ガイドライン(2015年改訂版), 日本循環器学会2014年度合同研究班報告, 2015

22) Hirsch AT et al：ACC/AHA 2005 practice guidelines for the management of patients with peripheral arterial disease (lower extremity, renal, mesenteric, and abdominal aortic)- A collaborative report from the American Association for Vascular Surgery/Society for Vascular Surgery, *Society for Cardiovascular Angiography and Interventions, Society for Vascular Medicine and Biology, Society of Interventional Radiology, and the ACC/AHA Task Force on Practice Guidelines(Writing Committee to Develop Guidelines for the Management of Patients with Peripheral Arterial Disease). Circulation 113：1474-1547, 2006

23) 2011 ACCF/AHA Focused Update of the Guideline for the Management of Patients With Peripheral Artery Disease(Updating the 2005 Guideline)：a report of the American College of Cardiology Foundation/American Heart Association Task Force on Practice Guidelines. Circulation 124：2020-2045, 2011

24) International Working Group on the Diabetic Foot (IWGDF)：Guidance 2015 http://iwgdf.org/guidelines-2/

25) 葛屋 健ほか：糖尿病の分類と診断基準に関する委員会報告. 糖尿病 42：385-404, 1999

26) 日本糖尿病学会(編・著)：糖尿病診療ガイドライン2016, 南江堂, 2016

27) 2015 図説 わが国の慢性透析療法の現況, (一般社団法人)日本透析医学会 統計調査委員会

28) 創傷・熱傷ガイドライン委員会報告－3：糖尿病性潰瘍・壊疽ガイドライン：日本皮膚科学会誌 122：281-319, 2012

29) 大谷則史, 高井佳菜子：特集：＜外科的血行再建を要するとき＞ 重症下肢虚血の際. 日本フットケア学会雑誌 15：1-6

30) Tunick PA et al：Effect of treatment on the incidence of stroke and other emboli in 519 patients with severe thoracic aortic plaque. Am J Cardiol 90：1320-1325, 2002

31) Hasegawa M et al：Apheresis in the treatment of cholesterol embolic disease. Ther Apher Dial 7：435-438, 2003

# E 下肢静脈瘤

## a 下肢静脈瘤とは

### 1 下肢静脈瘤の成因および病因

下肢静脈瘤は病因により頻度が最も高い静脈弁不全による一次性，静脈血栓症後に起こる二次性および静脈形態異常による先天性に分類され，一般的に手術対象になる症例は一次性下肢静脈瘤である．

下肢静脈瘤のリスク因子としては，高齢，妊娠，出産，遺伝的素因，立ち仕事，外傷などがあげられる．

### 2 病態

下肢静脈瘤は静脈高血圧，うっ滞が生じ，表在静脈拡張蛇行，浮腫，うっ滞性皮膚炎としての色素沈着やさらに重度になると脂肪皮膚硬化や静脈性潰瘍が認められ，自覚症状としては下肢の重量感，疼痛，夜間の足の吊り，瘙痒感などが認められる．また静脈うっ滞にて静脈瘤内に血栓が生じ，血栓性静脈炎にいたることもある．

一次性下肢静脈瘤では，静脈高血圧，うっ滞の多くが表在静脈である伏在静脈の弁不全からの静脈逆流によるが，さらに重症になると表在静脈と深部静脈の交通する穿通枝逆流（不全穿通枝），深部静脈逆流が関与する傾向にある．

二次性下肢静脈瘤では，既往歴に深部静脈血栓症を認めることが多く，血栓化深部表在静脈が再疎通する際に静脈弁が破壊され，静脈逆流が認められるようになる．さらに残存する血栓による静脈閉塞や不全穿通枝が加わり，一次性下肢静脈瘤より病態が複雑になる．

先天性下肢静脈瘤では，胎生期の静脈遺残などの表在深部静脈形態異常，静脈弁異常に加え，動静脈瘻により静脈うっ滞が生じるが，他覚的にも趾肢の奇形や色素沈着などが認められる．

### 3 検査と診断

一次性静脈瘤に関しては，一般診察，身体検査と脈波法，血管エコー検査で治療に必要十分な診断が可能であるが，二次性や先天性の場合にはさらに運動時静脈圧測定や静脈造影などの検査が必要になることもある．下肢静脈瘤の表記はCEAP分類に基づいて行うことが望ましく，特にC分類は広く日常臨床に使用されている（表1）[1]．

## c 治療方針

### 1 下肢静脈瘤に対する治療の適応

下肢静脈瘤は蜘蛛の巣状静脈瘤から静脈潰瘍を認める重症まで幅広く，見た目だけの静脈瘤であれば，経過観察だけにとどめておき，静脈うっ滞による自覚および他覚的症状を認める症例に治療を行う．

### 2 下肢静脈瘤治療法の選択（図1）[2]

治療法は伏在静脈逆流，静脈瘤自体と不全穿通枝，深部静脈病変と病態生理に応じた治療法を組

み合わせて行うこととなるが，一次性下肢静脈瘤では伏在静脈逆流遮断が最も重要とされ，さらに下肢静脈瘤切除や静脈潰瘍を有する重症例で，明らかな不全穿通枝を有する症例に対しては不全穿通枝処理が行われる．深部静脈逆流に対しては，伏在静脈逆流遮断により深部静脈逆流の軽減することが多く，伏在静脈遮断後でも，静脈うっ滞症状が強い場合は治療を考慮する．二次性静脈瘤に対しては，深部静脈閉塞のため，伏在静脈が重要な側副血行路になっていることもあり，伏在静脈逆流を認める場合でもその治療については慎重に進める必要がある．

## 3 伏在静脈逆流遮断術の実際

### (a) 下肢静脈瘤硬化療法

最近では界面活性剤である0.5～3％ポリドカノール1に対して空気，二酸化炭素3～4を混ぜて泡状にし，伏在静脈，静脈瘤に入れて，圧迫し，硬化剤流入部の静脈を閉塞させる．静脈瘤の大きさにて硬化剤の至適濃度を変更する．本法は外来で低侵襲に施行できる一方で，再疎通を含めた静脈瘤再発が静脈抜去術または血管内治療に比較して高い．合併症としては，静脈硬結部の疼痛，色

**表1 CEAP分類**

| 臨床分類 ||
|---|---|
| C0 | 視診，触診にて静脈瘤なし |
| C1 | 蜘蛛の巣状，網目状静脈瘤(径3mm以下) |
| C2 | 静脈瘤(径3mm以上) |
| C3 | 浮腫 |
| C4a | 色素沈着，湿疹 |
| C4b | 脂肪皮膚硬化，白色萎縮 |
| C5 | 潰瘍の既往 |
| C6 | 活動性潰瘍 |
| 病因分類 ||
| Ec | 先天性 |
| Ep | 一次性 |
| Es | 二次性 |
| En | 不明 |
| 解剖学的分類 ||
| As | 表在静脈 |
| Ad | 深部静脈 |
| Ap | 穿通枝 |
| An | 不明 |
| 病態生理的分類 ||
| Pr | 逆流 |
| Po | 閉塞 |
| Pr,o | 逆流と閉塞 |
| Pn | 不明 |

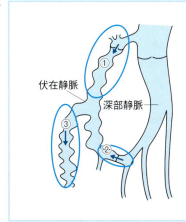

図1 一次性伏在静脈瘤に対する治療法

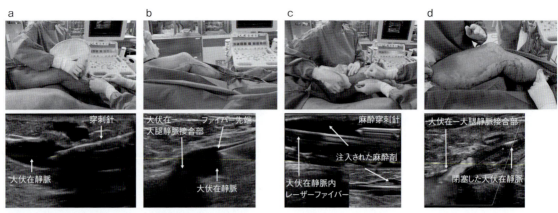

**図2 血管内レーザー焼灼術の手技（1）**
a：エコーガイド下の穿刺によるカテーテルアクセス
b：留置したシースよりレーザーファイバーの挿入，レーザーファイバー先端を大伏在―大腿静脈接合部より2cm離れた位置に留置
c：エコーガイド下に焼灼予定大伏在静脈周囲に低濃度大量浸潤麻酔
d：レーザー照射，連続牽引，術後評価（深部静脈開存と大伏在静脈閉塞）

素沈着，めまいやまれに深部静脈血栓症を認めることもある．

### (b) 高位結紮術

局所麻酔下に，大伏在静脈であれば鼠径部，小伏在静脈であれば膝窩部の小切開にて，深部静脈分岐部で周囲分岐静脈を含めて，結紮切離する．しかしこれだけでは，それ以下の伏在静脈逆流が残存することが多く，さらに末梢での追加結紮や硬化療法を組み合わせることが多い．合併症としては，創部感染，リンパ漏，出血などを認めることがある．

### (c) 静脈抜去術

従来から全身麻酔下に，高位結紮術に引き続き，伏在静脈にストリッパーを挿入し，それを抜き取る外科的手術であるが，侵襲性が高いものの，より根治性が高いと考えられてきた．最近では麻酔法の工夫により，軽い鎮静，神経ブロックと大量局所浸潤麻酔にて比較的に低侵襲にできるようになってきている．

合併症として出血，血腫，創部感染，リンパ漏，伏在神経障害などを認めるが，他の術式に比較し，術後疼痛がやや強い．

### (d) 血管内焼灼術

高周波（ラジオ波）やレーザーカテーテルを伏在静脈に挿入し，カテーテルより発する熱にて静脈を閉塞させる治療で，1990年代から欧米より臨床使用され，米国のガイドラインでは静脈抜去術より血管内焼灼術の推奨度が高い[3]．日本でも，2011年より保険適用になってからは，カテーテル機器の改良もあり，急速に臨床普及し，現在では最も施行される伏在静脈遮断法である[4]．その特徴は，局所麻酔下で低侵襲に施行でき，静脈抜去術と比較し，術後の疼痛や皮下出血の合併症が少ないもの，術後静脈閉塞率も高く，遠隔期再発率も遜色ない[5]．

本法は，特に急性期静脈血栓症や凝固異常症がある場合に適応から除外される[6]．

本手技には血管エコーガイドが必須であるが，神経ブロック，大量局所浸潤麻酔注入の際，カテーテルアクセス，カテーテル先端の位置確認，静脈焼灼状態，術後の深部静脈開存と伏在静脈閉塞状態の確認と幅広く利用される．典型的手技については図2に示す．

合併症として，皮下出血，伏在神経障害，まれ

に焼灼伏在静脈中枢端から深部静脈への血栓伸展や深部静脈血栓症を認めることがあり，術後の血管エコーによる経過観察が重要である．

　下肢静脈瘤自体に対しては，局所麻酔下の外科的静脈瘤切除や硬化療法が行われ，不全穿通枝に対して，直達的な筋膜上不全穿通枝切離やより確実な内視鏡下不全穿通枝切離が行われるが，欧米では，より低侵襲的な硬化療法や血管内焼灼術も普及している．深部静脈に対する治療は非常に限られているが，弁不全による静脈逆流に対しては弁形成術，弁移植術，静脈転位術，閉塞に対しては外科的バイパスやステント留置が考慮されることもある．

　下肢静脈瘤に対する包帯や弾性ストッキングによる圧迫治療も確立された治療法であるが，特に下肢静脈瘤重症例に対して，疼痛，浮腫改善に加え，静脈潰瘍治療には外科的治療より効果が高いと報告もある[7]．

## ●文献

1) Ekof B et al：Revision of the CEAP classification for chronic venous disorders：Concensus statement. J Vasc Surg **40**：1248-1252, 2004

2) 小川智弘：下肢静脈瘤治療のストラテジー．手術 **69**：647-651，2017

3) Gloviczki P et al：The care of patients with varicose veins and associated chronic venous diseases：Clinical practice guidelines of the Society for Vascular Surgery and the American Venous Forum. J Vasc Surg **53**：2S-48S, 2011

4) 佐戸川弘之ほか：一次性下肢静脈瘤の治療—本邦における静脈疾患に関するSurvey XVII. 静脈学 **27**：249-257, 2016

5) Lawaetz M et al：Comparison of endovenous ablation techniques, foam sclerotherapy and surgical stripping for great saphenous varicose veins. Extended 5-year follow-up of a RCT. Int Angiol **36**：281-288, 2017

6) 佐戸川弘之ほか：下肢静脈瘤に対する血管内治療のガイドライン．静脈学 **21**：289-309

7) Gohel MS et al：Long term results of compression therapy alone versus compression plus surgery in chronic venous ulceration（ESCHAR）：randomised controlled trial. BMJ **335**：83, 2007

各論

## 2章 脈管疾患の治療

# 深部静脈血栓症・肺血栓塞栓症

## a 深部静脈血栓症・肺血栓塞栓症とは

　四肢の深筋膜より深部を走行する深部静脈に生じた血栓を深部静脈血栓症（deep vein thrombosis：DVT）と呼び，表在静脈に生じ静脈壁の炎症所見を伴う血栓性静脈炎と区別される．上肢より下肢に生じやすく，血栓の存在部位により膝窩静脈を含み中枢の血栓を中枢型（近位型），膝窩静脈より末梢の血栓を末梢型（遠位型）と分類する．まれではあるが腸骨大腿静脈に急激に広範囲の血栓が生じると，下肢は腫脹緊満し，持続性の激痛やチアノーゼを呈し（有痛性青股腫），さらに動脈阻血まで進展すれば下肢の壊死（静脈性壊疽）から死の転帰をとるものがある．中枢型DVTの慢性期には静脈弁不全に伴う血栓後症候群（post-thrombotic syndrome：PTS）を生じうる．

　急性肺血栓塞栓症（pulmonary thromboembolism：PTE）はDVTが遊離し肺動脈を閉塞することで発症し，急性PTEの塞栓源の90％以上は下肢深部静脈あるいは骨盤内静脈由来である．DVTと急性PTEは一連の疾患群と捉え静脈血栓塞栓症（venous thromboembolism：VTE）と総称される．急性PTEでは肺動脈閉塞の程度や患者の有する心肺予備能によって，まったく無症状なものから発症とともに心停止に陥るものまで様々であり，発症時心停止に陥る症例では致死率が高く予後不良である．肺動脈血栓は多くは内科的治療に良好に反応し溶解するが，急性PTEのうち0.5～4.0％が慢性血栓塞栓性肺高血圧症に移行するとされる．

## b 深部静脈血栓症の治療方針

　急性期DVT治療の基本は，血栓の伸展や再発を抑制し症状を改善することと早期/晩期の合併症を予防することを主な目的とした抗凝固療法である．治療初期は未分画ヘパリン，フォンダパリヌクスあるいは直接作用型経口抗凝固薬（direct oral anticoagulant：DOAC）であるリバーロキサバン，アピキサバンのいずれかで治療を開始し，慢性期の二次予防薬としてはワルファリンあるいはエドキサバンも含めた3種類のDOACのうちのいずれかを選択する（図1）[1]．

　さらに腸骨大腿静脈領域の広範DVTに対しては，抗凝固療法に加え早期血栓溶解効果やPTS発症予防効果を期待してカテーテル的血栓溶解療法（catheter-directed thrombolysis：CDT）を中心としたカテーテル治療が用いられることがある（図2）[2]．下腿限局型DVTに対する抗凝固療法の必要性についてはいまだ十分に確立されるにいたっていない[3]．

### 1 抗凝固療法

#### (a) 未分画ヘパリン

　VTEを疑った段階で未分画ヘパリン5,000単位を静脈内投与し，診断確定後，持続静注あるいは1日2回皮下注にて投与する．症例により必要とされる投与量が大きく異なるため（10,000～

**図1** VTEに対する抗凝固療法

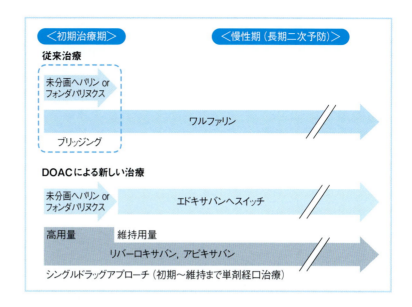

**図2** DVT(有症候性PTEなしの場合)の治療戦略案

(山田典一:日本内科学会雑誌 106: 1875-1881, 2017[1])を参考に作成)

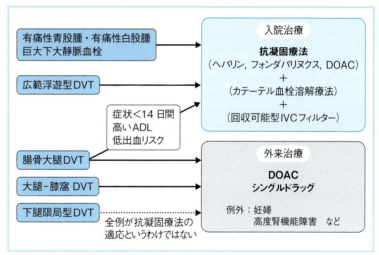

35,000単位/日),活性化部分トロンボプラスチン時間(APTT)を持続静注では6時間毎,皮下注では投与間隔の中間時点に測定し,速やかに治療域(コントロール値の1.5～2.5倍)になるよう投薬量を調整する.

**(b) フォンダパリヌクス**

1日1回の皮下注射で用い,投与量は患者体重50kg未満には5.0 mg,50～100 kgには7.5 mg,100 kg超には10.0 mgと3段階に設定されている.生物学的利用能が高く,ルーチンの血液検査によるモニタリングを要しない.ただし,クレアチニンクリアランス(Ccr) 30 mL/分未満の高度腎機能低下例には禁忌である.

**(c) ワルファリン(表1)**

上記の非経口抗凝固薬のいずれかで治療を開始し,ワルファリンを併用投薬のうえで2日連続してプロトロンビン時間国際標準化比(PT-INR)が治療域とされる1.5～2.5にあることを確認後に非経口抗凝固薬を中止する.

**表1** VTE治療に用いられる経口抗凝固薬の特徴

| | エドキサバン | リバーロキサバン | アピキサバン | ワルファリン |
|---|---|---|---|---|
| 作用機序 | 直接抗Xa | 直接抗Xa | 直接抗Xa | Ⅱ，Ⅶ，Ⅸ，Ⅹ因子合成阻害 |
| 投与量<br>投与回数 | 60 mg 1日1回 | 15 mg 1日2回3週間<br>⇒15 mg 1日1回 | 10 mg 1日2回1週間<br>⇒5 mg 1日2回 | 1日1回 |
| 初期治療での<br>非経口薬併用 | 必要 | 不要（重症PTE合併など症例によっては必要となることはある） | 不要（重症PTE合併など症例によっては必要となることはある） | 必要 |
| 減量基準 | 以下の患者は30 mgに減量<br>◆ Ccr 30〜50 mL/分以下<br>◆ 体重60 kg以下<br>◆ P糖蛋白阻害作用を有する薬剤（キニジン，ベラパミルなど）の併用 | なし | なし | PT-INRによる調整 |
| Tmax | 1.5時間 | 2.5〜4時間 | 3時間 | 4時間（最高抗凝固効果：72〜96時間） |
| 生物学的利用率 | 58.3％ | 60-80％ | 66％ | 99％ |
| 半減期 | 9〜11時間 | 7〜13時間 | 8〜15時間 | 32-42時間 |
| 排泄 | 35％腎排泄 | 70％腎排泄 | 25％腎排泄 | 主に肝代謝 |
| 中和法 | なし（開発中） | なし（開発中） | なし（開発中） | 静注用人プロトロンビン複合体製剤<br>ビタミンK |
| 食事の影響 | 受けにくい | 受けにくい | 受けにくい | あり（ビタミンK含有量の多い食物で作用減弱） |

### (d) DOAC（表1）

　リバーロキサバンとアピキサバンはVTE再発リスクが高い治療初期には維持用量の倍量を投与する高用量投与期間が設けられている．したがって一部の症例を除いて治療初期から単剤による治療（シングルドラッグアプローチ）が可能である（図1）．それに対してエドキサバンは高用量投与の設定がなく，基本的には非経口抗凝固薬の未分画ヘパリンあるいはフォンダパリヌクスを用いた適切な初期治療を行ったあとに投与をする（図1）．

　DOACは即効性を有し，採血による用量調節を必要としないため，DVT症例では外来治療が行いやすくなるとともに，入院期間の短縮にも貢

献している．

　エドキサバンはCcr 15 mL/分未満，リバーロキサバンとアピキサバンはCcr 30 mL/分未満の患者への投薬は禁忌とされている．

### (e) 抗凝固療法の継続期間

　VTEを生じた危険因子の種類によって決定する．手術や一時的な臥床など可逆的危険因子によって生じた初発症例に対しては3ヵ月間継続する．明らかな危険因子を有さずにVTEを発症した患者（特発性）では抗凝固療法中止後の再発率が高いことより，特発性VTE患者では少なくとも3ヵ月間継続し，それ以降の継続はリスクとベネフィットを勘案して期間を決定する．癌のような

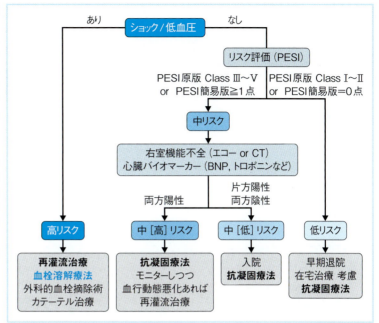

**図3 リスクに応じたPTE治療戦略**

血行動態安定例をPESI(pulmonary embolism severity index)を用いて中リスクと低リスクに分類．更に中リスクを心エコーやCT上の右室機能不全あり，かつ心臓マーカーも陽性の中［高］リスクとどちらかひとつが陽性あるいは両方陰性の中［低］リスクに分類．
中［低］リスクでは入院させて抗凝固療法．中［高］リスクであっても血栓溶解療法はルーチンの使用は推奨せず，抗凝固療法で治療．血行動態非代償への進展の臨床徴候がみられれば再灌流療法（血栓溶解療法，カテーテル治療，外科的血栓摘除術）を考慮すべき．
(Konstantinides SV et al：Eur Heart J **35**：3033, 2014[5])を参考に作成)

持続性危険因子を有する患者や抗凝固療法中止後の再発患者に対してはより長期間継続することが推奨されている[2]．

## 2 血栓溶解療法

DVTに対して日本で承認されている血栓溶解薬はウロキナーゼのみであるが，全身投与法は溶解効果が十分に得られないばかりかむしろ出血性合併症を増加させるため，推奨されない[3]．

## 3 カテーテル的治療

腸骨大腿静脈領域や下大静脈へ及ぶ急性期の広範なDVT，特に動脈閉塞を伴う重症度の高いDVTに対しては，カテーテルで血栓局所に高濃度の血栓溶解薬を投与できるCDTは，低用量の血栓溶解薬で高い血栓溶解と早期の症状寛解が期待できる[4]．CDTには，カテーテルを通して血栓溶解薬を持続的に投与するinfusion法と特殊なカテーテルを用いてカテーテル側孔から血栓溶解薬を間欠的に勢いよく吹き付けることで血栓の脆弱化や破砕を同時に期待するpulse-spray法とが

ある．CDTのよい適応としては，腸骨大腿静脈領域のDVT，症状発現から14日未満の急性血栓，良好な身体機能，1年以上の生命予後，出血リスクの低い患者とされる[3]．

## C 急性肺血栓塞栓症の治療方針

治療の中心が抗凝固療法であることはDVTと同じであるが，ショックや低血圧が遷延する広範型（高リスク）PTEに対しては，更に血栓溶解療法，カテーテル治療，外科的治療といった再灌流治療を使用する（図3）[5]．同時に残存DVT遊離によるPTE再発に対する予防を講じることも重要である．また，低酸素血症に対しては酸素投与，ショック，低血圧に対して昇圧薬を使用する．循環虚脱例や心肺停止直後例には経皮的心肺補助装置（PCPS）の使用を考慮すべきである．PTE急性期予後評価法としてPulmonary Embolism Severity Index（PESI）が用いられる（表2）．

**表2** PTEの予後評価（PESI：Pulmonary Embolism Severity Index）

| | 原版[*1] | 簡易版[*2] |
|---|---|---|
| 年齢 | 年齢 | 80歳以上で1点 |
| 癌 | 30点 | 1点 |
| 慢性心不全 | 10点 | 1点 |
| 慢性肺疾患 | 10点 | |
| 心拍数≧110/分 | 20点 | 1点 |
| 収縮期血圧＜100 mmHg | 30点 | 1点 |
| 酸素飽和度＜90％ | 20点 | 1点 |
| 男性 | 10点 | － |
| 呼吸数＞30/分 | 20点 | － |
| 体温＜36℃ | 20点 | － |
| 精神状態の変化 | 60点 | |

[*1] Class I（極低）：≦65点
Class II（低）：66〜85点
Class III（中）：86〜105点
Class IV（高）：106〜125点
Class V（極高）：＞125点

[*2] 30日死亡率
0点：1.0％
≧1点：10.9％

## 1 抗凝固療法

血行動態が安定している症例に対しては，基本的には抗凝固療法で治療する．抗凝固療法の使用方法や継続期間についてはDVTと同様である（**図1**）（前述のDVTの項を参照）．ただし，広範型PTE患者や血栓溶解剤使用例や血栓摘除術が必要なPTE患者に対するDOACの有効性・安全性は確立していないため，基本的には従来通りの未分画ヘパリンで治療を開始する．血行動態安定例のなかでも中［高］リスクに分類されるエコーやCTでの右心負荷所見陽性かつBNPやトロポニンといった心臓バイオマーカー高値例では治療経過をしっかりと観察し血行動態悪化傾向がみられれば，血栓溶解療法など再灌流治療を考慮すべきである（**図3**）．

## 2 血栓溶解療法

PTEに対する血栓溶解療法は抗凝固療法単独治療に比較し，より早期に肺動脈内血栓を溶解し血行動態を改善するため，出血のリスクを考慮したうえで主として広範型（高リスク）PTEに対して用いられる[5]．日本でPTEに対して承認されている血栓溶解薬はモンテプラーゼのみであり，13,750〜27,500単位/kgを約2分間で静注する．高齢者など出血性合併症の危険性が高い場合には投与量を減量するといった配慮も必要である．

## 3 カテーテル的治療

広範型PTEで血栓溶解療法禁忌例や無効例に対して，様々なカテーテルを用いて肺動脈内血栓を破砕あるいは吸引して血流を再開させるカテーテル的血栓破砕吸引療法が行われる．

## 4 下大静脈フィルター

下大静脈フィルターは下肢あるいは骨盤内の静脈血栓が遊離して肺動脈に流入するのを防ぐための器具であり，最近では一定期間内であれば回収が可能な回収可能型フィルターが中心に用いられる．フィルターの適応としては，活動性出血などを理由に本来行うべき抗凝固療法が使用できないVTE症例や，治療域の抗凝固療法下にもPTEを再発する症例に対しての使用が推奨されている．その他，重症PTEで中枢型DVTが残存し，遊離した際にショックや心停止になる危険性がある例に対する使用については有用である可能性が高いが専門家の間でも意見が分かれている．

## 5 経皮的心肺補助装置（PCPS）

PTEによる循環虚脱や心停止直後の症例に対し，迅速に導入することで，血栓溶解や手術などで血栓除去に成功するまでの間の重要臓器への血流を維持するために用いられる．

## 6 外科的治療

PTEにより心停止，循環虚脱をきたした極めて重篤な例，ショック，低血圧，右心不全を伴う広範型であるにもかかわらず抗凝固療法，血栓溶

解療法が禁忌である例や，血栓溶解療法など積極的内科的治療に反応しない例などには肺動脈を切開して直視下に肺動脈内の血栓摘除を行う外科的肺動脈血栓摘除術が行われる．

#### ◉文献

1) 山田典一：深部静脈血栓症と肺血栓塞栓症：最近の動向と治療戦略．日本内科学会雑誌 **106**：1875-1881，2017
2) 山田典一：深部静脈血栓症の最新治療．日医雑誌 **146**：37，2017
3) Kearon C et al：Antithrombotic Therapy for VTE Disease：CHEST Guideline and Expert Panel Report. Chest **149**：315, 2016
4) Haig Y et al：CaVenT Study Group.：Post-thrombotic syndrome after catheter-directed thrombolysis for deep vein thrombosis(CaVenT)：5-year follow-up results of an open-label, randomised controlled trial. Lancet Haematol **3**：e64, 2016
5) Konstantinides SV et al：Task Force for the Diagnosis and Management of Acute Pulmonary Embolism of the European Society of Cardiology. 2014 ESC guidelines on the diagnosis and management of acute pulmonary embolism. Eur Heart J **35**：3033, 2014

各論

## 2章 脈管疾患の治療

# 血管腫, 血管形成異常, 動静脈瘻

## a 血管腫, 血管形成異常, 動静脈瘻とは

　血管腫は，血管成分の細胞増殖が亢進した病変を指し，細胞分裂が正常な場合には血管形成異常と呼称される[1]．

　血管腫には様々なタイプがあるが，主に皮下や筋膜下に存在する腫瘍性病変が血流を示唆する所見を有し，時に動脈瘤を併存する．

　血管形成異常は先天性疾患のため血管構築や発生部位，臨床症状は多彩であり，動静脈瘻を伴う場合には瘻孔が複数存在し複雑な形態を示すために治療に難渋することが多い．

　臨床症状・所見が多彩であるが，主訴としては高流量に伴う血管痛，静脈鬱滞症状，静脈内血栓症による症状（疼痛や発赤）がみられる．深在性で中枢性の場合，心不全症状を来し，動静脈瘻が広範な場合には，まれに幼少期に血小板減少に伴う症状（Kasabach Merritt症候群）を呈することがある．四肢や体表に発生する血管形成異常では，下肢に発生することが多いParks-Weber症候群（Klippel-Trenauney-Weber症候群：一肢全体に動静脈瘻が多発し，骨軟部組織の肥大により肢長に左右差を生じる）のように外観から診断が容易な場合もあるが，皮膚変化が少ない症例もまれにあり，連続性血管雑音の聴取，血管エコーにおいて静脈において動脈波形を認めることにより診断する．さらにMRIで血管形成異常の範囲と腫瘍性成分の有無，血管造影により動脈相における瘻孔の範囲と静脈への流出速度を評価する．

　Jacksonらは[2]，血管形成異常を高流速型と低流速型に分けている．低流速型では，①毛細血管形成異常，②リンパ管形成異常，③静脈形成異常，④Klippel-Trenaunay症候群があり，他方，高流速型では，①動静脈奇形，②Parkes-Weber症候群（Klippel-Trenauney-Weber症候群）があげられる．

　動静脈瘻（arteriovenous fistula：AVF）は，先天性疾患である血管形成異常の一部に認められ，また後天性では外傷性，医原性血管損傷に起因することが多い．

　臨床症状・所見は，大血管か中小血管，また発生部位（深在性か表在性）によって異なるが，瘻孔自体による局所症状と心負荷による症状に大別される．深在性の場合は無症状のことが多く，他疾患を疑い造影CTなどを施行した際に診断されることが多い．瘻孔が中枢性で大きい場合には，まれに心負荷から心不全症状を呈する．

　大血管で深在性では，代表的な疾患として腹部大動脈瘤-下大静脈瘻があるが，腹部の連続性血管雑音，造影CT早期相での下大静脈の造影効果によって診断可能である．

　中小血管で深在性は，医原性損傷による場合や肝臓穿刺後が多く，稀に外傷後の遠隔期に腎動静脈瘻を形成することがある．浅在性としては血管造影後の動静脈瘻が多い（図1）．

　これらは全身どこにでも発生しうるが，本項では四肢や体幹部に発生した場合の治療について概説する．

**図1 血管造影による穿刺後の動静脈瘻のエコー所見**
上腕動脈と静脈間に動静脈瘻（径：2.2 mm大）が認められる．

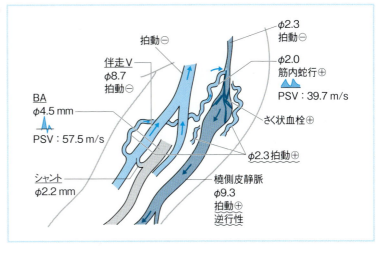

## b 血管腫

皮下や筋膜直下で関節から離れていれば単純切除となるが，動静脈瘻を伴う可能性がある場合には，その程度に応じて，①単純切除か，②事前に血管内治療を実施したあとに切除する．

## c 血管形成異常の治療方針

### 1 低流速型

低流速型では，1）毛細血管形成異常に対してはレーザー照射が中心となる．2）リンパ管形成異常に対しては，硬化療法が有効なことがあり，高度な場合には複数回に分けて切除術を施行する．3）静脈形成異常に対しては，弾性包帯やストッキングによる圧迫，硬化療法が有用である．また異常静脈内にレーザー焼灼術が有効性があるが，硬化療法やレーザー焼灼術は再開通による再発があるため，病変がある程度限局している場合には外科的切除術を実施する．4）Klippel-Trenaunay症候群（図2）に対しては，弾性ストッキングによる圧迫とともに，疼痛や潰瘍症例に対しては静脈瘤切除術，不全穿通枝結紮術やレーザー焼灼術を実施する．

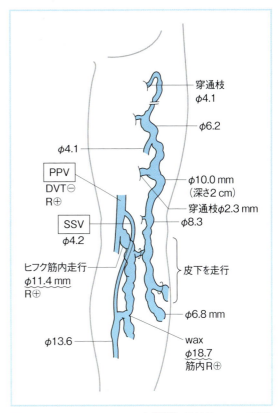

**図2 Klippel-Trenauney症候群におけるエコー所見**
本症例では，皮下および筋膜下の静脈不全とともに深部静脈や筋内静脈の不全も認められる．

### 2 高流速型

高流速型では複雑な動静脈瘻を認めるため，治

療適応は，NSAIDsによる鎮痛薬での疼痛管理が困難な場合や，静脈うっ滞に伴う広範な色素沈着や潰瘍形成を伴う場合，静脈内血栓症を繰り返す場合，さらには出血をきたす場合などである．根治性が得られることはまれであり，近年では症状軽減を目的とした血管内治療を繰り返し行うことが多く，時に血管内治療と外科的切除術を併用することがある[3~5]．

## 3 切除術

切除術に際してはnidusも含めて広範に切除することが望ましいが，他の構造物との関係で完全切除が困難なことが多い．流入動脈の結紮は禁忌であり，血管内治療を実施できなくなるのと，根治性が得られるわけではないので，太い流入動脈を結紮することは避ける．出血量を減らす目的で切除術前に血管内治療を実施することが多く，この場合でもできるだけnidusを切除するか塞栓することが望まれる．潰瘍形成や出血を認める場合には，部分切除も適応となりうる．

## 4 血管内治療

血管内治療は有用性が高く，外科的切除術前に実施するか，単独で複数回実施する．前述したように術前に血管内治療を実施することで出血量を減らすことが可能である（猪狩 2013）．血管内治療に際しては，様々な塞栓物質が用いられており，瞬間接着剤系（NBCA），硬化剤系（アルコール，EO（オルダミン），AS），金属コイル，離脱式コイルに大別される．NBCAは，リピオドールを混合して静脈系に流出しないように比率を変えて用いられており，high-flow型のnidusを塞栓するのに使用する．ただし内皮細胞障害による閉塞は永続しないことより効果が限定的となることがある[6]．EOは静脈瘤の硬化療法に用いられており，疼痛を惹起しない副作用の比較的少ない硬化剤である．low-flow型や血流遮断下で用い

られ，血管腫に対して経皮的注入で治療する際にも用いられる．プラチナ製コイルや離脱式コイルは，塞栓物質として良く用いられるが，nidus近くのできるだけ小口径の動脈を個別に塞栓することにより，良好な中期成績が得られやすい．

## d 動静脈瘻の治療方針

後天性の場合には，外傷や医原性血管損傷に起因するため，多くは瘻孔が単発性であり，血管内治療や手術によって根治することが多い．

治療法としては，腹部大動脈瘤—下大静脈瘻に対しては，大動脈瘤切除＋Y型人工血管置換術や大動脈瘤ステント留置術が適応となる．血管造影後の動静脈瘻は，小さければ自然消退する報告もあり経過観察とするが，一定の基準はないものの流量が300 mL/分程度以上では経過とともに瘻孔の増大から血流量が増大し治療適応となるため，早期での瘻孔閉鎖術を実施するのが望ましい．

### ● 文献

1) Mulliken JB, Glowacki J：Hemangiomas and vascular malformations in infants and children：a classification based on endothelial characteristics. Last Reconstr Surg **69**：412-422, 1982

2) Jackson JE et al：Treatment of high-flow vascular malformations by venous embolization aided by flow occlusion techniques. Cardiovasc Intervent Radiol **19**：323-328, 1996

3) Igari K et al：Surgical treatment with or without embolotherapy for arteriovenous malformations. Ann Vasc Dis **6**：46-51, 2013

4) Lee BB, Bergan JJ：Advanced management of congenital vascular malformations：a multidisciplinary approach. Cardiovasc Surg **10**：523-533, 2002

5) Lee BB：Changing concept on vascular malformation: No longer enigma. Ann Vasc Dis **1**：11-19, 2008

6) Ikoma A et al：Pathologic evaluation of damage to bronchial artery, bronchial wall, and pulmonary parenchyma after bronchial artery embolization with N-butyl cyanoacrylate for massive hemoptysis. J Vasc Interv Radiol **22**：1212-1215, 2011

## 2章 脈管疾患の治療

# H リンパ浮腫

### a　リンパ浮腫とは

リンパ浮腫の発症には，全身の皮下組織に分布して走行するリンパ管系の解剖・生理や，組織間液を吸収して生成されリンパ管内を運搬されるリンパ液の特徴が関係している．

皮下組織内のリンパ管は，図1のように体液区分線により流れる方向が変わり，管内のリンパ液はそれぞれ所属の頸部・腋窩・鼠径リンパ節に流入している．リンパ管は静脈と同様に逆流防止弁構造があり，動静脈にはない自動運動能を有するため，リンパ液は合流しながら逆流することなく中枢方向に運搬され，最終的に頸部の左右静脈角から鎖骨下静脈に流入している[1]．

リンパ管系のどこかが損傷され，リンパ管に吸収されるはずであった組織間液が皮下組織内に過剰に貯留すればリンパ浮腫を発症する．進行するとリンパ管内から組織間へリンパ液の逆流（dermal backflow：DB）がみられる．リンパ液は蛋白成分や白血球などの細胞成分を運搬しているが，リンパ浮腫ではそれらが組織間に過剰となり特徴的な線維化や脂肪組織の増加など器質的変化がみられる．リンパ管機能が正常であるその他のむくみでは，組織間液の性状がリンパ浮腫とは異なり器質的変化がなく改善させやすい．

またリンパ液は血液とは異なり凝固しないため，リンパ節郭清後も自動運動で側副路から正常なリンパ管系に運搬される．同じ手術を受けても，側副路が十分な症例ならリンパ浮腫を発症し

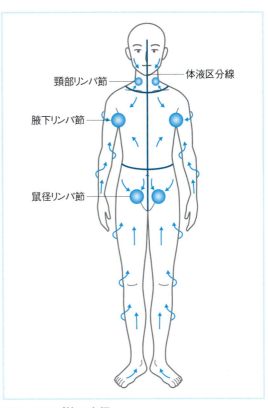

**図1　リンパ管の走行**
全身皮下組織の集合リンパ管は，体液区分線（体正中・鎖骨の高さ・臍の高さ）で走行が変わり左右頸部・腋窩・鼠径リンパ節に流入している．ただ体液区分線の部分にも細いリンパ管同士の交通（連絡路）があり，どこかのリンパ節が損傷された際にはこの連絡路が側副路として働く．

ないのかもしれない．同じ損傷が静脈系に生じれば，静脈内に血栓が形成され急激な患肢の腫脹が生じるが，リンパ管内には血栓は形成されないため，リンパ浮腫は通常ゆっくりと発症して進行する．

253

**表1　主な日常生活指導の内容**

| リンパ浮腫の悪化要因 | 対処法 |
|---|---|
| 長時間の座位・立位・下肢の下垂<br>（例）立ち仕事・旅行・冠婚葬祭・家人の看病・草むしりなど | 患肢の挙上や安静の時間を多めにとり弾性着衣による圧迫や適度な休養が必要 |
| 過度の運動・重労働<br>（例）山登り・引越し・球技など | 運動時も十分圧迫を行う<br>不要な運動はできるだけ避ける |
| 患肢の炎症 | 炎症改善まで抗生剤投与と安静が必要 |
| 薬剤（抗癌薬，降圧薬，消炎薬など） | 薬剤投与や変更後に急激に浮腫が発症・悪化した場合薬剤性を考慮する |
| 皮膚アレルギー・熱傷など | 原因を避け早期に治療が必要 |
| 全身疾患（心不全・肝障害・腎障害癌の進行など） | 浮腫の発症・悪化時に全身疾患も精査し必要なら併せて治療を行う |
| 静脈疾患（静脈瘤・深部静脈血栓症など） | 超音波検査などで静脈疾患の合併があれば併せて治療する |

## b　治療方針

国際リンパ学会で推奨されているリンパ浮腫に対する保存的治療[2]は，「複合的理学療法（combined physical therapy：CPT）」と呼ばれており，①スキンケア，②用手的リンパドレナージ（manual lymphatic drainage：MLD），③圧迫療法，④圧迫下での運動療法から構成されている．日本では，CPTに日常生活指導を加えた「複合的治療」が2016年に保険収載された．この各内容について簡単に解説する．

### 1　日常生活指導

心臓に戻る流れの静脈・リンパ管に異常があれば当然むくみという症状があらわれる．流量が少なく自動運動しているリンパ管よりも，流量が多く安静時はうっ血しやすい静脈は，肥満や下肢下垂する時間が長いだけでも還流障害がみられてむくみやすい．以上から静脈還流障害がリンパ浮腫の悪化要因と考えることができ，静脈うっ血を避ける日常生活を指導する必要がある．

主な生活指導内容を**表1**に示したが，静脈還流障害以外でも薬剤や全身疾患も悪化要因となるため，適切な指導を行うためにもまず患者への十分な問診を心がける．

### 2　スキンケア

患肢の皮下組織には蛋白分が多く，適温であり細菌が増殖しやすい．細胞性免疫に関与するマクロファージなど白血球成分は，リンパ節まで輸送されずに皮下組織に貯留しており，本来の感染防御機能が発揮されていない可能性がある．これらが患肢に蜂窩織炎を発症しやすい理由と考えられる．蜂窩織炎はリンパ浮腫の急激な悪化につながるため，可能な限り避ける必要がある．

患肢に細菌を侵入させないためには，皮膚表面からの侵入を防ぐために皮膚合併症（白癬症やひび割れ，巻き爪など）を治療する必要性がある．過度に湿潤や乾燥することを防ぐスキンケアも有効であり，患肢の鍼灸治療や外傷には注意が必要である．

### 3　MLD

MLDは，患肢に貯留した過剰な組織間液を正常に機能しているリンパ管系に誘導するために行う．実際の手技は複雑であり詳細については他書[3]に譲り，今回はその理論について簡単に解説する．

リンパ液はリンパ管内で凝固しないため，皮膚を軽く刺激する程度で管内を移動させることが可

表2　リンパ浮腫の部位と誘導先のリンパ節

| 損傷されているリンパ節<br>（主な原因疾患） | リンパ浮腫発症部位 | 誘導すべき<br>正常リンパ節 |
|---|---|---|
| 頸部リンパ節<br>（頭頸部癌，悪性リンパ腫など） | 顔面・頸部など | 反対側頸部・同側腋窩リンパ節 |
| 腋窩リンパ節<br>（乳癌，悪性リンパ腫など） | 手術や治療側の上肢，胸背部 | 反対側腋窩・同側鼠径リンパ節 |
| 骨盤内・鼠径リンパ節<br>（婦人科癌，泌尿器科癌など） | 両側または片側下肢，下腹部など | 患肢と同側の腋窩リンパ節 |

能である．また組織間液も皮下組織の間隙を移動させることができる．つまり患肢に貯留したリンパ液・組織間液は，皮膚・皮下組織をマッサージするように刺激することで任意の方向に移動できる．ただ患肢だけの治療では，組織間液は中枢部分（上腕上部や鼠径部）に移動するだけである．そこからは図1に示した体幹部のリンパ管連絡路を利用して休液区分線部分を越え，正常に機能している腋窩や鼠径リンパ節まで誘導することが必要である．以上がMLDの理論である．表2にあげたように，損傷されたリンパ節の所属領域にリンパ浮腫を発症するが，隣接した正常なリンパ管系がMLDで誘導する先のリンパ節となる．「下肢のリンパ浮腫は腋窩に，上肢の浮腫は鼠径に」が基本となる．

## 4 ┃ 圧迫療法

圧迫療法は，難治性のむくみを治療する有効な手段であるが，むくみという症状を改善させる「対症療法」であって「根治療法」ではないため，圧迫を中止すると再び悪化する．特にリンパ浮腫には他の根治療法がないため，圧迫は欠かせない．リンパ浮腫に対する圧迫方法は複雑であり，実際の治療材料や手順については他書[4]を参考にしていただきたい．

むくみの治療に圧迫が必要な理由として，①重力による組織間液の四肢末梢への移動を抑える，②毛細血管から組織間への漏出を減らし組織間液の増加を防ぐ，③皮下静脈を圧迫することで静脈還流を増加させる，などが考えられる．リンパ浮腫ではさらに，④リンパ管から組織間隙へのDBを減少させること，が含まれる．またリンパ浮腫の悪化要因のひとつは静脈還流障害であり，組織間液の減少によりリンパ管への負担が少なくなる．つまり圧迫療法には，リンパ浮腫の「悪化防止」および「治療」の両面がある．

圧迫には弾性包帯と弾性着衣（弾性ストッキング・スリーブ・グローブ）を使用する．両者の特徴を表3にまとめた．重症患者に対しては入院とし，弾性包帯で十分浮腫を改善させたのちに，弾性着衣で圧迫する集中治療を行うことが多いが，軽症例は弾性着衣のみでコントロール可能である．既製の弾性着衣にはいろいろなサイズや圧迫力・形状があるため，患者に適した着衣を指導するうえで多くの臨床経験が必要である．特に図2のように弾性着衣が関節で食い込むと，同部から末梢に浮腫の悪化がみられる．食い込みにくい弾性着衣（たとえばパンティーストッキングは片脚タイプより食い込みにくい）の選択や患者が着用している状態を実際に確認するなど，弾性着衣の食い込みを少しでも減らすような指導が必要である．

## 5 ┃ 圧迫下での運動療法

下肢の静脈還流を改善させるためには，下腿の筋肉ポンプを使う運動療法が有効である．またリ

表3 圧迫方法の比較

| | 弾性包帯 | 弾性着衣 |
|---|---|---|
| 利点 | ・圧迫力を変更できる<br>・重症例やリンパ漏例など，どのような患肢の状態でも使用できる<br>・主に浮腫の改善に使用 | ・外出や日常生活に向いている<br>・患肢の状態でいろいろなタイプを使い分けることが可能<br>・浮腫の悪化防止に使用 |
| 欠点 | ・外出には不向き・包帯の使用方法が複雑で専門的に習得する必要がある | ・重症例には使用困難・誤ったはき方で関節に食い込むと浮腫が悪化することがある<br>・着脱にコツがあり，高齢者には手伝いが必要 |

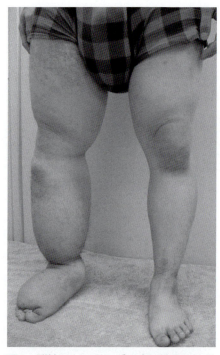

図2 弾性ストッキングの食い込みによる悪化（右下肢原発性リンパ浮腫）

弾性ストッキングが鼠径部・膝窩部・足関節部で食い込み，下腿・足背の浮腫が悪化し皮膚の硬化も著明であった．

## 6 治療法の選択

　複合的理学療法のうち，「日常生活指導」「スキンケア」は上肢・下肢リンパ浮腫患者に共通する治療内容である．ただMLDや圧迫療法に関しては，上肢と下肢ではまったく方針が異なり，運動内容に関しても違いがある．

　上肢リンパ浮腫の特徴は，日中に肘関節を曲げることが多く弾性着衣食い込みやすいことと，下垂することが少なく重力の影響による悪化が少ないということである．下肢リンパ浮腫の特徴は，足・膝関節で食い込みやすく，重力の影響や静脈うっ血により浮腫が容易に悪化することである．

　当院では，発症早期の上肢リンパ浮腫は圧迫を優先せずMLDを中心に治療し，重症例は弾性包帯で症状を軽減させてから弾性スリーブ・グローブを使用するなど圧迫による食い込みがないように工夫している．逆に下肢リンパ浮腫は軽症のうちから重力に対抗できる圧迫療法を開始し，症状悪化の程度により弾性ストッキングを変更して使用するなど工夫している．

ンパ管は皮下組織内を走行しているため，患肢の表面から弾性着衣で圧迫すると，筋肉運動がリンパ管を刺激してリンパ液の移動を促進する．あまり強い運動は必要でなく，関節の運動など毎日できるような簡単な運動を続けるように指導する．

## c 複合的治療の注意点・禁忌

　複合的治療はリンパ浮腫に有効な保存的治療であるが，蜂窩織炎や深部静脈血栓症の急性期にはMLDや圧迫療法は禁忌となる．また心不全などの全身疾患や進行癌の症例では，全身状態に注意

しながら慎重な圧迫が必要となる.

　複合的治療のうちMLD以外は，リンパ浮腫以外でむくみに難渋している患者に対しても有効であり，当院では全身状態を確認しながら圧迫療法を積極的に指導しているが，対症療法としては非常に有効な方法と考えている.

● 文献
1) 小川佳宏：リンパ系の解剖・生理. リンパ浮腫の治療と
ケア，第2版，佐藤佳代子(編)，医学書院，p.1-8，2010
2) International Society of Lymphology Executive Committee：The diagnosis and treatment of peripheral lymphedema. Lymphology **49**：170-184, 2016
3) 佐藤佳代子：医療徒手リンパドレナージ. リンパ浮腫の治療とケア，第2版，佐藤佳代子(編)，医学書院，p.63-108，2010
4) 佐藤佳代子：医療徒手リンパドレナージ. リンパ浮腫の治療とケア，第2版，佐藤佳代子(編)，医学書院，p.109-130，2010

各論

## 2章 脈管疾患の治療

# I ナースによるフットケア

## a 末梢動脈疾患のフットケア

### 1 足観察と評価

末梢動脈疾患（PAD）の90％以上は閉塞性動脈硬化症（ASO）であり，糖尿病患者や，透析患者では動脈石灰化を伴う下腿病変を合併しやすい[1]．重症虚血肢（CLI）にいたっては，難治性潰瘍や壊疽により，下肢切断の危機，QOLの低下，生命予後不良という重大な問題も抱える．またASOは全身疾患の一部分症として，下肢動脈の閉塞のみならず，冠動脈疾患や脳血管疾患を伴っている頻度が高いとされている．したがってPADのフットケアは，原疾患の管理と合併症の予防，異常の早期発見，重症患者への精神的慰安を含めた緩和ケアと患者教育が必要となる．

### 2 アセスメント

PAD患者のアセスメントは問診，視診に続き，触診，聴診を行い，判断，評価する（図1，p.23，表3参照）．

(a) 問診
原疾患，合併症，生活背景を知る．初診時は看護計画を立てる．

(b) 視診
足の写真を撮る．誰がみても経過がわかり，足を評価できるようにしておく．

(c) 触診
① 爪，皮膚，変形，履き物を観察し，足観察

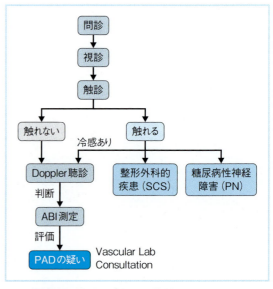

図1 看護師でもできるPAD診断のチャート

表に記載する．
② 神経障害，血流障害は，p.24の図3に示す物品を用いて確認する．
③ 足観察用紙は，学会などで推奨されているものがあるが，それらを基本として，使用するメンバーで使いやすいものを作成することが望ましい．
④ 近年はチェック式にフリー記述を併用した足観察表が多く用いられている．

(d) 聴診
① 超音波血流計（ドプラ）を用いて血流障害の有無を確認する．
② ドプラがない施設環境では，血圧計だけでも足関節の血圧を測定し，上腕との血圧を

258

## 表1　観察頻度のリスク分類

| Rutherford分類 | Fontaine分類 | 疾患・症状 | 医療者の観察 | 自己観察 |
|---|---|---|---|---|
| 0群 | Ⅰ度 | セルフケア良<br>神経障害なし | 1年に1回 | 毎日 or 毎週 |
| 1群 | Ⅱa度 | セルフケア良<br>神経障害・変形あり<br>潰瘍既往なし | 半年に1回 | 毎日 |
| 2．3群 | Ⅱb度 | 糖尿病合併症複数あり<br>末梢動脈疾患あり<br>潰瘍の既往なし | 3ヵ月に1回 | 毎日 |
| 4．5．6群 | Ⅲ，Ⅳ度 | 維持透析<br>潰瘍の既往あり<br>重症虚血肢 | 1ヵ月に1回<br>or<br>来院ごと | 毎日 |

＊セルフケア能力を把握したうえで設定する

比較することが可能である．しかし，動脈硬化の著しい症例においては，足関節より末梢での血流評価が重要であるため，ドプラが必要となる．

③ 足関節上腕血圧比（ABI）は，血圧計とドプラを用いて測定する．

### (e) 判断・評価

PADの病態は，Rutherford分類や，Fontaine分類によって，重症度が段階別に分類される．

アセスメントの中に，重症度別のリスク分類を取り入れ，個々に応じた頻度のフットケア回数を設定する．患者の観察力を最大限に活かした，効率のよいフットケアとなる．

患者のセルフケア能力，家族および介護者の協力体制を知るには，患者の「足の爪切りを誰が行っているか」を知ることである．観察頻度のリスク分類を**表1**に示す．

## 3 ケアの提供

下肢のリスクを構成する3要因として，W（Wound）：創傷，I（Ischemia）：虚血，fI（foot Infection）：足感染，に分類できる[2)]．これらが重症化しないようにケアしていく必要がある．ケアには足の洗浄，爪切り，胼胝削りなどあるが，ここでは創傷ケア，スキンケアと緩和ケアについて記す．

### (a) 創傷ケア

① 足は清潔に保ち，潰瘍がある場合でも，感染の徴候がなければ，基本的に毎日洗浄し，ガーゼ交換を行う．感染徴候のある場合は医師と相談し，洗浄を控え，消毒を継続する．

② 創部の状態や変化を観察し，写真や記録として残す．誰もが評価しやすい経過記録とする．

③ 創部への薬剤塗布，創傷被覆材使用など，必要に応じた処置を医師の指示の元行う．異常発見時は早期コンサルテーションに努める．

④ 創部のテープ固定は，血流を妨げないよう心がけ，巻きつけず，部分止めにする．

⑤ 伸縮性包帯は血管を圧迫する可能性が高いため，CLIには使用しないことが望ましい．ただし，冷感を緩和するため，保温性の優れた靴下を履くようにする．

⑥ 創部周辺の皮膚は適度な保湿と清潔を心がけ，外傷に注意する．

### (b) スキンケアと緩和ケア

PADのスキンケアは保湿目的だけでなく，血流の改善や，精神的慰安の目的も含まれる．

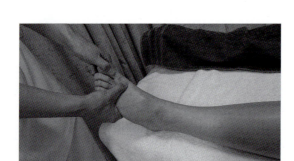
図2　足趾マッサージ

① 皮膚の状態をアセスメントし，患者に適した保湿剤を用いる．ローションタイプのものが多く用いられる．
② 保湿剤は手のひらに取り，暖めてから患者にあてる．
③ 末梢から中枢に向けて，大きなストロークで下腿全体になじませ保湿する．
④ 足部の乾燥は白癬によることも多いため，適した薬剤を用いる．
⑤ 足趾マッサージは末梢血流改善の効果も期待でき，その期待や改善への思いを伝えることは精神的慰安にもなる（図2）．
⑥ 患者へのセルフケア指導を行うことで，自分の足を大切に思う気持ちが芽生えることがあり，全身的な健康管理へ導く可能性がある．

患者は，身体的機能の低下をきたしても，看護ケアにより，QOLの低下をきたさない場合がある[3]．癌患者のターミナルケアは緩和ケアとして，すでに多くの看護師が携わっているが，CLIの緩和ケアは，今後，必要性が高まると考えられる．

### 4　患者教育

PADの重症化を予防するためには毎日の足の観察が必要である．「自分の足は自分で守る」という患者の気持ちと，「歩ける足を守り続ける」という，医療者の気持ちがなければ，PADの足を守ることは出来ない．まずは患者をよく理解すること，そして実践的な指導を行う．

①皮膚の清潔保持，②食事療法，③運動療法，④足観察の記録，が基本となる．足観察では患者と医療者で共有できる目標を掲げ，足観察手帳を記録する習慣を身につけてもらう．

足観察手帳は多数の企業が作成しているため，それらを利用したり，オリジナルで作成するなど，患者が使いやすい物を使用する．

① 観察の内容：爪，皮膚，外傷，靴の状態など
② 実施の内容：足の洗浄，爪切り，靴下交換，運動療法など
③ 記録は毎日や週1回など，個々のリスクに応じ決める．
④ 観察手帳は適宜医療者が確認する．

PAD治療のゴールは，創傷治癒ではなく，下肢切断の回避でもなく，QOLの向上である．CLI患者は，原疾患と合併症に悩まされ，多くの不安を抱えている．治療にかかわる診療科は，ひとつの科で終結せず，主たる病院だけにとどまらず，地域との病診連携が必要となることも多い．そうしたなか，看護師は，患者に最も近い立場の医療従事者として，患者の病態を理解し，患者や家族の思いを理解し，望まれた治療が円滑に遂行できるよう導くことが大切である．

### b　末梢静脈疾患のフットケア

末梢静脈疾患で起こる静脈瘤や慢性静脈不全症では，静脈の弁不全による逆流や，下肢の筋力低下によるポンプ作用の低下により血液が下肢にうっ滞する．静脈灌流障害による静脈高血圧の結果，皮膚炎を生じ，潰瘍を形成すると難治性となる[4]．

患者は，疼痛や出血など症状による苦痛と治療の長期化と繰り返す再発により，自身のボディイメージを慢性的に損ない治療意欲を減退させる．治療では，圧迫療法などの患者によるセルフケア

I　ナースによるフットケア

表2　慢性静脈不全の患者アセスメント

| 慢性静脈不全の患者アセスメント項目（患者の生活や病状で経時的に適宜観察・評価） |
| --- |
| ・圧迫療法の禁忌の有無・程度（血流評価・神経障害・心不全腎不全などの循環動態異常）<br>・下肢浮腫や皮膚の状態（潰瘍・MDRPUなどの出現の有無・皮膚硬化・色素沈着の程度・乾燥）<br>・静脈疾患の重症度・発症後の時間経過（CEAP分類など）<br>・合併症や他疾患の出現や増悪の程度<br>・患者の治療意欲や患者生活の中での治療の優先度<br>・患者の希望する援助範囲・方法・治療目標<br>・目標への患者のセルフケア実践能力<br>・ソーシャルサポートの援助範囲と限界 |

が重要となるため，看護師は，患者の治療への意欲や生活背景をアセスメントし，患者のセルフケア能力に応じた支援を行う．

## 1　アセスメント

外来毎に圧迫療法の禁忌事項（表5参照）の確認や病状変化・合併症の出現の有無・患者のライフサイクルの変化による患者の治療意欲の増減や優先度・認知機能を含めたセルフケア能力の変化を経時的にアセスメントする（表2）．

## 2　ケアの提供

ここでは圧迫療法とスキンケアについて述べる．

### （a）圧迫療法

圧迫療法は静脈疾患の治療として高いエビデンスを認める（日本皮膚科学会：下腿潰瘍・下肢静脈瘤診療ガイドライン，推奨度：A）．圧迫療法には弾性着衣と弾性包帯があり，弾性包帯は集中治療が必要な場合や潰瘍形成による創傷ケア時に用いることが多く，弾性着衣は，維持期や緩和期に用いられる．

患者の重症度や患者の病態のみでなく，セルフケア能力を観察し自宅でも継続できる圧や生地の厚さを見極める．また，サンプルなどの試着により，実際の着脱やフィッティングを行い，患者自身で圧迫用品を選択すると継続しやすい（図3，図4）．

注意点として

① 適切な着用（シワ・ヨレの回避）：不適切な使用で発生したシワやヨレは皮膚の損傷を招き，医療機器関連圧迫創傷（以下MDRPU）を発生させる．患者自身が自分でシワやよれを除去できるよう教育する．

② 観察とアセスメント（血流・皮膚・神経症状）：継続中は24時間以内に1〜数回の着脱を行い圧迫部位の皮膚障害や神経障害・血行状態の観察を行う．在宅で行う場合は，患者へ観察方法や異常時の対処方法を説明しておく．

③ 記録：医師の指示・実践前後の血流評価・弾性着衣の選択の根拠・圧迫前後の皮膚や神経症状の変化・患者の苦痛を観察し記録を行う．

④ 教育：患者自身の着用訓練とともに，適切な着用方法が継続できるよう，定期的な確認を行う．

などがある．

### （b）スキンケア

予防的スキンケアと潰瘍形成時のケアがある．予防的スキンケアには，観察，洗浄，保湿，保護がある．

① 1日1回は圧迫を解除し，皮膚は泡洗浄を行う．清潔ケアでは，圧迫用品の定期的な洗濯を行うことも説明しておくことも大切である．

② 肌の状態を観察し，保湿を行う：皮膚の乾燥は搔痒感の増強や感染につながる．

③ 保護：ズボンは裾にゴムや金属がないもの

261

**図3 弾性ストッキング**

圧迫圧：圧迫圧はmmHgとhPaがあり，1 mmHg＝1.33 hPaである．DVT予防では18 mmHg以下　慢性静脈不全では30 mmHg以上が必要である．

伸び硬度：素材の伸びやすさが，伸び硬度stiffnessである．伸び硬度が高い程治療効果は高い．

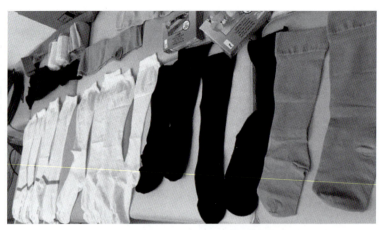

弾性ストッキングの履き方
（つま先なし）

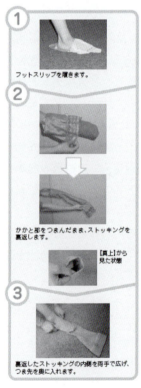 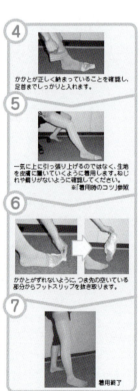

弾性ストッキングの履き方
（つま先あり）

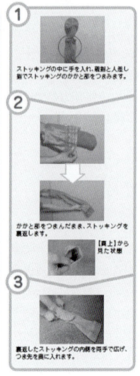 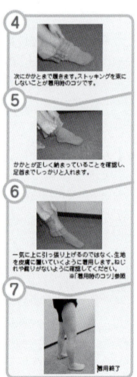

**図4　弾性ストッキングの履き方**
(http://jobst.terumo.co.jp/products/general/pdf/general01.pdf)
（テルモ株式会社WEBより許諾を得て転載）

を選ぶ．必ず靴下などで皮膚を保護する．
④ 潰瘍形成時：創傷管理はWOCナースなどと連携し行う．創部を適切に保護しながら圧迫を継続する．

**Ⅰ ナースによるフットケア**

表3 リンパ浮腫におけるアセスメント項目

| 身体的所見 | 精神的所見 | 社会背景 |
| --- | --- | --- |
| ・癌の進行度と疼痛コントロール<br>・合併症の有無<br>・リンパ浮腫の重症度<br>・皮膚所見<br>・肥満，低蛋白など栄養所見<br>・ADL状態 | ・認知機能<br>・癌の受容過程<br>・リンパ浮腫の受容過程<br>・ボディイメージ<br>・精神疾患の有無<br>・患者の理解力 | ・ソーシャルサポートの支援的援助<br>　(物的援助・情緒的援助)<br>・患者の職業<br>・趣味や生きがい<br>・患者の理想の生き方とのギャップ |

⑤ 疼痛管理：潰瘍時は，処置の苦痛軽減のため，処置前後の疼痛コントロールを行う．

## 3 患者教育

患者自身の生き方や生活目標・患者の意欲・セルフケア能力などに応じて，教育内容を検討し，本人のみでなく家族や訪問看護師など在宅支援者にも行う．

① スキンケア(上記参照)
② 運動：筋ポンプやヒラメ筋運動(足指運動・足首運動)とともに，圧迫時に関節可動域を制限しない方法を説明する．
③ 休息：長時間の静止での立位や無理な運動は避ける・下肢挙上を行う
④ 弾性ストッキングの着用方法・着用禁止の場合・取り扱いについて
⑤ 異常時の受診：潰瘍再形成時・潰瘍よりの出血増強時などのほか，DVT併発の場合は呼吸困難や胸痛時など緊急時の来院方法なども併せて説明する．

## c リンパ管疾患のフットケア

リンパ浮腫は，リンパ管内圧上昇によるリンパ機能不全をきたし，皮下にリンパ液が貯留した状態をいう．皮下に高蛋白のリンパ液が貯留することで，皮膚の線維化や蜂窩織炎などの炎症を引き起こし，更にリンパ機能の低下させていく．患者は，下肢の形状変化によるボディイメージの低下

や自己効力感の低下を招きやすく，いったんセルフケアを導入しても継続が困難なケースも多い．特に，続発性リンパ浮腫患者は，がんの受容過程とともにリンパ浮腫の受容を行うことになるため，コーピングに時間を要する．看護師は，患者の全人的苦痛緩和を行いながら，急がず患者がセルフケア獲得を自己決定できるよう支援する．

### 1 アセスメント(表3)

リンパ浮腫の重症度と同時に癌の進行状況・治療による影響，患者のリンパ浮腫発症の原因をアセスメントすることは，治療方法の選択を行う際に重要である．身体的状況のみでなく，精神状態や社会背景から，患者のセルフケア能力(表4)や強みをアセスメントすることで，リンパ浮腫患者の意思決定支援や治療目標の設定ができる．

### 2 ケアの提供

リンパ浮腫治療は日常生活指導が重要であり，現在では複合的理学療法に日常生活指導を加えた「複合的治療」が行われている．

#### (a) 圧迫療法

禁忌事項(表5)があるため，施行前には必ず医師に確認する．

重症度の高い症例では，多層包帯法による集中治療を行い，その後ストッキングを選択していく．静脈疾患より高圧で厚手や平編みの伸び硬度も高いものを必要とするため，皮膚損傷や血流障害に対するより高い注意が必要である．(B. 末梢

263

表4 リンパ浮腫に必要なセルフケア能力

| リンパ浮腫に必要なセルフケア能力 |
|---|
| ・自己の身体変化の観察・アセスメント能力 |
| ・自己の身体変化を訴える力(受診行動・相談できる) |
| ・リンパ浮腫や治療・合併症の知識と理解度 |
| ・自己管理への意欲 |
| ・リンパ浮腫セルフケアの実践力 |
| ・ソーシャルサポートの充実度と，患者自身が家族などのソーシャルサポートに頼れる力 |
| ・生活全体におけるリンパ浮腫のセルフケアの優先度 |

(増島麻里子(編)：病棟・外来から始めるリンパ浮腫予防指導. 医学書院, 2012 を参考に作成)

表5 圧迫療法の禁忌事項

| 禁忌項目 |
|---|
| ① 蜂窩織炎など，局所急性炎症 |
| ② 高度血流障害(ABPI＜0.8 着圧の低い圧迫　＜0.5 圧迫禁忌) |
| ③ 重症心不全 |
| ④ 重度の末梢性ニューロパチー |

図5 第3の圧迫方法

ファローラップ（テルモ株式会社提供）

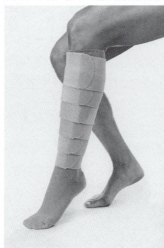

ジャクスタフィット（メディ社提供）

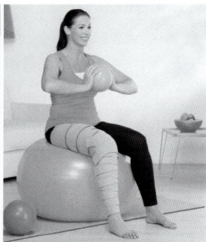

静脈疾患圧迫療法参照).

また，着用困難により，治療中断となるケースも多いため，患者のセルフケア能力に応じた圧迫用品を選択し，継続的な患者教育を行うことが重要である．

近年は第3の圧迫方法として，ベロクロ式や簡便な着脱式の圧迫材料など高齢者などにも使用しやすい圧迫材料の開発が進んでいる(図5)．これにより，高齢者や重症リンパ浮腫でも患者のQOLに配慮した圧迫方法を選択することが可能になってきている．

(b) リンパドレナージ

リンパ排液を促し，皮膚硬化の改善を図り，圧迫時の皮膚の均一化を図り，排液を効果的にするとともに，ゲートコントロールによる心理的効果も期待できる．

ドレナージにも禁忌があるため，施行前に除外を行う(表6)．

(c) スキンケア

スキントラブルとして，蜂窩織炎やリンパ乳頭腫・リンパ漏・癌の皮膚転移・リンパ管肉腫の発症など合併症や疾患によるものと，MDRPUなど治療に関連するものがある．

蜂窩織炎の発症によりリンパ管の機能不全が進行することから，炎症を予防するために皮膚刺激を少なくし，感染防止を行うことが重要である．

表6　リンパドレナージの禁忌

| 一般禁忌 | 相対禁忌 |
|---|---|
| ・急性蜂窩織炎/丹毒<br>・腎不全<br>・心不全<br>・急性期深部静脈血栓症<br>・緩和ケア以外の進行癌<br>・妊娠期の腹部MLD | ・頸部疾患、血圧昇降やホルモン分泌の急激な変化が危惧される場合<br>・腹部疾患、腹部手術・放射線療法直後 |

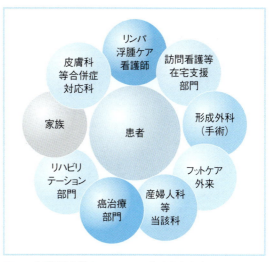

図6　多職種連携によるリンパ浮腫患者支援

浮腫による下肢の屈曲が困難なケースも多いため，患者のQOLに配慮した方法を検討する．（末梢静脈疾患スキンケア参照）

① フットウェア：足部の浮腫による変形と靴の刺激により皮膚・爪の損傷・変形をきたし，慢性的な炎症の一因となる．フットケア外来や靴外来などと連携を行う．

② MDRPU予防：圧迫療法時は必ず皮膚保護を行い，しわ・よれ・しびれ・疼痛がある場合は速やかに中止することを患者に説明しておく．

③ リンパ漏：ポリウレタンフォームや浸透圧吸収シートなど多量の滲出液を吸収する被覆剤を選択する．

(d) 運動療法

リンパ還流を増大させ，静脈還流を増加するなどの効果がある．足首や足指の可動域・運動継続意欲・継続への障害要因・運動後の下肢の状態などを観察し，患者が取り掛かりやすい腹式呼吸などから始める．下肢リンパ浮腫では足部のアライメントが崩れている場合も多く，リハビリやフットケア外来と連携し歩行状態の改善に努める．

## 3　患者教育

指導項目が多岐に及ぶため患者の混乱が予想される場合は，できることから指導し患者意欲を継続する．リンパ浮腫の病因と病態や，複合的治療のそれぞれの項目に関することとともに，日常生活指導では以下の項目を行う．

① 体重コントロール：適正体重を目指すが，重症者やリンパ漏がある場合は低アルブミンなどの栄養不良になりやすいため，栄養士との連携を行う．

② 過労を避ける

③ 正座や同一体位の保持はなるべく避け，足首や足指の運動を行う．

④ 日焼け，こたつによる低温熱傷，虫刺され予防などの炎症を避け，蜂窩織炎予防を行う．

⑤ 法的援助（弾性着衣の療養費払い・リンパ浮腫指導管理料・リンパ浮腫診療の保険点数化）

禁止ではなく生活を大きく変えないための工夫を考えながら説明する．治療開始後1ヵ月後・3ヵ月後以後2～6ヵ月毎での定期的受診を行い，セルフケア意欲維持を図る．

リンパ浮腫の看護では，患者の強みに焦点をあて，患者のセルフケア能力に応じた支援を行うことが大切である．患者の長期的援助を行うためには，多職種支援が必要であり病院内での連携のみでなく，介護など幅広い地域包括システムを構築することが望まれる（図6）．

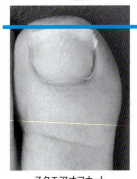
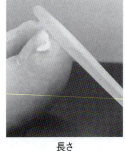

まっすぐに切り，両サイドはやすりで整える

スクエアオフカット　　　長さ

図7　爪の切り方

## d 糖尿病性足病変のフットケア

　糖尿病患者は，高血糖に伴う易感染状態，合併症である神経障害や血流障害により足病変のリスクが高い．そのため，足病変の予防，早期発見のためのフットケア，教育が重要となる．足病変の発生要因は，神経障害や血流障害をきたしている「足の状況」に外傷や熱傷などによる「皮膚損傷」や高血糖による「身体防御機能の低下」，全身状態や生活状況，セルフケア状況など様々な要因が重なり合い発生すると考えられている．それぞれの患者における発生要因をアセスメントし，何が要因で発生するリスクが高いのか，または足病変にいたったのかを見極め，ケアにつなげるとともに，患者自身がセルフケアを継続できるように支援していくことが大切である．

### 1 アセスメント

　4つの視点からアセスメントし何がリスクとなる状況なのかを判断する．

① 足の状況：足を診る
  ・神経障害の状態：しびれや疼痛などの自覚症状，モノフィラメント5.07触圧検査，振動覚検査，アキレス腱反射
  ・血流状態：冷感・色調異常・間欠性跛行の有無・足背動脈，後脛骨動脈触知・ABI・TBI検査値
  ・皮膚の状態：胼胝・鶏眼・亀裂・剥離・潰瘍・乾燥・肥厚・浮腫の有無
  ・爪の状態：肥厚・陥入爪・巻き爪・爪周囲の異常・爪床出血の有無
  ・足変形の状態：外反母趾・ハンマートゥー・扁平足の有無
  ・靴：サイズ・履き方
② 全身状態を知る：身体防御機能の状況を血液データより把握する（血糖値・HbA1c・腎機能・栄養状態），視力の程度，認知機能状態，歩く姿勢，体型：肥満度など
③ セルフケア能力を知る：これまでのケア方法・ケアに対する考え，フットケア教育歴
④ 生活状況を知る：職業（蒸れをおこしやすい長靴や安全靴を使用する職業）の有無，生活習慣（正座・あぐら・深爪を好む・素足を好む・喫煙），サポート者の有無など

### 2 ケアの提供

　アセスメントをもとに必要なケアを行う．ここでは爪ケア，胼胝ケア，陥入爪ケアについて記す．その他については，「3　患者教育」を参照．

(a) 爪ケア（図7）

　切り方は，スクエアオフカットとする．深爪は巻き爪を発生させる要因になるため避け，長さは皮膚と爪が平行になることを目安にする．

(b) 胼胝ケア（図8）

　コーンカッター，かみそり，電動やすりなどを使用し，正常な皮膚を傷つけることがないように削る．胼胝は放置すると胼胝下潰瘍を形成することがある．同一部位の圧迫が原因であるため，予防対策を考えることも必要となる．

(c) 陥入爪ケア

　軽度で，潰瘍や感染がない場合はコットンをつめる，テーピングなどがある（図9）．局所の疼

I ナースによるフットケア

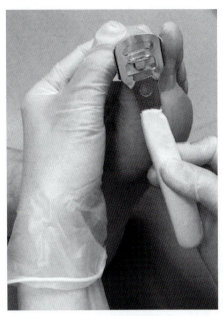

図8 コーンカッター使用の例

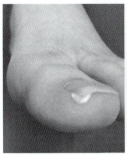
コットンテクニック

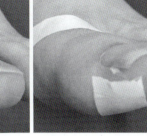
テーピングの例

図9 陥入爪への対応

痛・発赤・熱感・腫脹などの感染徴候がみられたらすぐ皮膚科受診をするよう指導する．

## 3 患者教育

実践しながら教育する．教育後は，セルフケア目標をいっしょに考え，ケアの継続ができるようにサポートする．

① 足をみる：病変の早期発見において最も重要である．足を診る際に観察方法を説明するとともに感覚障害が起こっている部位や動脈の拍動など体感させ関心を持てるように伝える工夫も大切．視力障害や身体機能障害があり困難な場合は，触って確認する方法や第3者に協力を依頼する．
② 清潔を保つ：足を洗う．皮膚刺激の少ない石鹸を使い，皮膚が密着し不潔になりやすい趾間は特に丁寧に洗うことや洗ったあとは水分をしっかり拭き取るように指導する．
③ 乾燥を防ぐ：保湿する．皮膚の乾燥がみられる場合は，皮膚のバリア機能を正常に保つために保湿する．ただし，白癬治療などが行われている場合はその薬剤を塗布する．
④ 外傷を防ぐ：靴選び，靴下の着用．靴のサイズを合わせることの必要性や購入時の時間帯（夕方が推奨），靴を履く前の異物チェック方法を指導．靴下は通気性がよく，浸出液などがわかりやすい白生地を推奨する．
⑤ やけどを防ぐ：暖房器具の使い方，入浴時の温度チェック方法を指導する．
⑥ 禁煙：糖尿病に喫煙が加わることでの血流障害のリスクを説明する．
⑦ 爪のケア，陥入爪のケア：セルフケアが困難な場合は医療者に相談するよう指導する．
⑧ 胼胝ケア：削り過ぎて傷をつくる原因になりやすいため医療者でのケアを勧める．
⑨ 受傷時：早期受診の必要性の指導する．

糖尿病患者のフットケアは予防的フットケアが主となる．そのため，看護者はケアを提供するだけにとどまらず，患者のセルフケア能力に合わせたフットケア方法や異常時の対応方法の教育を行うことが大切である．また，足のケアのみに焦点がおかれやすいが，血糖コントロールへも目を向け支援していくことを忘れてはならない．

● 文献
1) 末梢動脈疾患の治療ガイドライン（2015年改正版），日本循環器学会ほか2014年合同研究班報告，p.5-6，2015

2) ESC GUIDELINES doi: Euro Heart J, 33-34, 2017 10.1093/eurheartj/ehx095

3) 末田秦二郎(編著)：実際に手を動かしている医師・ナース・技師による必携！血管外科診療ハンドブック，南江堂，p.70-71，2017

4) 渡辺直子：特集●疾患別 創傷のアセスメントと治療・ケアのピットフォール4. 静脈うっ滞. WOC Nursing 17年3月号 医学書院 P74, 2017

5) 日本糖尿病教育・看護学会(編)：糖尿病看護フットケア技術，第3版，日本看護協会出版会，p.26-138，2016

6) 日本糖尿病学会 (編・著)：糖尿病診療ガイドライン2016，南江堂，p.239-248，2016

7) 日本フットケア学会：はじめよう！フットケア，第2版，日本看護協会出版会，p.104-131，2012

8) 北村 薫 (2010)リンパ浮腫全書—診断・治療と患者指導へるす出版

9) 日本褥瘡学会 (2016)医療関連機器圧迫創傷の予防と管理：ベストプラクティス

10) 平井正文(2013)データとケースレポートから見た圧迫療法の基礎と臨床 メディカルトリビューン

11) 増島麻里子(2012)病棟・外来から始めるリンパ浮腫予防指導 医学書院

12) 渡辺直子(2017)特集●疾患別 創傷のアセスメントと治療・ケアのピットフォール4. 静脈うっ滞 WOC Nursing 17年3月号 医学書院

13) 大前敬子(2017)特集●疾患別 創傷のアセスメントと治療・ケアのピットフォール 5. リンパ浮腫の基礎知識と複合的治療〜リンパ浮腫の患者と向き合うために〜WOC Nursing 17年3月号 医学書院

14) 上村哲司編(2014)下肢救済マニュアル リンパ浮腫学研 メディカル秀潤社 ローリィ N ゴットリーブ(2007)協働的パートナーシップによるケア—援助関係におけるバランス

# 2章 脈管疾患の治療

# バスキュラーアクセスの管理

## a バスキュラーアクセスの作製

「わが国の慢性透析療法の現況」によると，2015年末現在，わが国の慢性透析患者数は約32万人であり，そのほとんどが血液透析を行っている．血液透析とは毎分200～300 mLの血液を体外循環させ，透析器で血液浄化を行う腎不全治療である．血液透析を継続的に行うためには長期間，安定して血液を取り出し，返血することを可能にするためのシステムが必要であり，これをバスキュラーアクセス（vascular access：VA）という．VAには自己血管内シャント（arteriovenous fistula：AVF），人工血管（arteriovenous graft：AVG）あるいは動脈表在化，カテーテル留置法などがあるが，①穿刺が容易である，②十分な血流量が得られる，③止血が容易である，④寿命が長い，⑤合併症が少ないといった点からAVFが第一選択となる．近年，透析患者数，長期生存例の増加などによりVA作製機会が増加しているが，高齢者，糖尿病合併，頻回のVA手術歴を有するといったVA作製困難例も増加している．

### 1 バスキュラーアクセスの作製時期

慢性腎不全患者が腎機能代替療法として血液透析を選択した場合には，腎臓内科医はVAの必要性を患者に説明し，eGFRが15 mL/分/1.73 m$^2$（CKDステージ4）となった時点で血管外科医にVA作製を依頼する．このeGFR値はVA作製後に静脈が十分成熟し穿刺可能となるまでの期間を考慮している．一般にAVFの場合は2～3週間あれば穿刺可能になるが，AVGあるいは動脈表在化の場合には周囲組織との癒着・浮腫の軽減などに時間がかかるため，4週間程度必要である．全身感染症，著明な浮腫を呈する場合は内科的治療を行い，症状が改善してからVAを作製する．早急に透析が必要な場合にはカテーテルによる透析導入を行う．カテーテル留置では血栓形成，血管腔の狭小化，感染といった合併症をきたす可能性があるため，その使用は最小限にする[1]．

### 2 バスキュラーアクセスの術前検査

VA作製にあたり，問診・視診・触診による上肢動静脈の診察をまず行う．上肢の左右差，肘関節の伸展性を確認し，非利き手側から診察する．初回手術以外の場合には，これまでのVAの状況を確認する．静脈系は上腕を軽く駆血し，血管径，深さ，VA作製・穿刺可能部位を確認する．橈側皮静脈のみならず，尺側皮静脈の状態も確認する．中心静脈内カテーテル留置歴，ペースメーカーの存在，乳癌手術既往などは問診・視診で確認しておく．前胸部に側副血行路がみられる場合には中心静脈に問題があることが多く，VA作製後に上肢腫脹をきたすことがあるので注意が必要である．動脈系は血圧の左右差有無，上腕・橈骨・尺骨動脈の拍動から十分な血流があることを確認する．糖尿病合併例では動脈石灰化がみられる場合がある．手関節では拍動を触知しても，前腕では拍動が消失していることがある．石灰化の全体像を把握するには上肢単純X線が有用である．心

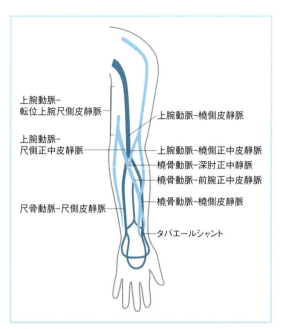

**図1　自己血管内シャント作製部位**
中村隆　診察時のシャント評価
(Vascular Lab 9(3), 2012より)

音，血管雑音も確認しておく．四肢腫脹，肥満例などを除けば身体所見でかなりの情報を得ることが可能である．さらに，血管超音波検査を行い動静脈の性状を確認する．詳細については別項を参照されたい．超音波により術前に吻合予定部動静脈のマーキングを行うことにより適切な皮膚切開，確実な吻合が可能になり手術成功率が向上する．血管の位置は体位により変化するので，マーキングは手術時と同じ体位で行うようにする．

## 3 バスキュラーアクセス作製手術

著明な溢水がないにもかかわらず，左室駆出率 (ejection fraction：EF) が30％以下の低心機能患者では内シャント作製により心不全症状が悪化する可能性があるため，上腕動脈表在化あるいは長期カテーテル留置を考慮する．動脈表在化は十分に (少なくとも7～8cm) 皮膚切開を置き皮弁形成後に上腕動脈の遊離を行うことが肝要である．心機能や脈管の状態に問題がなければ，穿刺範囲が広く，合併症が少ないなどの理由から非利き手の前腕部末梢でのAVFが第一選択となる (図1)．タバコ窩の動静脈が十分に太い場合にはタバチェールAVFを作製することも可能である．前腕での作製が不可能であれば，肘部で肘深部静脈交通枝あるいは正中皮静脈を用いたAVFを検討する．肘部での作製も困難な場合には利き手側において同様の検討を行う．橈側皮静脈が使えない場合には，尺側皮静脈と尺骨動脈によるAVFを考慮する．前腕での作製が不可能であれば，動脈表在化，上腕尺側皮静脈転位，AVGによるVA作製となる．尺側皮静脈転位AVFは感染合併症が少ないものの，手技的にやや煩雑であり，本邦においては主にAVGが選択されている．AVF吻合方法は各種あるが，静脈を切離して動脈壁に吻合する端側吻合が基本である．静脈は切離に伴い，若干短縮するのでやや長めに切離し，自由度を高くしておく．中枢側の浅筋膜も十分に切開しておくことが肝要である．したがって，皮膚切開は動脈の走行と平行な縦切開を標準とする．横切開では十分な剝離が行いにくく，神経の過伸展や静脈に緊張がかかった状態でのAVFとなりやすい．このようなAVFでは吻合部近傍での狭窄が生じやすい．

## 4 バスキュラーアクセス作製後の管理

遮断解除後にスリルを確認する．シャントが拍動性の場合は，静脈の剝離範囲境界部に問題があることが多い．浅筋膜を解放し，静脈を十分に拡張することで改善する．血管攣縮によりシャント音・スリルの減弱が見られる場合にはヘパリン投与により閉塞を予防する．ほとんどの場合，数時間で，シャント音・スリルは回復する．

VA作製困難症例では，術者が超音波検査に立ち会うことで，より綿密な手術計画を立てることが可能になる．また，超音波検査技師もできれば手術見学を行うべきである．術者とのコミュニ

ケーションや超音波画像と実際の血管の比較や手術内容の確認は診断技術の向上につながる.

## b バスキュラーアクセストラブルへの対処

### 1 バスキュラーアクセスの管理

VAの機能維持のためには視診,触診,聴診により,VAの状態を定期的に観察することが重要である.視診ではシャント肢の腫脹・色調・表在静脈や側副血行路の状態を観察する.触診ではシャントスリル,狭窄部位を確認する.聴診ではシャント音を確認する.さらに,透析機器から得られる返血静脈圧や回路内ピローの状態,透析効率に問題がないかを確認する.

### 2 バスキュラーアクセストラブル

VAの長期使用により様々なトラブルが発生する(**表1**).トラブルは透析に関連するものと患者の症状に関連するものに分けられる.透析に関連するトラブルとしては,脱血不良,静脈圧上昇,再循環,穿刺困難などがあるが,患者は症状を訴えることはない.一方,静脈高血圧,過剰血流,スチール症候群などでは透析に問題はないが,患者は上肢の腫脹,痛みなどの症状を訴える.身体所見や臨床症状からVAトラブルが疑われる場合には,超音波検査を中心とする画像診断を行い,問題点の確認と治療の必要性や治療法を判断する.

#### (a) 脱血不良

最も多いトラブルであり,多くはシャント血流低下に伴う.一般に,超音波ドプラ法で上腕動脈血流量が350 mL/分以下になると脱血不良がみられる.原因としては脱血部位よりもシャント側(上流側)に狭窄・血栓形成などを生じている場合と,穿刺針が血管壁に当たるなどしている場合がある.狭窄部より末梢側の血管は緊満し拍動性に触れ,狭窄より中枢側のスリルは減弱し,血管は

虚脱する.聴診では狭窄部に高調音を聴取する.身体所見から狭窄が疑われる場合には,超音波検査で病変を評価しPTAあるいは外科的再建術を行う.

#### (b) 静脈圧上昇

返血部の中枢側に狭窄や閉塞がある場合には静脈圧上昇をきたす.また,針先が血管壁に当たることでも静脈圧上昇をきたす.超音波検査で狭窄部位と返血部位の確認を行う.良好な側副血行路がある場合には狭窄部に対する加療は不要で,穿刺部変更のみで解決する場合もある.

#### (c) 再循環(透析効率の低下)

再循環とは返血の血流が脱血側に流入することであり,透析効率の低下につながる.再循環をきたす原因は,①返血部の中枢側に狭窄(閉塞)があり,返血した血液の一部が脱血部に流入する,②脱血部位と返血部位が近接している場合,③シャント血流が低下している場合,がある.狭窄部の拡張あるいはシャント再建が必要になる.

#### (d) 穿刺困難

穿刺困難の原因は,①シャント血流不足(狭窄,シャントの発達不良),②血管が深部を走行している場合(皮膚から5 mm以上になると穿刺困難になりやすい),③血管の形態(血管の凹凸),④血管内腔(内膜肥厚,血栓,静脈弁,血管石灰化,血管周囲の血腫)による,場合がある.超音波検

**表1 バスキュラーアクセストラブル**

1. 透析に関連するトラブル
   a. 脱血不良
   b. 静脈圧上昇
   c. 再循環(透析効率の低下)
   d. 穿刺困難
2. 患者に症状が現れるトラブル
   a. 静脈高血圧症
   b. 過剰血流
   c. スチール症候群
   d. 感染
   e. シャント瘤

査を行い，穿刺部変更あるいはシャントPTA/再建術を行う．超音波ガイド下に穿刺する場合もある．

### (e) 静脈高血圧症

シャントから中枢側の狭窄・閉塞により，シャント血流がスムースに流出せず静脈圧が上昇し，血流の一部が末梢側に逆流することで，シャント肢の浮腫，腫脹，発赤，疼痛を生じる病態である．高度な場合には静脈性潰瘍を生じることもある．腫脹する部位により，上肢型，前腕型，手指型（ソアサム症候群）に分類される．超音波検査以外にも，血管造影や造影CTにより診断される．治療は狭窄部の拡張術が行われるが，再燃しやすく，最終的にシャント閉鎖を余儀なくされる場合も多い．血流過剰が原因と考えられる場合にはシャントの縫縮術が有効な場合がある．

### (f) 過剰血流

シャント血流が循環動態の許容範囲を超える状態を過剰血流という．一般にシャント血流量が2,000 mL/分以上，あるいは心拍出量の30〜35％以上になると高拍出性心不全を生じる可能性が高くなるとされる．しかし，低心機能患者では少ないシャント血流量でも心不全症状を呈する可能性がある．過剰流量が疑われる場合には，まずドライウエイト，血圧コントロール，薬物療法などを行い再評価する．内科的治療で改善が認められない場合にはシャント血流量を低下させるあるいは閉鎖する．閉鎖した場合には，対側にシャントを新規作製する，あるいは動脈表在化を行う必要がある．

### (g) スチール症候群

内シャント作製に伴い，吻合部末梢動脈からの逆流現象（スチール現象）が生じる．通常は側副血行路の発達，末梢動脈拡張，心拍出量増加などの代償機構により臨床的に問題になることは少ないが，代償機構が十分に働かない場合には吻合部末梢側における虚血症状いわゆるスチール症候群を発症する．軽症例では手指の冷感，疼痛（透析中に悪化）を示し，高度虚血例では手指における不可逆的神経障害，潰瘍，壊死にいたる．スチール症候群が疑われる場合にはまず，手指血圧を測定する．さらにシャント血流量（上腕動脈血流量）を測定し，過剰流量が原因と考えられる場合には，シャント血流量を低下させる縫縮術の適応となる．頻回のアクセス手術や上肢PADの合併により上肢動脈病変を認める場合にはシャント閉鎖が必要になる場合がある．

### (h) 感染

VA感染は時に致命的となりうる合併症であり，迅速な対応が必要である．人工血管や留置カテーテルなどの人工物を用いたVAは感染の危険が高い．穿刺部の発赤・腫脹があればVA感染を疑う．人工血管感染に対する治療の原則は，外科的処置と抗生物質の投与である．破裂の危険がある場合には緊急手術の適応である．カテーテル感染が疑われる場合には速やかにカテーテルを抜去する必要がある．

### (i) シャント瘤

頻回の穿刺や流出路狭窄による内圧上昇などがあるとVAは瘤状に変化する．瘤の最大の問題は破裂である．急速に増大するもの，皮膚が光沢を帯びていて緊満しているもの，感染兆候を認める場合は破裂の危険があり，緊急手術の適応である．一方，大きな瘤であってもサイズ変化が緩徐なものは経過観察が可能である．

## c バスキュラーアクセスケア

透析患者においてバスキュラーアクセスを良好に維持することは，透析の観点からだけでなく感染症や生命予後の観点からも重要である．以下にバスキュラーアクセスについての日常管理・ケアについて概説する．

## J　バスキュラーアクセスの管理

## 1 ┃ 穿刺前のバスキュラーアクセスの日常評価

　透析開始時はすぐ消毒・穿刺作業に入るのではなく，必ず視診・触診・聴診による観察が必要である．まず視診として浮腫や発赤，排膿や皮膚びらんなどの感染兆候があるかどうかを観察する．触診，聴診では，視診に引き続き圧痛や熱感などの感染徴候の有無を確認する．次にシャント狭窄の評価であるが，狭窄部は硬結して触れることが多く，スリル（振動）は狭窄部より中枢側では比較的よく触れるが，狭窄部より末梢はパルス（拍動）状になることが多い．また聴診では，狭窄部では高調音，狭窄部より中枢では連続音，末梢では断続音となる．これらの観察を皮膚消毒の前の短時間の間に行い，前回透析時との変化も含めて評価をする．

　また，シャント狭窄の評価として，透析中の透析回路のピローの状態や静脈圧上昇の有無，透析後の止血時間延長なども対象項目となるため，シャントトラブルスコアなどを用いて定量的に評価を行うことも必要である．

## 2 ┃ 穿刺・消毒管理

　穿刺には常に細菌感染のリスクが伴い，穿刺1,000回あたりで自己血管内シャント（arteriovenous fistula：AVF）では0.1件，人工血管内シャント（arteriovenous graft：AVG）では1件程度の感染症が発症するされる[2]．バスキュラーアクセス感染はバスキュラーアクセスの寿命を短縮させるだけでなく，患者予後を悪化させるため，感染防止を徹底しなければならない．バスキュラーアクセスの消毒については，「透析施設における標準的な透析操作と感染予防に関するガイドライン（四訂版）」に記載があり，0.5％を超えるクロルヘキシジングルコン酸塩含有アルコール，10％ポビドンヨード，消毒用エタノール，70％イソプロパノールのいずれかを用いるとされている．

即効性の点ではアルコール（エタノールやイソプロパノール）が優れ，持続活性に優れるのはクロルヘキシジン酸塩である．

　穿刺部位については，吻合部狭窄はバスキュラーアクセスの寿命を短縮させるため，吻合部から5cm程度以上離れた部位で行うことが望ましく，また動脈側の穿刺針の針先から5cm以上離れた部位に静脈側の穿刺針の針先がくるように穿刺して再循環を防ぐ必要がある[3]．同一部位の繰り返し穿刺は血管壁や血管内腔の変性を生じ，血管狭窄や瘤を形成することにつながる．そのため，穿刺部位を少しずつ変えてできるだけ広い範囲をまんべんなく使用すべきである．

　また透析患者は皮膚が乾燥しやすく，瘙痒があるため搔爬しやすい．さらに消毒やテープ固定による皮膚のかぶれもきたしやすい．そのため透析前にはシャント肢をよく洗浄し，瘙痒がある場合は適切なスキンケアや外用薬を用いて，常日頃から皮膚表面のコンディションを清潔かつ良好に保ち，皮膚本来のバリア機能を保持することが需要である．

## 3 ┃ バスキュラーアクセスの血流評価・画像評価

　バスキュラーアクセスの血流評価のために，超音波ドプラ法による定期的な血流量の測定が有用である．AVFのシャント血流量が500mL/分未満（AVGの場合は650mL/分未満）または元々の血流量より20％以上が減少している場合には狭窄病変が発現している可能性がある[3]．また，RI（resistive index）＝（最高血流速度—最低血流速度）/最高血流速度で表される抵抗係数も参考となり，一般的に0.6以上で有意狭窄の存在が示唆される．

　身体所見で狭窄が疑われる場合，機能評価としての超音波による血流評価を行い，また狭窄部位の同定やバスキュラーアクセス再建術の術式を決定する際には3D-CTやMRアンギオグラフィー

による携帯評価も行う.

● 文献

1) 2011年版　社団法人　日本透析医学会　慢性血液透析用
バスキュラーアクセスの作製および修復に関するガイド
ライン. 日本透析医学会誌 **44**：855-937, 2011

2) 細田清美ほか：透析関連感染サーベイランスシステムの
構築. 日本環境感染学会誌 **27**：189-194, 2012

3) 日本透析医学会：慢性血液透析用バスキュラーアクセス
の作製および修復に関するガイドライン. 透析会誌 **44**：
855-937, 2011

# 付録　血管診療技師認定試験例題

---

**1** 動，静脈の解剖で正しいのはどれか．2つ選べ．

1. 動脈，静脈とも壁は内膜，中膜，外膜からなる．
2. 動脈より静脈の内膜が厚い．
3. 静脈より動脈の中膜が厚い．
4. 静脈弁は三尖弁である．
5. 末梢動脈に弁はない．

---

**2** 動静脈の生理で正しいのはどれか．

1. 還流血液の6〜7割は動脈系にある．
2. 動脈血流は左心室拡張期には流れていない．
3. バソプレッシンは動脈を拡張させる．
4. 静脈還流は主に静脈の能動的収縮により促進される．
5. 穿通枝血流は表在静脈から深部静脈に流れる．

---

**3** リンパ管について正しいのはどれか．

1. 弁はない．
2. 内皮細胞はない．
3. 平滑筋はない．
4. 横紋筋はない．
5. 能動的収縮はみられない．

---

**4** 自己大伏在静脈を使用した末梢バイパス時の術中造影を示す．バイパスが吻合されている血管はどれか．

1. 膝下膝窩動脈
2. 前脛骨動脈
3. 後脛骨動脈
4. 腓骨動脈
5. 足背動脈

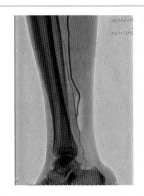

275

**5** 動静脈の位置関係で正しいのはどれか.

1. 総頸動脈の内側に内頸静脈がある.
2. 頸部動脈の後方に左腕頭静脈がある.
3. 左腎静脈は大動脈の後方を横切る.
4. 右腸骨動脈の背側に左腸骨静脈がある.
5. 大腿動脈の外側に大腿静脈がある.


**6** 欠乏すると出血傾向を起こしやすくなるのはどれか. 2つ選べ.

1. プロテインC
2. プロテインS
3. アンチトロンビン
4. フィブリノーゲン
5. 第Ⅷ因子


**7** 四肢主幹動脈の触診で誤りはどれか

1. 歩行運動後に脈拍が消失するときは動脈病変を疑う.
2. 膝窩動脈捕捉症候群が疑われる場合は足関節を背屈させて触診する.
3. 足背動脈の拍動が欠如するときは必ず動脈病変がある.
4. Allenテストは尺骨動脈の閉塞の有無をみるテストである.
5. Adsonテストは胸郭出口症候群に対するテストである.


**8** 下肢の慢性虚血が長く続いた場合, 視診にて通常認めない所見はどれか

1. 皮膚潰瘍
2. 爪の変形
3. 脱毛
4. 筋肉の萎縮
5. 下肢全体の腫脹

**9**　次の身体検査や所見で正しいのはどれか

1．下肢静脈還流障害の診察は臥位で行う．
2．静脈うっ滞性皮膚潰瘍は下腿内側に多い．
3．深部静脈血栓症後の二次性静脈瘤は一次性静脈瘤よりも太くて著明である．
4．静脈瘤では血管雑音は聴取しない．
5．不全穿通枝の有無は超音波検査のみでわかる．


**10**　次の検査についての記述で誤りはどれか

1．下腿動脈に石灰化が著明であるとABI値は真の値よりも高値にでることがある．
2．TBIは石灰化の影響を受けにくい．
3．血行再建に成功した直後に必ず末梢側血圧は上昇する．
4．赤外線サーモグラフィーで動静脈瘻の皮膚温度は高温になる．
5．近赤外線分光法は酸化および還元ヘモグロビンの変化をみている．


**11**　閉塞性動脈硬化症の間欠性跛行症状の評価法として使用されていないものはどれか

1．歩行障害質問表（WIQ）
2．トレッドミル検査
3．運動負荷ABI
4．トレッドミル負荷近赤外線分光法
5．レーザードプラ血流測定


**12**　末梢動脈疾患の虚血重症度の評価で有用な検査法はどれか．2つ選べ．

1．エコーによる末梢動脈画像診断
2．末梢動脈撮影
3．MRA
4．皮膚灌流圧測定
5．経皮的酸素分圧

**13** 動脈硬化評価と関係ないのはどれか

1. IMT
2. PWV
3. stiffness parameter $\beta$
4. augmentation index
5. VFI

**14** 次のうち，MRI検査の絶対禁忌はどれか．2つ選べ．

1. 冠動脈ステント留置術後
2. 刺青
3. 除細動装置留置後
4. 人工骨頭置換術後
5. 人工内耳

**15** 頸動脈エコーにおいて，次のうち，要注意プラークでないのはどれか．2つ選べ．

1. 1.6 mm厚のプラーク
2. 線維被膜が厚いプラーク
3. 可動性プラーク
4. 急速に変形するプラーク
5. 低輝度プラーク

**16** TASCⅡにおいて，症候性PADの危険因子としてもっともオッズ比が高いのはどれか．

1. 年齢
2. 高血圧
3. 糖尿病
4. 喫煙
5. 高脂血症

**17** 下肢閉塞性動脈硬化症の治療方針として正しいのはどれか.

1. 冠動脈疾患の予防が必要である.
2. 運動療法は長期の改善効果は見込めない.
3. 間欠性跛行の治療は抗凝固薬が重要となる.
4. 観血的治療では血管内治療が第一選択となる.
5. 無症候性であっても高度狭窄なら血管内治療の適応となる.

**18** 下肢閉塞性動脈硬化症の血管内治療でステント治療を控えるべき部位はどれか. 2つ選べ.

1. 腎動脈
2. 腹部大動脈
3. 総腸骨動脈
4. 総大腿動脈
5. 膝窩動脈

**19** 閉塞性血栓血管炎(Buerger病)について誤りはどれか

1. 原因は不明である.
2. 喫煙と深い関係がある.
3. 女性にも発症する.
4. 生命予後は不良である.
5. 静脈炎を併発することがある.

**20** 急性動脈閉塞症の塞栓源として一番多いのはどれか.

1. 心臓
2. 腹部大動脈瘤
3. 胸部大動脈
4. 腸骨大腿動脈
5. 腫瘍

**21** 急性動脈閉塞による症状や所見ではないものはどれか.

1. 蒼白
2. 疼痛
3. 脈拍不触知
4. 知覚過敏
5. 運動麻痺


**22** 腹部大動脈瘤で正しいのはどれか. 2つ選べ.

1. 女性に多い.
2. 腎動脈下に多い.
3. 喫煙とは関係ない.
4. 切迫破裂例は早期の手術が必要である.
5. ステントグラフト治療が第一選択である.


**23** 内頸動脈狭窄症に対する治療方針として正しいのはどれか.

1. 症候性内頸動脈狭窄の場合は狭窄率にかかわらず内膜剝離術を行う.
2. 無症候性内頸動脈狭窄の場合,NASCET法で50％以上なら内膜剝離術を行う.
3. 無症候性内頸動脈狭窄の場合,NASCET法で70％以上なら頸動脈ステント留置術を行う.
4. 頸部放射線治療の既往がある頸動脈狭窄の場合,頸動脈ステント留置術を検討する.
5. 頸動脈ステント留置術後のフォローはMRAでステント内腔を確認する.


**24** 下肢静脈瘤の症状として考えにくいのはどれか

1. 重苦感
2. 歩行時疼痛
3. かゆみ
4. こむらがえり
5. 浮腫

**25** 深部静脈血栓症のリスクファクターで重要ではないものはどれか.

1. 長期臥床
2. 悪性腫瘍
3. 局所麻酔
4. 静脈内カテーテル留置
5. 膠原病

**26** 深部静脈血栓症で正しいのはどれか. 2つ選べ.

1. 片側の下肢腫脹が生じる.
2. 肺血栓塞栓症は発症早期に多い.
3. Dダイマーが高値なら確定診断がつく.
4. ワルファリンはAPTTで投与量を決める.
5. 血栓後症候群は伏在静脈ストリッピングで治療する.

**27** 下肢リンパ浮腫に対する用手的リンパドレナージの手順としてはじめに行う部位で正しいのはどれか.

1. 頸部
2. 腋窩部
3. 腹部
4. 患側鼠径部
5. 患側下腿部

**28** 次の組み合わせで間違いはどれか.

1. 急性動脈塞栓症 － MNMS
2. 糖尿病足 　　　－神経性潰瘍
3. 高安病 　　　　－大動脈弁狭窄症
4. Behçet病 　　　－深部静脈血栓症
5. shaggy aorta 　－ blue toe syndrome

**29** 圧迫療法について正しいのはどれか.

1. 深部静脈血栓症予防に使用する弾性ストッキングの至適圧迫圧は30～40 mmHgである.
2. 下肢静脈瘤に使用する弾性ストッキングは,就寝時は脱いでよい.
3. 閉塞性動脈硬化症を合併しても,通常圧と同様の圧迫が望ましい.
4. うっ滞性潰瘍を起こした場合,同部は除圧を心がける.
5. リンパ浮腫の圧迫は運動時には外す.

**30** 爪の異常について正しいのはどれか.2つ選べ.

1. 爪の白濁は爪白癬を疑う.
2. 肥厚爪は母趾に生じることが多い.
3. 陥入爪の原因は主に先天的なものである.
4. 巻き爪には全抜爪が第一選択である.
5. 爪の切り方はバイアス切りを勧める.

# 解答・解説

【問題1】→答え　1，5
解説：動脈，静脈とも壁は内膜，中膜，外膜からなる．中膜はほぼ平滑筋細胞からなり，動脈で厚い．静脈弁は二尖弁である．末梢動脈に弁はない．

【問題2】→答え　5
解説：静脈は容量血管ともいわれ，血液の6～7割は静脈系にある．動脈血は左心室から駆出されるが，左室収縮期に拡張した動脈が収縮することにより拡張期も血流は維持される（windkessel機能）．動脈血流は，こういった物理的調節に加え，神経による神経的調節，ホルモンなどによる化学的調節も受ける（カテコールアミン，レニン，バソプレッシンなどにより収縮，ブラジキニン，アセチルコリン，乳酸などにより拡張）．静脈還流は，呼吸に伴う胸腔の陰圧や，筋ポンプ作用，心臓からの吸引などによる受動的な作用で促進される．穿通枝血流は表在静脈から深部静脈に流れる．

【問題3】→答え　4
解説：リンパ管も静脈と同様3層構造を有し（毛細リンパ管は3層構造を欠く場合もある）弁がある．還流も静脈と同様，筋ポンプなどによる受動的なものが主だが，能動的収縮も観察される．

【問題4】→答え　3
CVTに必要な解剖の知識は実践的なもので，教科書上のものではない．検査所見で，あるいは手術所見で，理解されていなければならない．

【問題5】→答え　4
臨床処置（中心静脈穿刺や手術など）を行う上で必須となる動静脈の位置関係がある．加えて，病態の理解にも重要な知識がある．左腸骨静脈が椎体と腸骨動脈に挟まれることが深部静脈血栓症の一因といわれる．

【問題6】→答え　4，5
解説：プロテインC，S，アンチトロンビンが低下すると凝固能が亢進し，血栓症を起こしやすくなる．血小板や凝固因子，フィブリノーゲンが欠乏すると出血傾向を起こす．

【問題7】→答え　3
解説：閉塞性動脈病変があると歩行運動後に下肢主幹動脈の拍動が減弱あるいは消失する．また膝窩動脈捕捉症候群では足関節の背屈により腓腹筋や線維束が緊張し動脈拍動が減弱あるいは消失する．健常人でも約10％で片側または両側の足背動脈を触知しない．

【問題8】→答え　5
解説：長期間の虚血下にあると栄養障害，歩行障害から皮膚や筋肉の萎縮，下肢体毛の脱落，爪白癬などが観察される．重症虚血になると除痛のため（特に夜間），下肢下垂位をとるので足部がむくむことはあるが，深部静脈血栓症のように下肢全体が腫脹するようなことはない．

【問題9】→答え　2
解説：下肢静脈還流障害は原則，立位か下肢下垂位で観察する．静脈うっ血による色調の変化や静脈拡張が明らかになりやすい．下腿内側には潰瘍ばかりでなく色素沈着もよくみられる所見である．先天性動静脈形成異常による静脈瘤ではシャントがあるため血管雑音が聴取できることが多い．

【問題10】→答え　3
解説：閉塞性動脈疾患の診断にankle branchial pressure index（ABI）測定は欠かせないが，糖尿病や透析例など下腿動脈に石灰化が著明な場合では注意が必要である．下肢血行再建に成功直後では，スパスムなどにより脈拍やABIが改善しないことがある．動静脈瘻では動脈血がシャントするため表皮温度が上昇していることが観察される．

【問題11】→答え　5
解説：閉塞性動脈硬化症（ASO）が疑われる場合に，まずは問診とABPIを施行し，ASOと考えられればWIQとトレッドミル検査で間欠性跛行症状を評価する．運動負荷ABIやトレッドミル負荷近赤外線分光法による回復時間測定も有用である．

【問題12】→答え　4，5
解説：虚血重要度の評価（重症虚血肢の判定）には，足関節血圧，皮膚灌流圧，経皮的酸素分圧測定が有用である．画像診断で虚血重症度は判断できない．

【問題13】→答え　5
解説：頸動脈のintima-media thickness（IMT）は動脈硬化判定のゴールドスタンダードのひとつである．pulse wave velocity（PWV）やstiffness parameter $\beta$は四肢動脈圧自動測定で同時に評価できるようになって一般化した動脈硬化指標である．augmenta-

tion index（脈波増大係数）も動脈硬化指標であるが，venous filling index（VFI）は下肢静脈機能を評価する空気容積脈波検査（APG）におけるひとつの測定値である．

【問題14】→答え　3，5
MRIの絶対禁忌としては，除細動装置，人工内耳，神経刺激装置がある．心臓ペースメーカーも原則禁忌であるが，最近はMRI対応ペースメーカーがあるため，絶対禁忌とはいえない．ほかにも脳動脈瘤クリップ，コイル，VPシャント，その他体内に金属が入っている方の場合，手術から経過した時間によっては検査できない．また，時計，眼鏡，入れ歯，ホッカイロ，湿布，カラーコンタクト，磁気カード類などは持ち込んではいけない．

【問題15】→答え　1，2
頸動脈エコーで観察するプラークの中には脳梗塞のリスクが高いものがあり，それらを「要注意プラーク」と総称している．要注意プラークには，①可動性プラーク，②急速に進行するプラーク，③急速に変形するプラーク，④低輝度プラーク，⑤線維被膜の薄いプラーク，⑥潰瘍性プラークがある．プラークの厚みは要注意プラークの判断基準には入らない．

【問題16】→答え　4
TASCⅡにおいて，症候性PADの危険因子としてオッズ比が高いのは喫煙であり，ついで年齢および糖尿病があげられる．高血圧や高脂血症はそれほどオッズ比は高くない．
（参考文献）TASC Ⅱ Working Group，日本脈管学会（訳）：下肢閉塞性動脈硬化症の診断・治療指針Ⅱ，日本脈管学会編，メディカルトリビューン社，2007

【問題17】→答え　1
閉塞性動脈硬化症患者は他の動脈硬化疾患を合併しやすく，心，脳血管疾患のスクリーニング，予防に務めるべきである．運動療法は長期間の効果が見込め，無侵襲であるため，間欠性跛行例には抗血小板薬とともに第一選択となる．逆に血管内治療を含む侵襲的治療は無症候性患者には適応とならない．血行再建を行う場合，血管内治療は低侵襲ではあるが病変によっては外科治療が優先される．

【問題18】→答え　4，5
血管内治療では重要な側副血行路の血流を阻害したり屈曲の起こりやすい部位におくことは避けるべきである．4，5がそれにあたる．

【問題19】→答え　4
解説：閉塞性血栓血管炎（Buerger病）は発症年齢が20〜40歳代で圧倒的に男性が多いが，女性にも発症する．原因不明であるが，喫煙や歯肉炎との関係が指摘されている．閉塞性動脈硬化症と違い生命予後は悪くない．

【問題20】→答え　1
急性動脈塞栓症の90％以上は心由来である．心房細動を持っている患者には注意が必要である．その他の選択肢はいずれも塞栓源になることがある．

【問題21】→答え　4
解説：急性動脈閉塞の症状として5P：疼痛（pain），蒼白（paleness），脈拍消失（pulselessness），知覚鈍麻（paresthesia），運動麻痺（paralysis），がある．5つのPは同時に出現するものではないが，知覚消失や運動麻痺は重篤な虚血があることを示している．

【問題22】→答え　2，4
腹部大動脈瘤は男性，高血圧，喫煙者に多く，腎動脈以下が約80％といわれている．切迫破裂症例は危険性が高くなるべく早期の手術が必要である．ステントグラフト治療は低侵襲であるが解剖学的な適応基準にのっとるべきである．

【問題23】→答え　4
症候性内頸動脈狭窄の場合，NASCET法で約70％以上の狭窄例について内膜剥離術が推奨されている．一方で，症候性内頸動脈狭窄でも50％未満なら適応はない．無症候性内頸動脈狭窄の場合，軽度から中等度であれば内膜剥離術を行う根拠はない．ステント留置術については，基本的には内膜剥離術のハイリスク例が中心なので，狭窄率のみでステント留置術の選択を行うわけではない（SAPPHIRE研究では無症候性80％以上が選択基準のひとつになっている）．ステント留置術後はMRAではステント内腔の評価ができないので，エコー，CTA，血管造影などで行う．

【問題24】→答え　2
解説：下肢静脈瘤は無症状のこともあるが，静脈うっ血症状を呈することが多い．歩行による下腿筋肉ポンプ作用のため静脈うっ血は軽快する．弾力ストッキング着用は下腿筋肉ポンプ作用を改善させる．

【問題25】→答え　3
深部静脈血栓症（DVT）は過凝固，安静，内皮損傷に

より起こりやすく，長期臥床，片麻痺，全身麻酔手術，膠原病による静脈炎，長期カテーテル留置，薬剤の副作用（経口避妊薬，骨粗鬆症治療薬）などで起こりやすい．

【問題26】→答え　1，2
深部静脈血栓症（DVT）は多くは片側の下肢腫脹で発見される．肺動脈血栓塞栓症は発症1ヵ月以内の早期に起こりやすい．血液検査ではDダイマーを測定するが正常値であればDVTを否定できるが，高値であるからといってDVTであるとはいえない．ワルファリンはPT-INRの値によって投与量を調節する．血栓後症候群は血液うっ滞により起こる皮膚症状で二次性静脈瘤を伴うがそのストリッピングは禁忌である．

【問題27】→答え　1
用手的リンパドレナージはリンパ浮腫の治療である複合理学療法のひとつである．その手順としては，最初にドレナージの最終目的地である首の付け根の静脈への合流地点の流れを良くする必要がある．次に深部リンパ管への入口である左腋窩リンパ節をマッサージし，リンパ節に近い胸部や腹部のむくみを左腋窩リンパ節に流してから，左腹部や鼠径部，大腿部，下腿部と末梢に向かい，最後に足のドレナージを行う．

【問題28】→答え　3
解説：急性動脈閉塞症の合併症として筋腎代謝症候群

（myonephropatic metabolic syndrome：MNMS）は要注意である．糖尿病足では血流障害以外に神経性の潰瘍が発生するのが特徴である．高安病では大動脈や四肢動脈の炎症性閉塞が起こりやすく，Marfan症候群と同様，大動脈弁閉鎖不全を起こすこともある．Behçet病の血管病変のひとつに深部静脈血栓症がある．shaggy aortaはblue toe syndromeの原因となる．

【問題29】→答え　2
解説：深部静脈血栓症予防に使用する弾性ストッキングの至適圧迫圧は20 mmHg未満である．下肢静脈瘤に使用する弾性ストッキングは就寝時は脱いでよい．閉塞性動脈硬化症を合併した場合，圧迫は原則禁忌，軽症では血流低下を起こさない圧を選択する．うっ滞性潰瘍を起こした場合，同部の圧迫は重要である．リンパ浮腫に対し圧迫下運動療法はひとつの治療である．

【問題30】→答え　1，2
爪の管理は虚血肢において重要なフットケアのひとつである．爪の白濁は爪白癬を疑う．肥厚爪は母趾に生じることが多い．陥入爪の原因は外的なものが多く，主に深爪である．巻き爪は，ガター法，アクリル法，ワイヤー法，テーピングなどで加療し，全抜爪が必要となることは少ない．爪の切り方はスクエアカットを勧める．

## 編集後記

「コメディカルとして，脈管領域の診療に従事するに必要な，専門知識・技術を持った者を専門家として認定する」という主旨のもと，創設されたのが血管診療技師（CVT）である．「コメディカル」を差別的用語とは思わないが，和製英語であり，欧米で通用する言葉を使うとすれば，非医師医療専門職（non-physician health care professionals：NPHCP）と言ってもよいが，創設時機構役員が意図した CVT は，医師のパートナーとして vascular team の一員となってくれる NPHCP の総合資格である．

当然，その時点で CVT テキストを編纂すべきであったが，創設時機構予算がなく，重松宏先生が序文で述べられたように，血管無侵襲診断法研究会が編纂した『血管無侵襲診断テキスト』を CVT のテキストとすることにした．この本は無侵襲診断のみの内容ではなく，脈管疾患の全般的知識を得られる優れた本であった．しかしそのタイトルが「診断テキスト」であったこと，また CVT 認定講習会が無侵襲診断の実技講習を豊富に含めたこともあり，CVT が「検査の資格」と誤解される一因となったことは否めない．

もちろん，無侵襲検査は CVT の重要な武器であり，CVT 資格が臨床検査技師に広く受けれられたことは素晴らしいことと言える．しかし vascular team を構成する上では多職種のバランスが重要で，治療に関与する NPHCP も CVT として多く参画してくれることが期待される．

そのような背景からも，CVT 認定機構が編集委員会を結成し，CVT 資格創設 14 年目にして，はじめて CVT テキストと名を冠した本書を発刊するにいたったことは感慨深く，著者の方々，また編集委員の先生方には，そのご尽力に心より謝意を表したい．

本書を手にした NPHCP の方々が，我々医師の頼もしい同僚として，脈管疾患の診断，治療，研究，教育に活躍していただくことを，編集委員を代表して祈念いたします．

2019 年 4 月

編集委員代表
誠潤会水戸病院 院長
土田博光

# 索引

## 欧文索引

### A

acute limb ischemia（ALI） **194**
air plethysmography（APG） **65, 84**
Allen テスト **60**
anatomical landing zone map **209**
ankle-brachial index（ABI） **65, 70**
ankle-brachial pressure index（ABPI） **65, 70**
arteriosclerosis obliterans（ASO） **15, 107**
arteriovenous fistula（AVF） **128, 250**
atherosclerotic renal artery stenosis（ARAS） **117**

### B

Behçet 病 **228**
blue toe syndrome **236**
bow hunter 症候群 **104, 219**
brachial-ankle pulse wave velocity（baPWV） **73**
Buerger 病 **227**

### C

cardio ankle vascular index（CAVI） **74**
carotid artery stenting（CAS） **220**
carotid endarterectomy（CEA） **220**
catheter-directed thrombolysis（CDT） **195, 244**
CEAP 分類 **241**
combined physical therapy（CPT） **254**
complex regional pain syndrome（CRPS） **230**
compression ultrasonography（CUS） **122**
critical limb ischemia（CLI） **15**
CT **134**

### D

DeBakey 分類 **140**
deep vein thrombosis（DVT） **17, 244**
diabetic foot **233**
digital angiography（DA） **156**
digital subtraction angiography **157**
direct oral anticoagulant（DOAC） **244**

### E

endovascular aortic（aneurysm）repair（EVAR） **200, 208**
endovascular treatment（EVT） **195**

### F

flow-mediated dilatation（FMD） **87**
Fontaine 分類 **169**

### G

giant cell arteritis（GCA） **104**

### H

hyperbaric oxygen therapy（HBO） **31**

### I

in-situ fenestration TEVAR **32**
intima-media complex（IMC） **96**
intima-media thickness（IMT） **96**
intravascular ultrasound（IVUS） **114**

### K

Klippel-Trenaunay 症候群 **251**

### L

LDL アフェレーシス **31, 176**
lymphedema therapist（LT） **36**

### M

manual lymphatic drainage（MLD） **254**
MR **146**
myonephropathic metabolic syndrome（MNMS） **30**

### N

near-infrared spectroscopy（NIRS） **65, 78**
non-pitting edema **126**

### P

PCPS **248**
peak systolic velocity ratio（PSVR） **111**
percutaneous aspiration thrombectomy（PAT） **195**
percutaneous mechanical thrombectomy（PMT） **195**

percutaneous transluminal renal angioplasty（PTRA）　120

peripheral arterial disease（PAD）　31, 141

Perthes 検査　63

phase contrast（PC）法　148

photoplethysmogram（PTG）　75

pitting edema　126

popliteal artery entrapment syndrome（PAES）　224

Pulmonary Embolism Severity Index（PESI）　248

pulmonary thromboembolism（PTE）　17, 244

pulse wave velocity（PWV）　73

## R

Raynaud 病・症候群　230

renal artery stenosis（RAS）　117

renovascular hypertension（RVH）　117

RI アンギオグラフィー　163

RI ベノグラフィー　163

## S

second derivative of photoplethysmogram（SDPTG）　75

segmental arterial mediolysisi（SAM）　233

skin perfusion pressure（SPP）　12, 65, 80

SLE　229

Standford 分類　140, 200

subclavian steal phenomenon（SSP）　102

subclavian steal syndrome（SSS）　103

## T

TASC 分類　108

TcPO2　12, 65, 81

temporal arteritis　104

thoracic endovascular aortic（aneurysm）repair（TEVAR）　200, 208

thoracic outlet syndrome（TOS）　230

thromboangiitis obliterans（TAO）　227

time-of-flight（TOF）法　147

TIME コンセプト　189

toe brachial pressure index（TBPI, TBI）　72

toe pressure（TP）　65, 72

transesophageal echo（TEE）　129

Trendelenburg 検査　63

## V

vascular access（VA）　30, 127, 269

venous thromboembolism（VTE）　17, 244

## W

Windkessel 機能　49

Wound bed preparation　189

## 和文索引

### あ

圧痕性浮腫　126

圧迫療法　255, 263

アテローム血栓性脳梗塞　131

アピキサバン　246

### え

エドキサバン　246

### お

オシロメトリック法　71

### か

外頸動脈　94

外傷後疼痛症候群　230

解離性大動脈瘤　199

カウザルギー　230

核医学検査　162

下肢潰瘍　24

下肢静脈瘤　143

下肢動脈瘤　240

下肢閉塞性動脈硬化症　15, 107, 169

下大静脈フィルター　248

カテーテル的血栓溶解療法　195, 244

看護師　21

関節リウマチ　229

陥入爪　267

緩和ケア　259

### き

急性下肢虚血　194

急性下肢動脈閉塞　16, 194

急性大動脈解離　17, 131

急性腸間膜動脈閉塞症　232

急性動脈閉塞　30, 131

胸郭出口症候群　230

凝固阻止系血液凝固因子　53

胸部大動脈瘤　16
局所陰圧閉鎖療法　191
局所性浮腫　126
巨細胞性動脈炎　104, 229
筋腎代謝症候群　30
近赤外線分光法　65, 78

## く

空気容積脈波　65, 84

## け

経食道エコー　129
頸動脈エコー　94
頸動脈解離　103, 218
頸動脈狭窄　13
頸動脈疾患　217
頸動脈ステント留置術　220
頸動脈内膜剥離術　220
頸動脈プラーク　13, 97
経皮酸素分圧　12, 65, 81
経皮的機械的血栓摘出術　195
経皮的血栓吸引療法　195
経皮的腎動脈形成術　120
経皮的心肺補助装置　248
血圧測定　70
血液凝固　52
血液浄化　30
血管炎　219
血管径　95
血管形成異常　250
血管腫　250
血管走行　95
血管内超音波　114
血管内治療　179, 195
結節性多発動脈炎　229
血栓内膜摘除術　184
血栓溶解療法　247

## こ

高気圧酸素療法　176
抗凝固療法　244
光電式指尖容積脈波　75
抗リン脂質抗体症候群　229

## さ

サーモグラフィー　65, 83
鎖骨下動脈盗血現象　102
鎖骨下動脈盗血症候群　102, 231

## し

資格取得・更新　6
自己血管内シャント　128
四肢末梢動脈瘤　222
指尖脈波　65
肢端紅痛症　230
膝窩動脈外膜嚢腫　225
膝窩動脈捕捉症候群　224
重症下肢虚血　15
静脈血栓塞栓症　17, 244
静脈瘤　17
腎血管性高血圧　117
心原性脳塞栓症　131
人工血管置換術　214
腎梗塞　118
人工炭酸泉療法　177
腎動脈エコー　117
腎動脈狭窄　117
腎動脈瘤　118
深部静脈血栓症　17, 142, 244
診療放射線技師　26

## す

スキンケア　254, 259
スチール症候群　272
ステントグラフト内挿術　200, 208

## せ

生理機能検査　65
線維筋性異形成　219
全身性エリテマトーデス　229
全身性強皮症　230
全身性浮腫　126
線溶系　54

## そ

造影検査　156
創傷ケア　259
足関節・上腕血圧比　65, 70
足趾血圧　65, 72
足趾・上腕血圧比　72
足趾マッサージ　260
側頭動脈炎　104

## た

大動脈解離　138, 199
大動脈瘤　16, 136, 198

高安動脈炎　103, 225
弾性ストッキング　262

## ち

超音波検査　89
直接作用型経口抗凝固薬　244

## つ

椎骨動脈解離　103
爪の切り方　23, 266

## て

デジタルアンギオグラフィー　156
デジタルサブトラクションアンギオグラフィー　157
デブリドマン　189

## と

動静脈瘻　250
糖尿病性足壊疽　235
糖尿病性足病変　233
動脈圧　49
動脈外傷　237
動脈硬化性腎動脈狭窄　117
ドプラ法　70, 89
トレッドミル検査　65, 77

## な

内頸動脈　94
内頸動脈狭窄　218
内中膜厚　96
内中膜複合体　96

## に

二次微分光電式指尖脈波　75

## の

脳梗塞　218

## は

肺血栓塞栓症　17, 244
バスキュラーアクセス　30, 127, 269
バスキュラーラボ　3
反射性交感神経性萎縮症　230

## ひ

非圧痕性浮腫　126
非解離性大動脈瘤　213
皮膚灌流圧　12, 65, 80

皮弁形成術　193

## ふ

不安定プラーク　220
フィブリン　52
フォンダパリヌクス　245
腹腔動脈起始部圧迫（正中弓状靱帯）症候群　232
複合性局所疼痛症候群　230
複合的理学療法　254
腹部大動脈瘤　16
腹部内臓動脈瘤　232
フットアセスメント　23
フットケア　23, 234, 258
分節性中膜融解症　233

## へ

閉塞性血栓血管炎　227

## ほ

放射線防護　26

## ま

末梢静脈エコー　120
末梢動脈瘤　141
慢性腸間膜動脈閉塞症　232
慢性動脈閉塞症　31

## み

未分画ヘパリン　244
脈波　50
脈波伝搬速度　73
脈管　11

## も

毛細血管　50
もやもや病　104, 219

## よ

用手的リンパドレナージ　254
容量血管　50

## り

理学的診断法　57
理学療法士　34
リバーロキサバン　246
臨床工学技士　30
リンパ管　51
リンパ管疾患　126

リンパ管シンチグラフィー　164
リンパドレナージ　264
リンパ浮腫　253
リンパ浮腫療法士　36

## わ

ワルファリン　245

**血管診療技師（CVT）テキスト — 脈管診療にかかわるすべてのスタッフのために**

| | |
|---|---|
| 2019 年 6 月 5 日　発行 | 編集者　血管診療技師認定機構 |
| | 発行者　小立鉦彦 |
| | 発行所　株式会社 南 江 堂 |
| | 〒113-8410　東京都文京区本郷三丁目 42 番 6 号 |
| | ☎（出版）03-3811-7236　（営業）03-3811-7239 |
| | ホームページ　https://www.nankodo.co.jp/ |
| | 印刷・製本　公和図書 |

Textbook for Clinical Vascular Technologist （CVT）
© The Japanese Registry of Clinical Vascular Technologists, 2019

定価はカバーに表示してあります．
落丁・乱丁の場合はお取り替えいたします．
ご意見・お問い合わせはホームページまでお寄せください．

Printed and Bound in Japan
ISBN978-4-524-25275-6

本書の無断複写を禁じます．

JCOPY 〈出版者著作権管理機構 委託出版物〉
本書の無断複写は，著作権法上での例外を除き禁じられています．複写される場合は，そのつど事前に，
出版者著作権管理機構（TEL 03-5244-5088，FAX 03-5244-5089，e-mail: info@jcopy.or.jp）の許諾
を得てください．

本書をスキャン，デジタルデータ化するなどの複製を無許諾で行う行為は，著作権法上での限られた例外
（「私的使用のための複製」など）を除き禁じられています．大学，病院，企業などにおいて，内部的に業
務上使用する目的で上記の行為を行うことは私的使用には該当せず違法です．また私的使用のためであっ
ても，代行業者等の第三者に依頼して上記の行為を行うことは違法です．